国家社科基金后期资助项目
出版说明

　　后期资助项目是国家社科基金设立的一类重要项目,旨在鼓励广大社科研究者潜心治学,支持基础研究多出优秀成果。它是经过严格评审,从接近完成的科研成果中遴选立项的。为扩大后期资助项目的影响,更好地推动学术发展,促进成果转化,全国哲学社会科学工作办公室按照"统一设计、统一标识、统一版式、形成系列"的总体要求,组织出版国家社科基金后期资助项目成果。

全国哲学社会科学工作办公室

U0295759

本著作是国家社科基金后期资助项目结项成果

项目名称：公共健康与公共卫生的伦理研究

项目批准号：20FZXBO51

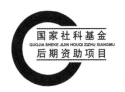

国家社科基金
GUOJIA SHEKE JIJIN HOUQI ZIZHU XIANGMU
后期资助项目

公共卫生健康的伦理研究

An Ethical Research on Public Hygiene-Health

王文科 著

上海三联书店

前　言

　　卫生健康是人类社会生存与发展的一个永恒主题，也是"民族昌盛和国家富强的重要标志"。在 2016 年北京召开的全国卫生与健康大会上，习近平总书记就提出"没有全民健康，就没有全面小康"，强调要"将健康融入所有政策，实现人民共建共享"。同年 10 月，中共中央、国务院发布了《健康中国"2030"规划纲要》。这是新中国成立以来党中央和政府制定的首个中长期健康战略规划，规划提出的目标是"力争到 2030 年人人享有全方位、全生命周期服务"。中国共产党第十九次全国代表大会明确指出"人民健康是民族昌盛和国家富强的重要标志"，对满足"人民日益增长的美好生活需要"愿景和"实施健康中国战略"做了进一步的全面部署。

　　健康是人民群众最具普遍意义的美好生活需要，而疾病医疗、食品安全、生态环境污染等公共卫生领域存在的健康危机风险则是当下民生问题的突出后顾之忧。2003 年蔓延 30 多个国家和地区的 SARS 疫情引起全世界的警惕。特别是 2020 年初，突如其来的新冠肺炎疫情席卷全球，蔓延成为近百年来全球遭遇的最严重的公共卫生危机。传染病疫情的肆虐带来世界范围内的恐惧与担忧，疫情防控过程中出现的道德冲突现象使人们深刻地意识到健康与全民健康是保障民生福祉和关乎社会和谐安定的重要发展战略、人类价值观和伦理问题。一个社会公共卫生建设与公共健康维护不仅要依靠经济社会发展和医疗科技的进步，也要依靠合道德性的公共卫生制度安排、公共健康道德环境的改善和全民健康素质的提升，而"健康中国"建设更是需要公共卫生健康伦理的理论支持。公共卫生健康伦理就是关于公共卫生健康问题的伦理解读，即在促进和维护公共卫生健康活动中产生并用以约束与调节政府、公共卫生健康专业人员和公众的行为及其相互关系，以及解决这些问题所应奉行的伦理价值原则和道德行为规范。

　　公共卫生健康伦理是对公共卫生健康实践的伦理反思，这一伦理研究有着广阔前景，但是作为一门应用伦理学的学科建设来说，直至进入 21 世

1

纪还处于初步展开研究阶段,其中有许多伦理原则需要随着公共卫生实践活动的深入而进一步加以总结和完善。对我国来说,当下最为需要的是在动员人民群众充分讨论公共健康福利的基础上建构起来的具有中国特色的公共卫生与公共健康的伦理学科体系和基本研究框架。

对公共卫生与公共健康从应用伦理学视角开展研究,可以在对国内外学界的研究成果梳理和总结中,解析出大致形成和发展的脉络。

在国外,公共卫生健康的伦理研究是在生命伦理学的羽翼下发展而来的一门新的应用伦理学科。回顾近代西方公共卫生历史,尽管在生命伦理学产生和发展阶段很少运用到公共卫生健康的伦理话语,然而在一些卫生实践的讨论,特别是在有关健康促进伦理、公共卫生资源分配,以及传染病大流行时产生的公共健康问题与公民自由的争论中,已为后来的公共卫生健康伦理研究提供了现实基础。在公共卫生实践领域,以1976年美国国会通过《健康资讯和健康促进法案》为标志,公共卫生事业重点开始从治疗向预防转移,西方社会理论界从解决健康现实问题出发的伦理研究开始向功利主义、社群主义、自由主义等深层次的理论研究方向发展。一是探讨了公共健康伦理的范畴与原则问题,如在人口高龄化视野下的医疗资源分配理论上,罗尔斯(Rawls)和丹尼尔斯(Daniels)提出即使在财富分配不均衡的社会中,医疗资源也应得到平等分配的"拯救原则",德沃金(Dworkin)提出"谨慎保险"这一概念来平衡社会与个人责任的限度。拜尔(Bayer)等人把公共健康伦理研究重点放在监督和改善城市环境与人口健康措施的设计和实施办法上,他们变换角度把生命伦理研究从关注个体健康拓展到公共健康领域。二是对公共健康伦理中存在的现实道德难题进行了广泛讨论,如个人权利与公共善、平等主义与自由主义、家长干预主义与个人自主、稀缺资源分配中公平与效率的冲突等等。三是尝试性地对公共健康伦理问题研究路径与方法进行了实证研究,如格兰邓宁(Glendening)提出城市规划的"精明增长"理论(1997),卡斯(Kass)提出对公共健康伦理六个步骤的分析框架,特别是比彻姆(Beauchamp)和邱卓思(Childress)提出了著名的自主、公正、有利、无伤四原则《生命医学伦理原则》(1979年),恩格尔哈特(Engelhardt)提出允许原则以应对后现代出现的"道德异乡人"难题(1986),这些就医学伦理学原则问题展开的讨论,为公共卫生健康伦理体系建构提供了重要内容和基础理论。

进入21世纪以来,面对世界范围内公共健康危机频繁出现,现代人疾病谱系和健康系统性问题突出,全球生态环境压力趋紧等问题引发的人类生存发展难题,西方学界对于公共卫生健康的伦理研究出现多元化发展特征,在公共卫生健康研究发展方向上,有共和制的选择,如作为代表人物的比彻姆认为应在追求共同目标和利益的基础上以民主制度的形式来促进公共健康发展;有社群主义的选择,如桑德尔(Sandel)、沃尔策(Walser)为代表的新集体主义主张国家实行的医疗保健计划既要为公民个人提供必要的医疗帮助,也应重新确立公民个人作为社会群体成员的主体身份,在公共卫生健康体制建设上加强个人与社会之间的密切联系;有自由主义的选择,如麦恩(Mann)以人权伦理的视角强调公共健康伦理体系的建构。库格林(Coughlin)、索斯科尔恩(Soskolne)《公共健康伦理学案例研究》(2008)则选择运用一些案例分析方法来识别和解决公共健康领域存在的伦理问题与困境,从中进行批判性的反思,协调个人与社会关于公共卫生健康的价值观与道德责任。

国内关于公共卫生问题的伦理研究,以1987年邱仁宗研究员出版《生命伦理学》(书中引进西方社会提出的公共卫生概念并就资源分配问题进行伦理分析)一书为开端,但是真正引起国内学界对公共卫生健康伦理问题的关注并进行研究是以对公共卫生危机的伦理反思为起点的。2003年爆发的SARS危机,无疑是公共卫生健康问题日益受到我国伦理学界广泛关注的重要节点。2004年,肖巍在《清华大学学报(哲学社会科学版)》发表了《关于公共健康伦理的思考》一文,在国内首次提到公共卫生健康伦理学科的建设问题,从而为学界提供了关于“健康中国”建设的新思路并对公共卫生健康伦理问题进一步深入探讨。如关于公共健康伦理的内涵及学科建设问题,有邱仁宗、肖巍等提出的“伦理问题说”,龚群等“分支领域”说,史军等“伦理独立说”,喻文德、李伦、张福如等“责任反思”说;关于公共健康伦理研究内容选择问题的讨论,有肖巍、史军总结出健康利益的四类伦理冲突,龚群提出个人的自由权利与公共健康的冲突等;关于建构公共卫生健康伦理原则的讨论,有邱仁宗、翟晓梅提出的公共卫生伦理所坚持的九原则说,史军提出的公共健康理论指导公共健康实践的五原则说,还有王春水提出的五原则及韩跃红提出的三原则说等;关于公共卫生健康伦理实践路径选择的讨论,有史军提出的法律、制度与文化三层面说,岳凯辉从战略角度提出的六个层面的实践路径选择说等。

21世纪第二个10年,关于公共卫生健康问题的研究逐渐提升到国家发展战略层面。原卫生部在2012年发布的《“健康中国2020”战略研究报告》及李克强总理2015年政府工作报告中,相继从政府健康管理的角度正式提出了具有时代意义的“健康中国”概念,国务院2016年公布的《健康中国“2030”规划纲要》进一步将建设“健康中国”的政府责任提升到了国家健康发展战略的高度,自此学界关于"健康中国"的伦理讨论不断深入,如黄开斌对医改的思考《健康中国大医改新思路》(2017),王鸿春等对健康城市的研究《健康城市蓝皮书:中国健康城市建设研究报告(2016)》,曹永福从生命伦理学视角对"健康中国"国家战略进行解读。在推进健康中国建设实践的背景下,作为一门新兴的边缘性交叉学科,公共卫生健康伦理研究出现了快速发展的势头,一些热衷于应用伦理学研究,特别是对生命伦理学和公共健康伦理学感兴趣的诸多学者相继投入公共卫生健康领域的应用伦理研究中,产生了许多富有影响的研究成果。如翟晓梅、邱仁宗的《公共卫生伦理学》(2016)从公共卫生政策中的规范性、实质性伦理问题和程序性伦理问题所展开的深层次研究,喻文德的《公共健康伦理探究》(2015)从责任伦理的角度,史军的《权利与善:公共健康的伦理研究》(2010)从权利与公共善的角度对建构公共卫生健康伦理学的核心价值观方面进行尝试性探索,特别是从事公共健康伦理研究的肖巍教授翻译的美国学者肯尼斯·W.古德曼(Kenneth W. Goodman)的著作《公共健康伦理学案例研究》。其中坚持将公共健康上升为国家战略的伦理分析并对此提出一些重要理论观点。此外,邱仁宗的《生命伦理学》,翟晓梅的《生命伦理学导论》,卢风的《应用伦理学导论》等一系列生命伦理或应用伦理学方法论的著作也对公共健康伦理作了不同程度的开拓性的理论研究。

显然,如何构建公共卫生健康伦理学科体系是公共卫生健康伦理研究的一个重大的理论与应用课题,本书基于对公共卫生健康伦理学科性质与特点的理解,从伦理学视角拓展应用伦理学研究与发挥作用的学术领域和空间。特别是以公共卫生健康的基本问题,即服务供给总体不足与公众健康需求不断增长之间的矛盾和冲突为伦理研究的起点和基本问题,以公共卫生健康环境,医疗卫生系统、政府健康管理、健康社群与个体关系等组成公共卫生健康伦理话语体系的内容,试图从中尝试性地建构一门具有健康中国特色的公共卫生健康伦理的学科体系框架。

公共卫生健康伦理本身即是应用伦理学领域研究的新课题。本书提出公共卫生健康伦理研究的基本问题,即服务供给总体不足与公众健康需求不断增长之间的矛盾和冲突是公共卫生健康伦理学科体系研究的起点和基本问题;意在说明全面建成小康社会的国家发展战略中提出的实现全民共享健康是公共卫生与健康伦理的价值目标的观点;提出公共卫生健康是具有社会性的"公共的"本质属性的公共卫生健康产品的观点,指出公共卫生实践中国家治理要落实主体责任为核心的伦理命题;从公共伦理的角度重新诠释了建构公共卫生健康伦理学说理论的一些概念与原则,如公共卫生健康资源供给主体、公共卫生健康资源需要主体、公共健康边缘人群优先的伦理原则等,从而展开对社会现实存在的公共卫生与健康领域的诸多问题,如关于公共卫生健康环境、全民医疗卫生服务、政府的健康治理责任、大健康产业发展战略等有争论的议题进行伦理分析与研究。一是公共卫生健康伦理体系中的主要范畴与道德原则的伦理阐释,说明公共卫生、公共卫生资源、公共健康、公共健康伦理等公共卫生健康伦理学科体系中的主要概念和范畴以及相互之间的关系,提出公共卫生健康伦理研究的主题,分析公共卫生健康伦理体系构成及其形成机制,确定并阐释公共卫生健康的伦理原则。二是分析公共卫生健康伦理的理论基础与核心价值观。公共健康本体伦理的理论来源最先出自人类思想史上长期存在的功利论(效益论、后果论)与义务论(道义论、动机论)之间的对立与争论,后来演变成自由主义与社群主义的激烈交锋,争论的理论成果最终成为公共卫生健康伦理的理论资源,公共卫生健康伦理在此基础上提出“权利与善”的关系问题并将其作为公共卫生健康伦理的基本问题,进而明确公共卫生健康伦理是建立在保护和促进人口健康的社会责任基础之上的道德责任体系。三是提出公共卫生健康资源配置和大健康产业发展的伦理主张,提出民众对健康需求无限性与公共卫生资源有限性的矛盾是公共卫生健康伦理研究并应用于实践的基本问题,认为政府有义务代表国家充分保证公共卫生资源的筹集和公平配置;分析中国医疗卫生资源配置中存在的问题,认为供给层面的总量不足与结构失衡现象同时并存,需求层面的农村居民需求意愿与表达渠道弱于城市居民;提出公共卫生资源配置的伦理原则,提出为了解决公共卫生健康的基本问题,社会有必要发展大健康产业,公共卫生健康伦理应从伦理角度评价医疗服务业向健康服务业的战略方向发展的必要性。四是提出在公共卫生健康的政府治理体系中关于健康信息传播、健康教育与健康促进、健康素养问题。现代社会,健康治理已从单一的传染病控制、疾病预防、环境清洁卫生等领域延伸到全民的生命成长周期和社会公共生活的各个领域,成为全民参与的健康促进行动,由此决定政府主导的治理主体应当通过实行全民参与的共建战略来搭建合理的健康治理框架,以实现全体社会成员共享全社会的健康促进和政府对公共卫生健康治理的积极成果与目标,形成共生、共识、共建、共享的公共卫生健康治理机制。五是构建人类卫生健康共同体的伦理可能性问题。提出并阐释全球健康的理念,分析公共卫生健康伦理中存在的普世价值,提出全球化浪潮下的人类命运共同体与共担责任以及追求全球健康的价值取向,构建人类健康命运共同体的可能性与必然性,从理论上分析世界各民族群体需要形成共同的利益观、可持续的发展观和全球治理观的重要意义。指出当今时代新冠疫情全球流行所带来的公共卫生危机与公共健康安全挑战，强调各国政府健康治理中相互依存的共同体意识和实行集体防御的"抱团取暖"和共担责任需求，认为实现全球健康的人类命运共同体的途径是以人类健康公共理性为基础的对话和交流。

本书为公共健康伦理学的学科体系建构，为开拓应用伦理学发展的新空间，丰富和深化伦理研究，结合国内外公共卫生领域存在的问题和伦理样态、公共卫生健康伦理学说体系的理论设计模式，提出我国进入"全民抗疫"特殊时代的公共卫生健康治理伦理价值取向与对策建议，对公共卫生健康管理和制度建设具有价值辨析与方法论意义上的借鉴启示作用，从而促使各级政府做到健康管理过程中的公正公平，为从事公共卫生资源产品生产与服务的企业、从事健康发展与促进活动的医疗卫生部门及健康教育组织提供伦理支持，在开展全民健康教育活动，提升民众的健康素养，解决和克服公共卫生体制与应急防范等实践难题和障碍上发挥其伦理辩护作用，帮助从事健康产品生产和服务企业实现改革创新和科学发展，在普及公众的健康生活方式和树立正确的健康伦理观，提高人民健康水平等方面发挥积极作用。为公共卫生实践提供伦理价值观指导，为政府制定公共卫生健康政策提供理论依据，为在公共卫生实践领域解决健康利益冲突提供伦理辩护工具，为公共卫生组织及健康专业人员确立规范，为在全社会开展健康促进活动和健康教育提供价值观认识方面的基础服务。

作为国家社科基金后期资助项目的结项成果，本书在研究过程中除了依靠作者已往发表的有关公共卫生健康方面的文章著作外，也大量借鉴了学界诸多学者关于公共卫生、公共健康伦理的观点和理论并得到上海三联书店殷亚平编审的大力支持。在此，谨致谢忱！

本书对亟待拓展的公共卫生和公共健康的伦理领域研究只是做了一些初步尝试性的工作，不足之处，请各位专家学者和对公共卫生健康伦理问题研究感兴趣和有所期待的读者批评指正。

王文科
浙江越秀外国语学院
2023 年 6 月

目　录

第一章　公共卫生健康伦理

进入 21 世纪,伴随着"非典"、禽流感、新冠肺炎(COVID-19)等重大的流行性传染病在世界范围内频繁爆发和大流行,与人类过度的破坏性活动有密切关系的生态环境恶化和环境污染问题日趋严重,国际上滋生的生物恐怖主义战争和暴力犯罪严重地威胁着国家安全与人口健康,已经引起国际社会对公共卫生和人类生存健康问题的关注。面对公共卫生危机,人类有必要进行伦理反思,站在维系人类卫生健康共同体可持续发展的高度,选择与自然界和谐相处的生活模式,致力于维护人类整体健康安全利益的长远战略行动,制定调整人类行为方式的伦理原则与道德规范以应对挑战。

公共卫生健康对于每个人的生存与发展都至关重要。它是保障公民能够平等享受各项社会基本权利、自由和机会的前提条件,是实现个体生活旨趣和目标、从事各种社会活动、追求其他权益和福利的基础。从政府的公共卫生健康管理维度说,维护公共健康和发展公共卫生事业是一项代表人民生命与健康利益的最为重要的基本公共服务,为保障人群的健康权利,促进公共卫生健康政策的合理性、公平性和提高其效率,需要政府在公共卫生健康管理领域提供最好的政策服务。从伦理学科建设角度说,研究公共卫生健康伦理问题需要结合社会的历史文化背景,研究健康责任承担与实现健康公平、公共卫生健康资源分配、健康产业与经济发展、医药卫生体制改革等现实问题,在此基础上提出公共卫生健康伦理的基本概念和范畴、内容和原则、使命和目标及学科定位。

一、基本概念与范畴

关于公共卫生健康的伦理问题研究,遵循一般从事人文社会科学研究的逻辑和满足这一理论研究体系的支撑条件要求,首先需要明确健康、公共健康、公共卫生、公共卫生健康伦理等这些基本概念和范畴的内涵与外延，并对其进行必要的伦理分析与界定，以为后续开展系统的公共卫生健康伦理研究提供基础和前提。

（一）健康、健康权利与责任

1. 健康

什么是健康？这是一个在医学界、伦理学界、社会学等理论研究领域存有争议的概念。在人类社会不同的历史发展阶段和不同文化背景下，因为人们对健康观念上的认识差异，会直接影响健康价值观的形成和为维护健康而付诸行动的方向。

健康最初属于与疾病相对应的医学概念，其词源上的意思是指人体的强壮、结实和完整。长期以来，人们从经验中对人身体健康的理解是"身体强壮就不会得病，无病就是健康"。直到19世纪后半叶欧洲发生了生物医学上的革命，从而确立了疾病的生物医学理论后，对这种理解才有所变化。生物医学所揭示的疾病是由病原体引发出来的身体受到伤害的状态。"在一个生物医学框架内，任何疾病都有一个特定的病原，而最好的治疗就是控制或消除此病原……生物医学并未提供健全的'健康'概念，它将重心放在对'疾病'的定义上，或者称之为健康的医学定义。"[①]

1948年，世界卫生组织（World Health Organization，简称WHO）所颁布的《组织法》序言中对健康的定义是："健康不仅是疾病或羸弱之消除，健康乃是一种在身体上、精神上和社会上的完好状态。"[②]从世界卫生组织明确提出"规范主义"式的一个包含身体、心理及社会适应等多方面的综合性健康概念中可以看出其中的内涵：①人的躯体健康意味着人享受精力充沛的生命，即躯体完整或功能完善，没有病理改变和机能障碍，而且机体强壮。②心理健康意味着人的内心世界是丰富充实的，能够以平和的心态和稳定的处事态度与周围环境保持协调和均衡。③社会适应良好意味着一个人的思想意识和行为方式符合自己所处的环境和所承担的社会角色，为他人所理解接受和保持正常的社会关系。1990年，世界卫生组织又将健康概念引入道德领域，增加了道德健康一项，即人们应当按照社会认可的道德行为准则来约束、支配自己的言谈举止，以不损害他人利益来满足个人需要。世界卫生组织的这一新的健康定义标志着人类健康观的重大转变，其实质意

① 杜本峰.社会变迁与健康的本质表达及价值[J].医学与哲学，2019(13).

② World Health Organization. What is the WHO definition of health? [EB/OL].[2019-05-23].https://www.who.int/about/who-we-are/frequently-asked-questions.

义是把健康从医学范畴逐渐拓展到人文关怀与心理学领域。

传统上人们理解的健康是"无病即健康",或者说人处在至少没有发现患病的状态,这是人们对健康的最为朴素而具有个体性的直觉认识。从生物学角度来认识人的健康,健康不过是与人的生命乃至疾病发生最直接联系的生命现象。就地球上的生物圈而言,自然界的各种生物无论以何种方式生存,都依赖于自然环境,而与人类所具有的对生命进行价值性判断的健康意识没有直接关系。然而人作为智慧动物,虽然也依赖于自然界而生存,但是对于健康与否的判断,却常常依赖于自己的价值观而做出评价。美国的伦理学者诺兰认为:"在我们看来,真正健康的较合理的观点,应该注重人们在恰当地克服身体的精神的某些缺陷时,怎样做出决定才能彼此相爱……这样,健康与否的判断便以一个人自己的价值观为基础。"①

其实,人类疾病谱系与健康状况的变化与人对健康的认识程度以及文化价值观的变化有密切关系。过去那种"无病就是健康"观念和为维护人的健康而采取的治病救命策略其实并不科学,也影响人们对健康满足的效率。只有对健康和疾病这个矛盾现象进行科学认知,并使人们的社会生活存在方式以及所形成的意识与健康观念发生必要的联系,才能真正丰富健康的内涵。比如影响人的健康因素有社会经济环境、自然环境、个体特征和个人行为等诸多方面,其中社会经济环境包括人们的收入、社会地位、教育、医疗服务等等;自然环境则包括水、空气、人们的工作场所环境、人居环境、交通等等。随着时代的变迁和人类对追求幸福生活的意识增强,健康的内涵和要素还在不断丰富,以至于进入 21 世纪以来,世界卫生组织对健康定义的范围已经扩大到包括几乎所有人的安康状态,已然成为个体正常的功能活动与社会环境因素相互融合和相互作用的新概念,而且不断通过各门学科的研究而赋予其更多的内涵,如在进行实际测量人群健康的人口学家、流行病理研究学者那里,他们所关注的重点就不是如何治疗生命个体的某种疾病本身,而是关注于这一流行病在多大范围和程度上影响人群的正常活动和生活样态。

从事物联系普遍性的方法论角度认识健康,健康还应当包括人的思想道德品质和健康素养问题,这是因为人是社会的人,人的健康其实是在认识个体健康交互重合的基础上所形成的公共健康价值观和规范意识,所以一个人的健康问题就不仅仅是指个人身体状态而成为与道德有关的问题。在健康问题上,其实"人并非'自己处在一座孤岛上',一个人的精神状态如

---

① ［美］R.T.诺兰,等.伦理学与现实生活［M］.姚新中,等,译.北京:华夏出版社,1988:202.

何,不仅影响着他(她)个人的存在,而且还影响着他(她)与之相关联的别人。因此道德的要求便扩展到了任何一个人的行为中"。①人的健康中所包含的道德要素,即是指人们在防病治病中所产生的维持自我身心状态完满和社会适应能力的行为规范,而维护人的健康总是重要的人的生存需求,决定了一切维护人的健康的正当行为都是符合人类道德要求的行为,一切损害人的健康行为都是不具有正当性诉求的行为。这样一来,健康成为生活在一定的自然环境和社会环境条件下的人的主观愿望与公共卫生伦理研究中进行价值判断的结果,成为含有健康道德权利与道德责任统一的伦理内涵的新概念。从生理、心理、社会三个层次统一的角度去理解健康,其所体现的是人的身心健康、自然环境与社会环境及社会生活之间的互动关系。个体真正意义上的健康说到底,其实"就是一个人在生理、精神和社会意义上达到完整和平衡的状态,这种状态使人体的功能性能力得到最大限度的实现"。②

2. 健康权利与责任

因人的生命健康生物学问题而延伸到如何尊重人的生命健康权的政治和伦理学问题。当代社会是一个强调和重视"人权"的社会,人的"权利"问题也就成为伦理学干预研究和价值分析的内容。

就伦理问题研究的视角分析,人的生命健康权即是指人在身体健康方面所天然具有的、需要在一定社会中享受最为基本的或者理解为初级的公共卫生健康制度服务的权利。这个健康权主体即是指符合国家法律规定,享有一定的维护生存健康的权利并承担相应义务的所有生物人和拟制人。1966年联合国大会通过的《经济、社会、文化权利国际公约》对健康权的解释是:"一项全部包括在内的权利,不仅包括及时和适当的卫生保健,而且也包括决定健康的基本因素,如使用安全和洁净的饮水、享有适当的卫生条件、充足的安全食物、营养和住房供应、符合卫生的职业和环境条件和获得卫生方面的教育和信息,包括性和生育卫生的教育和信息。另一个重要方面,是人民能够在社区、国家和国际上参与所有卫生方面的决策。"③

将人的健康权利视为人的一项最基本权利,是当今世界范围内已形成的共识。1978年,世界卫生组织在其所发表的《阿拉木图宣言》中特别重申对健康权的表述,强调"健康是基本人权,达到尽可能高的健康水平是世

---

① [美]R.T.诺兰,等.伦理学与现实生活[M].姚新中,等,译.北京:华夏出版社,1988:216.
② 肖巍.译序.公共健康伦理:任重而道远[Z].[美]斯蒂文·S.库格林,等.公共健康伦理学案例研究[M].肖巍,译.北京:人民出版社,2008:3.
③ 葛明珍.经济、社会和文化权利国际公约及其实施[M].北京:中国社会科学出版社,2003:285.

界范围的一项最重要的社会性目标"。该宣言第三条还明确规定:"人人有权享有生命、自由和人身安全。"基于此,可以在一般法律关系中将人的健康权视为一方是一般权利主体,即所有有生命的自然人,另一方是一般义务主体,即不特定的自然人或者拟制人。然而它们在应然层面作为拥有基本人权的权利主体,都具有广泛性、普遍性和平等性。

人们一般认同健康权利是一种维持自由的人身行动的必要因素和人所拥有的健康利益,意味着一个个体的人拥有这种基本权利,必然同时承认在一个共同体内的所有个体都拥有这种同样被平等对待的权利,意味着在伦理上任何人没有任何理由为了维护自己健康权利而损害他人健康权利的行为合理性,只有不侵犯他人、承认并尊重他人健康权利的人的行为才是在伦理上可以接受并获得肯定的行为。

现代社会,人的健康权利主要是指一个公民所天然享有的个体生命权利,以及为维系个体生命所需要的最低医疗保健和享受公共社会所提供的基本公共卫生服务的权利,包括享有生命安全而不被伤害的权利、获得维持生命健康所需的水与食物、衣服、居所等生存权利、在法律容许的范围内行动自由权利。健康权利就包含在统一的身体安全权利与生存权利之中,健康是人作为个体从一生下来就拥有的权利,但是维护人的生存健康却需要一定的生活条件,比如健康主体获得健康的便利的卫生设施、足够的与饮食卫生相关的住所、清洁和安全的饮用水、清新的不受污染的空气、训练有素的公共卫生服务人员、必备的应急药品等等。就此而言,人们对基本的健康权利追求也可以理解为一种是作为个体天然就享有的对健康的需求权,是一种需要社会产生出确保个体生命其足量水平健康所必要的社会条件到位的要求和义务,是一种从权利与相对于义务中所确证的作为健康权利的有效需求权利。

其实,作为个体健康所产生出来的权利义务关系是一种相互之间必然的联系,我国从事伦理学研究的王海明教授说:"权利与义务实为同一种利益,它对于获得者是权利,对于付出者则是义务。因此,一方有什么权利,他方就有什么样义务。"①就其实质意义上说,这种权利与义务之间所形成的逻辑相关性表明,人的"健康权利主要是指公民拥有医疗保健和享受公共健康服务的权利。这种权利意味着人人都应享有医疗保健,不能因为缺乏支付能力或因社会、文化、地域的差异而丧失这种权利"。②公民有权利要求政府平等地为全体社会成员提供保障其健康所需的获得基本的公

---

① 王海明.公正　平等　人道:社会治理的道德原则[M].北京:北京大学出版社,2000:33.
② 史军.权利与善:公共健康的伦理研究[M].北京:中国社会科学出版社,2010:102.

共卫生服务、健康和安全的工作条件、适足的住房和有营养的食物等等维护个人健康的权利。管理公共事务的政府则有为所辖区居民提供基本的公共卫生条件和基本的公共卫生服务义务。

(二) 公共健康、公共卫生、卫生健康

1. 公共健康

公共健康是与个体健康相对应的一个概念。

公共健康在西方文化语境下与公共卫生具有同一属性,它们出自同一词语"public health",其所表达的内涵主要是指"维持和改进所有人健康的科学、实际技能和信念的综合",或者说"是地方、国家、民族和国际资源的组织形式,旨在强调影响各个社会的主要的健康问题"。[①]我国文化语境下所理解的公共健康一般指与个人健康相对应的由众多人口集合而成的公众健康,如人民健康、民众健康、公众健康、群体健康、共同健康等等。在我国政府制定的《"健康中国2030"规划纲要》战略中,重点说明人的健康是指包含公共健康在内的以预防为主的"全民健康",或者说是"人人健康"。清华大学重点研究公共健康问题的学者肖巍明确表示公共健康其实就是公共卫生的意思:"公共健康,也就是通常所说的'公共卫生'。"[②]而在那力等人所著的《WTO与公共健康》一书中,认为公共健康"作为一种状态,它意指所有社群中的主体都过着较为平衡的、远离流行疾病和污染困扰的生活,作为一种理想,它意指通过努力追求,社群中公众的身体状态得以免于感染传染性疾病、存在于良好的生活环境之中"。[③]

一般说来,人们在诠释public health这一概念时,通常重点强调公共健康所具有的特征:

(1) 公共健康是个人与社会共享的价值和利益,实质体现为服务于公共健康的公共卫生产品。

公共卫生产品和服务本质上是支持社会上所有人共同享有健康利益的一类卫生资源,因为是一项公共性的产品和服务资源,所以公共卫生产品在生产和消费领域具有非竞争性、非排他性的特征,即生活在公共空间的一些人对此公共产品的使用和消费并不排除其他人对此公共产品的使用和消费。公共卫生产品的这一特性还决定了它与私人卫生产品的根本

---

① Alan Petersen and Deborah Lupton. The New Public Health[M]. Allen & Unwin Pty Ltd. 1996.

② 肖巍.论公共健康的伦理本质[J].中国人民大学学报,2004(3).

③ 那力,何志鹏,王彦志.WTO与公共健康[M].北京:清华大学出版社,2005:11—12.

差异所在,服务于私人的卫生产品是与个人的卫生保健利益紧密相联的产品。相对于私人卫生产品,公共卫生健康产品和服务则需要政府组织和通过集体合作行动来产生,以保证健康的需要惠及每一个公民。公民生产的公共卫生产品是多方面的,包括学校、医院,甚至政府组织本身,都可视为公共卫生产品。公共卫生产品所具有的社会属性,决定了它在促进公众行动时应当是一种群体性驱动行为,必须是由各级政府、社区以及不同部门的共同参与与协作才能实现的社会整体行动。

(2)公共健康以人口整体为对象,具有群体主体性特征。

公共卫生重点关注和行动目标是"公众"和人群的健康而不是个人的健康。"公共健康就是指公众的健康……这一定义包括丰富的内涵,凡是与公众健康相关的问题都可以理解为公共健康问题,如社区卫生体制与应急系统、医院与医生、卫生医疗和保健资源的分配、劳动保护、卫生状况、环境保护、流行病、健康教育、交通以及一些个人行为,如性行为和吸烟等。"①美国医学协会(Institute of Medicine,简称 IOM)曾在公开发表的《公共健康的未来》报告中说明:"公共健康就是我们作为一个社会所采取的集体行动,以保证人们能够拥有获得健康的条件。"②这里的公共(公众)一词,本意就是与个体的、私人的相对应的公众的、社会的概念。在生命健康领域,个体所面临的健康问题不仅仅是个人的,也是公众的,公众中出现的健康问题一定程度上等于是个人健康问题的放大和集合,由此决定了研究公共健康问题不可能不关注个体的生命健康,只不过更多的是服从于扩大化的个体健康的群体人口健康需要罢了,从人口群体样态环境的角度来关注个体健康。比如说,对于一个高血压病患,医生为了寻找一个人发病的原因,通常提出的问题是:"为什么这位患者在这一时候患了这种疾病?(指向个人健康)"而从公共健康视角出发的研究者,会从如何把疾病导致的公共健康风险和伤害降到最低的角度提出"为什么这一人群会患高血压?而这种疾病在其他人群中却很少见?(指向群体健康)"的疑问。公共健康研究重点关注的是目标人群的公益性质,以此决定如何加强公共卫生产品的生产和供给服务,通过改善公共卫生服务质量使公众健康福利普遍增加。

(3)公共健康一词涵盖的内容丰富,主要是社会问题而非技术问题。

凡是影响人民群众健康的研究都属于公众健康与公共卫生范畴,研究这些问题时都可纳入公共健康的领域,包括战争、暴力、贫穷、社会教育与

---

① 肖巍.论公共健康的伦理本质[J].中国人民大学学报,2004(3).

② Lawrence O. Gostin, Jo Ivey Boufford, Rose Marie Martinez. The Future of the Public's Health: Vision, Values, and Strategies[J]. Health Affairs, 2004, 23(4):96—107.

经济发展、消费人口过剩和劳动力不足、社会医疗预防与救治体系、基本公共卫生服务的组织结构与应急响应系统、医院与医生、卫生医疗和保健等公共卫生资源的分配、劳动保护、卫生状况、生态环境保护、流行传染病防治、计划生育与健康教育、交通灾难以及一些个人行为,都是与公众健康相关的问题。因为这类健康问题会对所有社会成员或团体产生或者是公害、或者是公益的影响,无论是公害还是公益,都是全体社会成员关注而又亟待解决的公共问题。显而易见,公共健康的丰富性不仅体现在内容上,还体现在参与主体的广泛性上,一个社会的医务与公共卫生人员、维护健康的自愿者、政府及其健康管理人员,社会全体成员都是公共健康的参与者并在维护公共健康的行动中发挥作用。

（4）公共健康中含有政府组织的公共卫生干预之意。

公共健康的本质就是政府实施公共卫生的干预行动,因为这一行动实施过程体现为一种维护群体健康的行为,所以必须通过政府领导和整合社会力量,通过制定预防、控制和相关的政策法规,通过对公共卫生干预行动来实现。这其中的"公共"作为与"个体"相对应的概念,正是指社会主体的共有、共享、共利、共需之意,从而反映出来的是从属于一个众人活动的事务领域问题。就此而言,进行公共健康或公共卫生实践行动可以理解为像孙中山先生所说的"就是众人之事"。由于社会在一定时期内所提供的公共卫生资源有限,每个公民又都具有平等地享有公共健康保障的权利,这就需要某些公共组织,如负责公共事务的政府出面,动用社会公共卫生资源,进行广泛的社会合作、规范社会关系、调节社会矛盾的公共行政干预活动才行。

（5）公共健康是公共卫生努力实现的目标,坚持防重于治的策略。

公共健康强调对"社会"而不是"个人"的疾病预防,因为这样选择可以做到最大限度地减少社会医疗资源的消费,降低全社会的医疗成本,如重点解决健康教育、免疫和隔离、预防交通事故等,以求实现最大的投入产出比,实现"以一盎司的预防换取一磅的治疗"①的公共卫生效率最优,从而达成节约公共卫生资源的有效性。在医学领域,对人的生命健康产生威胁的主要力量是疾病,但是人的发病通常需要一定的时间和持续性的变化过程,并不是真正"突发",如果人们认为这就是"突发",其实那只是因为致病因子在疾病初起时,发作得并不明显,或未被发现而已。对疾病问题采取早发现和早治疗方式解决,无疑是最好的疾病救治策略。而对公共健康来说,搞好公共卫生,实行对疾病的早期预防更是重于治疗的最佳策略选择,

---

① Michael Boylan. Public Health Policy and Ethics. Kluwer Academic Publishers，2004：3.

特别是对流行性传染病,控制和解决哪怕是一例病患,意味着此病在他人身上的可能性就会降低。

2. 公共卫生

什么是公共卫生(Public Health)? 经历过工业化、城市化运动的西方国家虽然早有公共卫生实践行动,却长期以来对这一概念没有形成统一的定义。20 世纪 20 年代,在美国耶鲁大学公共卫生学院任职的查尔斯·爱德华·温斯洛(Charles Edward A. Winslow)教授曾对公共卫生一词作过概括性的解释:"公共卫生是通过有组织的社区努力来预防疾病,延长寿命、促进健康和提高效益的科学和艺术。这些努力包括:改善环境卫生、控制传染病、教育人们注意个人卫生,组织医护人员提供疾病早期诊断和预防性治疗的服务,以及建立社会机制来保证社区中的每个人都达到足以维护健康的生活标准。"[①]因为温斯洛是公共卫生领域公认的领袖人物,所以他所解释的公共卫生一词为世界卫生组织所认同并将其推向全球公共卫生实践领域。

自温斯洛提出公共卫生定义后,伴随着科技进步以及医学和公共卫生事业的发展,公共卫生一词被不断赋予新的内涵。世界公共卫生学会联合会将其赋予新意,认为:"公共卫生是一种艺术和一门科学,也是一个运动,致力于在社群充分参与下公平地改善社群的健康和幸福。"[②]美国医学会作为专门研究公共卫生问题的学术组织,在 1988 年发布的公共卫生研究报告《21 世纪公共卫生的未来》中对"public health"的解释是:"我们作为一个社会群体采取的措施以确保人人健康的各种条件及所采取的集体行动。"[③]

进入 21 世纪,随着物质与精神生活条件的改善与人类疾病谱系的变化,医学界新科学诊疗方法的广泛应用以及传统的医学模式向现代生物——社会医学模式的转向,致使人们理解"public health"这一词时,往往从更为广阔的角度去审视并赋予新的时代性内涵。如有些学者认为公共卫生是基于对清洁、环境和健康意识的提升,以个人和社会为导向的预防医学以及一系列关于人体医疗救治、康复料理和长期照顾的服务。[④]美国

---

① Winslow C. E. A. The Untilled Fields of PublicHealth[J]. Science, 51(1306):23—33.

② World Medical Association World Medical Association(1995) World Medical Association Statement on Health Promotion, available at://http://www.wma.net/e/policy/h7.hum.

③ Lawrence O. Gostin, Jo Ivey Boufford, Rose Marie Martinez. The Future of the Public's Health: Vision, Values, and Strategies[J]. Health Affairs, 2004, 23(4):96—107.

④ Tulchinsky T. H. Varavikova E. A. The New Public Health: an Introduction for the 21st Century, San Diego, New York: Academic Press, 2000, 109.

哈佛大学公共卫生学院的丹尼尔·维克勒（Daniel Wikler）教授是一位在公共卫生实践领域重点研究人口健康问题的世界卫生组织"伦理官员"，他认为："随着世界范围内的公共卫生事业的日益发展，公共健康所涉及的范围正在不断扩大，其所包含的内容已经远比传统的医生和医院丰富得多，比如对全民进行健康教育和组建临终关怀医院、政府所开展的阻止跨越国境的打击烟草走私与贩毒吸毒行为、反对运动员滥用兴奋剂药物等，都应包含在公共卫生的范畴之内，为此人们应当从更广泛的意义上来理解公共卫生。"①

美国的戴维·马修斯（David Mathews）博士曾在福特政府时期担任过卫生、教育及社会福利部部长，他认为可以给公共卫生赋予一个新的视角，从社区居民的健康与其所处社区之间的"民主"关系角度理解公共卫生，因为"这是一项重要的关系，一个社区的规范影响着居民的行为并且联系着与这些行为紧密相关的疾病。行为转变的成功与否取决于社区进行该项运作的方式。转变行为的方法包括居民用于解决问题的实践，这些问题也包含那些间接导致疾病发生问题"。②马修斯提出的关于公共卫生应有的民主实践内容包括："命名、构建框架、协商决策、确定并投入资源、组织互补行动，以及公共学习。"③

我国历史上就有为控制疫情而开展的公共卫生运动，但是在理论上总结历史经验和认识公共卫生，却经历了一个漫长的被忽视和在不明方向的黑暗中探索的过程。如果说对公共卫生产生科学性认识和真正重视，2003年发生的"非典"（SARS）疫情可以说是起到了令人警醒的作用。当年疫情突发并从广东迅速蔓延全国，给人民群众的生命健康安全带来了极大威胁，人们在抗击疫情的危机中痛定思痛，开始意识到由流行病引发的社会公共卫生问题不仅与医疗卫生、疾病防疫专业人员发生联系，而且与社会中每个成员都有干系，尤其是与政府及公共卫生部门的关系密切。基于这种新认识，时任国务院副总理兼卫生部部长的吴仪在全国卫生工作会议所作的报告中对公共卫生这一概念作了明确表述："公共卫生就是组织社会共同努力，改善环境卫生条件，预防控制传染病和其他疾病流行，培养好卫生习惯和文明生活方式，提供医疗服务，达到预防疾病，促进人民身体健康

---

① 肖巍.从"非典"看公共健康的意义——访丹尼尔·维克勒教授[J].哲学动态,2003(7).
② ［美］詹姆斯·郝圣格.当代美国公共卫生:原理、实践与政策[M].赵莉,石超明,译.北京:社会科学文献出版社,2015:120.
③ ［美］詹姆斯·郝圣格.当代美国公共卫生:原理、实践与政策[M].赵莉,石超明,译.北京:社会科学文献出版社,2015:124.

的目的。"①这一定义因为在其时反映了我国公共卫生界对现代公共卫生的共识和强调了政府的公共卫生责任,因而受到学界的普遍认同。在不违背这一公共卫生定义新内涵的基础上,中国公共卫生编纂委员会组织专业人员在编写《中国公共卫生》一书时,将公共卫生解释为"是以保障和促进公众健康为宗旨的公共事业。通过国家和社会共同努力,预防和控制疾病与伤残,改善与健康相关的自然和社会环境,提供预防保健与必要的医疗服务,培养公众健康素养,创建人人享有健康的社会"。②

综合国家对公共卫生的分析,可以将公共卫生的特点做如下归纳:

(1)公共卫生是一项主要由政府承担的公共卫生健康管理事业。政府负有保障和促进公众健康的不可推卸的责任,不但需要领导和管理公共卫生工作,制定公共卫生对策和负责全社会的公共卫生资源分配,而且需要组织动员全社会参与公共卫生的行动。

(2)公共卫生以"保障和促进国民健康为宗旨"。人的健康权是一种基本的维持生存健康和长寿权利,为了实现这个权利,需要人们高度认同这一价值观念,即全社会的公共卫生事业是维护全体人民健康的必要条件,是一种需要通过全民努力行动而努力建设的硬件设施和维护公共健康利益的屏障。为了保障每个公民健康权利的享有和实现,就需要每一个成员都要参与全社会的公共卫生行动。

(3)公共卫生是一种政府在特殊领域发挥作用的实践行动。政府的公共卫生实践活动在公共卫生领域,其主要任务包括积极预防和控制急性传染性疾病、慢性非传染性疾病、先天遗传性疾病以及伤害和残疾,持续改善与公共健康相关的生态自然环境和人文社会环境,面向全体社会成员提供和尽量满足基本的公共卫生服务,开展健康教育的健康促进活动,培养公众的健康素养,创建一个人人参与享有健康的理想社会。

3. 公共卫生健康

"公共卫生健康"是一个新的关于公共卫生与公共健康的伦理研究中具有核心价值意义的概念,在其研究理论中理应发挥重要的作用。

公共卫生健康作为一个概念的产生,可说是对公共卫生实践运动的现代反思和历史经验的总结成果。中国历史上有过公共卫生实践运动,一直以来也都有着对健康人生和健康社会的理想追求。然而,从西方引进来的

---

① 吴仪.加强公共卫生建设 开创我国卫生工作新局面,2003 年 7 月 28 日在全国卫生工作会议上的讲话[N].健康报,2003-08-20.

② 曾光,黄建始,张胜年主编.中国公共卫生[M].北京:中国协和医科大学出版社,2013:5.

"Public Health"概念一旦译成中文,究竟译成公共健康还是公共卫生,还是将其组合成一个新的词组才更符合汉语文化语境,却成为一个学界长期以来存有争议的问题。对此,只有研究公共卫生与公共健康在词源上的内涵,再寻求统一"Public Health"一词的语义和用法,或者可以找到解决语义转换的方法。

一般说来,英语"Public Health"一词译成中文"公共卫生"或"公共健康",虽然说法不同,其所表达的内涵却是一致的。翟晓梅和邱仁宗两位学者在其所著的《公共卫生伦理学》一书中指出:"公共卫生是从英文 Public Health 翻译而来。Public 是'公共''公众'的意思,Health 是'健康''卫生'的意思。"①显然,英语中的"Public"一词用在中文语境下同是公共的意思。而"Health"既可理解为健康,又可说是卫生,二者可以通译。如我国行政组织机构国家卫生与健康委员会翻译成英语的通用词组就是"National Health Commission"。这里的"Health"即是把卫生和健康都涵盖在内的一个"卫生健康"概念。而公共健康或公共卫生,则是将"Public"和"Health"组合在一起构成特殊的词组组合形式,其语义虽有些细微差异,也不妨碍其指向同一事物内涵,公共卫生与公共健康之间不过存在着行动与目的、条件与目标、实践与理论之间差异又相互依存不可分割的联系。

"Public Health"体现的是政府为保障公众健康与实现健康公平而主导公共卫生部门所开展的和全体社会成员参与的改善环境卫生条件、预防控制传染病和其他疾病流行的公共卫生实践行动,以达成培养人们形成良好的卫生习惯和文明的生活方式和预防疾病、促进人民身体健康的目的。政府的公共卫生或公共健康管理包括卫生监督执法、疾病控制与疫情监测、健康教育和健康促进、妇幼保健和计划免疫、计划生育和产期保健等公共卫生服务。

在汉语语境下,公共健康与公共卫生概念内涵虽然总体上是一致的,但也有着一些具体指向上的差异。生物医学意义上的健康是指人体生理机能正常,没有缺陷和疾病的状况。公共健康更多地体现对人理想的身心状态的主观评估和目标追求,或是社会共同追逐的终极性的价值目标。公共卫生则与维护健康的环境条件联系更为密切。人们通常所说的公共卫生运动即是指政府及其职能部门为保护群体健康所开展的基本服务项目和促进行动,其中隐含着将公共卫生作为保障和维护人们"健康"的一种

---

① 翟晓梅,邱仁宗.公共卫生伦理学[M].北京:中国社会科学出版社,2016:4.

手段、行动或条件来对待之意,主要反映的是工具性价值内涵。体现出对人的身心"医疗"救治的"卫生"行动可以促进和实现人的健康,而人的生命自身卫生状态则成为实现健康的目标或者结果的重要手段。总体上说,在满足公众健康的公共卫生实践过程中,公共卫生与公共健康之间逐步形成了一种交叉相融、相互促进的关系。即使有些差异,也是相互关联,互为补充的。由此可以把二者看成是一种"人们越来越趋向于把社会上所有影响公众健康的因素都包含在公共卫生概念"①之中的关系。

从伦理学史研究角度分析,史军博士认为公共健康与公共卫生两个概念并没有本质上的区别,他在《权利与善:公共健康的伦理研究》一书中,指出"Public Health"这一词组只是表现出旧的公共卫生和新的公共卫生两个不同的历史发展阶段的不同特点的概念,从中强调"从 Public Health 这一词语的认识改变中,人们不难理解在西方社会,Public Health 概念本身的内涵也经历了从公共卫生(Public Hygiene)到公共健康(Public Health)两个发展阶段"②。基于这种认识,他主张对这一词语加上前缀,用旧公共卫生"Old Public Health"和新公共卫生"New Public Health"来区分。因为这样一来,"'Old Public Health'指的是更多地关注环境的'公共卫生',而'New Public Health'指的则是更多地关注人的'公共健康'"。③

史军博士从公共卫生历史发展演变的视角来看待传统的公共卫生和健康与现代社会公共卫生和健康的变化差异。因为现代社会卫生健康领域产生的层出不穷的公共卫生问题,促使人们特别关注和采取应对传染病流行,规范环境和保护健康的策略,进而催生出政府对公共卫生事业的健康治理职能和公共卫生政策的贯彻落实行动。就此而言,传统的公共卫生与新的公共卫生虽然具有目标共向性,但是其具体的公共卫生实践内容和组织形式已大不相同,由此可以分出新旧两个不同的公共卫生阶段来。

"Public Health"究竟译成公共卫生还是公共健康更为准确,事实上我国对于公共卫生或者公共健康的伦理学研究本身是在借鉴西方相关伦理话语的基础上诞生的,又由于这一研究的目的是为了解决与公共卫生和健康相关的伦理问题以及在解决这些问题上确定所应遵循的伦理原则和道德规范,从中明确政府、企业和个人所应当承担的健康责任,使之在一定的公共卫生与健康伦理原则下促进社会人人享有的公众健康。因此,有关公共卫生或者公共健康概念的形成,还是应当服从于我国公共卫生与公共健

①　曾光,黄建始,张胜年.中国公共卫生[M].北京:中国协和医科大学出版社,2013:292.
②③　史军.权利与善:公共健康的伦理研究[M].北京:中国社会科学出版社,2010:38.

康制度体系建设中的实践需要,可以选择将"Health"作为中文语境下卫生和健康都涵盖在内的"卫生健康"词组来并列使用。

从我国政府对公共卫生事业的管理历史看,建国后相当长的一段时间里,政府建立的卫生部即是管理医药行业的行政职能部门,后来卫生部改成国家卫生和计划生育委员会(简称卫计委),2018 年国务院开展机构改革,不再保留国家卫生和计划生育委员会而组建国家卫生健康委员会(简称卫健委)。就在这一行政机构的名称改变过程中,国务院所属的卫生部门的行政职能范围实质上得到深入扩展,包括医疗服务、药品医械、公共卫生、疾病控制等,正从传统的医疗卫生转向公共卫生健康的大健康轨道上来。而健康中国发展战略中提出的"以治病为中心转变到以人民健康为中心",其实也有国家政策观念和职能在公共卫生实践中的重大变迁之意,为此而成立的国家卫生健康委员会,也重在强调统一协调大卫生、大健康,意味着从称谓上更加突出实现全民健康这一核心目标导向和强调公共卫生工作的功能定位,把多部门健康监督管理等职责整合,事实上也有利于"卫健委"开展工作和发挥健康治理的作用。基于理论服务于实践的需要,在学术研究上,完全可以在公共卫生与公共健康的应用伦理学研究的新领域,将"公共卫生健康"作为一个新的词组和核心概念来发挥作用。

(三) 伦理学、公共卫生健康伦理

1. 伦理学

在人文社会科学研究领域,伦理学说体系本质上是一门有关道德的价值分析的理论,是人们关于公共道德生活经验的总结概括,也是一定社会道德思想观念的系统化、理论化。或者说,伦理学说体系本质上是以人类社会生活中存在的各种道德问题作为自己研究对象的哲学范畴。道德问题从来就是一种人群的社会文化现象,是社会成员在社会生活中所接受的习俗、公约和规范,以及长期养成的行为习惯认知。是关于优良道德的制定方法和制定过程以及实现途径的价值学说。传统的伦理学研究可划分为元伦理学研究和规范伦理学研究两个领域。元伦理学主张排斥一切规范价值体系,主要研究分析道德概念,如判断善恶、义务、正当等概念的性质和意义及词语的功能和用法的理论,是关于优良道德规范制定方法的伦理学说研究。规范伦理学则主要用哲学思辨的方法来研究伦理问题,致力于揭示和证明有可能指导人们行动和做出决定的道德终极标准和基本道德原则,是从人的行为事实中推导出来的关于优良道德规范问题的伦理学。

2. 应用伦理学

现代社会,由于科学技术飞速进步对人类生活的全面渗透,使人际关系和人类社会活动中所产生的文化现象在不断丰富复杂的同时,出现对新旧事物认识的冲突、歧见和矛盾,随之产生一些涉及对人的行为善与恶的道德评价或对与错的认知分析问题,这些问题的解决需要伦理学的介入。传统的分析哲学、逻辑实证主义、目的论等理论伦理学囿于处在脱离实际的象牙塔里的经院哲学式的争论而无法解决现实社会所遇到的各种具体问题,无法承担起评价和指导现实社会人们道德生活的使命,后来产生的一些新的道德哲学学说,如正义论、德性论、商谈伦理学等等,虽然力求弥补理论伦理学的缺陷并做出了有意义的努力,但它们在理论体系上依然没有脱离理论伦理学的窠巢,无法从根本上解决和摆脱传统伦理学的伦理困境。正是在这种背景下,现代的伦理学力求从新的层面来推进伦理学的研究,由此产生了直接应用于社会现实并力求解决伦理问题的应用伦理学理论。

与传统的理论伦理学不同,应用伦理学的突出特点是一种联系实际的应用研究理论,或者说是伦理学研究的应用化。这种伦理学直接介入现实生活过程,从伦理学视角来认识和研究现实生活中存在问题冲突的性质、原因、后果,以及对人类生存和发展的现实渗透和可能性影响,并根据人类生存发展的根本需要来提供解决问题的价值取向和思维方式,建构具体的道德原则和道德规范并将其应用于具体领域的价值体系,解答人类生活中出现的各种具体问题。

应用伦理学一改以往理论伦理学关于人应当怎样生活的空泛和抽象的讨论,以解决现实问题为研究目的,在具体而广泛的一些研究领域,致力于把当代哲学和伦理学的理念、原则和准则应用于人们的道德生活领域,为人们提供价值选择方式和思维方式,从而给应用伦理学研究领域带来了新的持续发展的活力与动能。如今的应用伦理学触角已经深入到社会生活的各个领域,如致力于意识形态研究的政治伦理、行政伦理、经济伦理、宗教伦理、科技伦理、文艺伦理、军事伦理;关注于不同职业道德规范的教师伦理、医生伦理、科技人员伦理;关注于各类不同人群的妇女伦理、青年伦理、老年人伦理;关注于当代人类所面对的各种重大问题的环境伦理、生态伦理、灾疫伦理等。力求给人类如何生存提供基本的伦理规范和价值分析导向。实践证明,应用伦理学的存在与勃兴,重点在于它所具有的回应社会现实挑战的生命力和解决现实问题的能力上。

3. 公共卫生健康伦理

公共卫生健康伦理是用公共卫生与健康的应用伦理学理论、原则和方法来探讨和解决公共卫生实践的一些伦理冲突问题,对其进行伦理分析、选择和辩护,并试图为公共健康治理提供在人群中促进健康、预防疾病和开展健康教育的道德原则和行为规范,是一门关于建构新的关于公共卫生健康的伦理学说。或者说,公共卫生健康伦理就是关于公共卫生与公共健康相关的所有伦理研究以及解决这些问题所应奉行的伦理原则和道德规范。

有关公共卫生健康的伦理学研究一般认为是在传统的医学伦理学基础上产生的。大多数研究者的观点是:公共卫生健康伦理是医学伦理学的一个分支领域。但是,医学伦理学和公共卫生伦理在研究对象、目的、手段和在具体的行为规范等方面其实并不一致,更不能相提并论。比如面对前来求医患者,医学所要关注和解决的问题是如何医治疾病,医学伦理学则关注医患关系,重视的是尊重医生的职业选择和规范职业道德操守,维护患者健康的自主选择权、保护隐私权、知情同意权等健康利益问题。而公共卫生健康伦理重视的是政府及公共卫生组织如何向社会提供有利于公共健康和实现社会公正公平的伦理规范,特别关注政府的公共卫生服务、医疗等组织机构及其成员的道德规范等问题,其追求的目标是以合道德性的社会制度安排并保证能够落实到每个公民并实现公共健康。

二、研究的主要内容

公共卫生健康关系到一国或一个地区的公共卫生事业发展状况和社会进步的程度,同样,其所存在的问题及其解决不仅关系到生活在其中的每个公民的健康目标能否实现,而且关系到人类整体社会能否实现和谐和可持续性的健康促进。

(一) 伦理问题与研究对象

1. 伦理问题

对公共卫生健康问题进行伦理研究,会发现这是一个涵盖范围广泛、内容十分丰富的理论研究领域。因为公共卫生健康是指向属于共同体和影响人群集合体健康的环境健康,所以凡是与公共卫生和公共健康相关的问题都可以理解为公共卫生健康的伦理问题,从人群的生活方式改变、人类疾病谱系的变异、传染病的大流行到现代医疗医药、疾病预防、健康教育、劳动保护和环境治理;从自然灾害、战争暴力到资源分配差异和社会分化问题带来的贫困与弱势群体的存在;从公共卫生政策、制度建设到公民健康治理到实施国家健康战略;从卫生和保健资源的分配公平研究到公共卫生健康运动保护的实践,内中普遍存在着诸多繁杂的伦理冲突问题亟待解决,而这些都属于公共卫生健康伦理所要研究讨论的内容。

公共卫生健康领域存在的一些问题可以是政治问题、经济问题、社会问题,其中必然存在伦理问题。比如健康是一个人或群体最为关注的生物学意义上的目标,然而健康也内在地包含着一个实现公平正义社会的伦理价值追求。再比如说,"为什么一个社会应该发展公共卫生事业? 为什么一个国家的政府应该花纳税人缴纳的资源用于公共卫生……如果将焦点集中于公正或正义理论的安康之内,那么就可以看到推动公共卫生有两种动力:通过改善健康而改善安康,以及这样做时特别集中于那些最为弱势的人的需要"。①

2. 研究对象

具有应用伦理学科研究属性的公共卫生健康伦理的研究对象,一般需要选择那些在公共卫生健康领域的具有争议性和价值冲突性的,且在公众中有重大歧见的和有重大影响反应的现实道德问题,如公共卫生健康伦理必须关注公共卫生实践领域普遍存在的资源分配公平问题。这是因为一个国家或共同体开展公共卫生行动的目的是为了维护整体人群健康,公共卫生与公共健康之间伦理关系是手段善与目的善的关系,由此决定了一个社会的公共卫生的伦理目标是维护和增进公众的健康利益且避免伤害,或者说在维护健康过程中,评估和选择在可能的伤害和付出其他代价之间取得最佳的健康利益平衡。而且最大限度地保证公众参与和维护健康并且分享健康成果和利益。基于此,公共卫生健康伦理的目标必然优先选择对整体健康利益即共同"善"的追求上。例如一对夫妇作出是否生育后代的决定,本当是夫妻双方可以自由选择的权利,但在现实的公共社会生活中,在生孩子时,甚至是如何生出健康孩子的问题上,又不可以看作是一个家庭单元的私事,因为从社会公共生活的需要和满足上说,社会增加一个成员,或者说增加一个健康与不健康的人口,会对社会产生不同程度的增进和减退健康的影响,所以生孩子就不只是一个家庭的私事。而公共卫生实践的核心价值所认同的,正是个体(家庭)的"善"服从于公共(国家)的"善",因此才产生了国家有必要采取强制控制人口或者积极鼓励人口生育和优生优育的政策,这也正是公共卫生健康伦理可以选择为其辩护的理论前提。

---

① 邱仁宗.公共卫生伦理学的结构和若干基本论题[J].医学与哲学,2017(7A).

公共卫生健康领域的伦理冲突问题纷繁复杂,这些引起冲突的基础因素却多属于公共卫生健康利益和个体健康利益之间的分配矛盾问题,因为它们存在性质上的差异而有不同的表现形式。所以可归类为经济问题、技术问题,抑或是社会问题、法律问题,等等,并不一定归属于道德领域所能解决的问题。只有在公共卫生健康领域直接反映出来的道德问题才可以纳入公共卫生健康伦理研究的视野。进入 21 世纪以来,我国慢性疾病患者基数开始迅速增大,人群发病率逐渐提升,出现防控形势日益严峻的态势。由于在医疗卫生专业技术方面创新不足,资金投入机制不健全,基层医疗卫生服务能力有限,难以满足慢性病防控的需要。这些问题的原因是多方面的,有经济问题、技术问题、管理问题、环境影响问题,也存在道德问题。然而,如果道德问题在其中不是主要问题,或者说伦理冲突并不构成问题主要方面的话,就不应将其纳入公共卫生健康的伦理研究对象之列。

(二) 伦理研究与实践领域

公共卫生健康机构或单位组织所从事的公共卫生活动通常被认为是经过法律授权的具有合法性的增进公共卫生健康的实践活动。然而开展这种实践活动,如流行病的预防、监测和评估,人口健康素质状况调查、健康和安全生产环境监测与风险评估等,因为这些活动在面对受关注对象的问题上,都涉及可辨认个体身份的健康信息搜集、分析、研究和使用的内容尽管在公共卫生健康实践与伦理研究领域容易存在区分标准相对模糊的情形,以至于人们有时很难把伦理研究与伦理实践的"研究行为"与"非研究行为"区分开来,也不妨碍伦理研究的特殊性和重要性的价值地位。"如同 SARS 一类的突发公共健康危机情况下,尽管知情同意和隐私权有时必须让步于公共健康和公共善,但政府和公共健康部门,以及从业人员所采取的每一个行为即便不需要通过 IRB 的审查,也同样需要进行伦理评估,受到伦理的约束。例如,他们应当真实地报告数据,及时地沟通信息,以合乎伦理的方式向社会公布信息。"[①]

公共卫生健康伦理其实属于理论研究与卫生实践两个领域中不同伦理规范约束下的行为模式。以西方社会理论研究领域说,公共卫生健康伦理学说作为道德哲学组成部分,其渊源是元伦理学与规范伦理学的一些理论,主要是以边沁、密尔为代表的后果论(效用论)和以康德为代表的义务

---

① [美]肯尼斯·W.古德曼,斯蒂文·S.库格林,等.公共健康伦理学案例研究[M].肖巍,译.北京:人民出版社,2008:18.

论(道义论)。除这两大主要理论外,还有新的功利主义、自由主义、社群主义等理论,这些理论伦理学为实践伦理学家解决实践中反映出来的理论问题提供了必要的武器和工具,是公共卫生健康伦理学学说的重要基础理论来源。从实践领域说,对公共卫生健康开展伦理研究是为了解决公共卫生实践领域存在的各种矛盾和冲突。而学界开展这一伦理研究的出发点也是为了帮助那些在公共卫生实践领域拥有专业权力(如医生、科学家、教师、工程师、律师、记者等)和公权力(如政府、司法、立法负责人员)的人,以解决他们在公共卫生实践中遇到的伦理问题,从而作出合适的行动方案和价值选择。

基于上述分析,可知公共卫生健康伦理的来源出自两个领域,一个是反思伦理成果的理论研究领域,一个是总结公共卫生行动的实践领域,出自两个领域的理论构成了公共卫生健康伦理的主要理论来源。

1. 伦理研究领域

在理论研究领域,应用伦理学开展应用研究的逻辑是首先需要确证研究领域,然后在其研究领域中找出贯穿在公共领域内的所有伦理问题中的主要问题或主要矛盾进行伦理分析和决策,制定道德规范,解决伦理冲突直至完成伦理学的使命。

(1)伦理评价与道德规范研究

重视并对公共卫生健康伦理有过深入研究的肖巍博士认为:"公共健康伦理旨在研究与公共健康相关的所有伦理问题以及解决这些问题所应奉行的伦理原则和道德规范……也可以称为公共健康原则和规范伦理。"[①]她对公共卫生健康伦理的研究思路,首先是要分析伦理学原则在解决公共卫生实践问题时遭遇伦理困境的原因,进而选择满足实践需要的伦理原则去指导实践行动以走出困境。如在疫病大流行时期,政府为控制疫情所制定的具有强制性的阻断传染途径和隔离传染病人行动的公共卫生政策,特别容易因此产生维护公共健康与限制个人自由之间的冲突,这时就需要符合伦理要求的道德规范发挥平衡矛盾和冲突的作用。

(2)"权利与善"的伦理关系研究

在伦理研究主题选择上,史军博士认为"权利与善"的伦理关系即是公共卫生健康伦理研究的主题:"权利与善的关系在公共健康领域是无处不在的,公共健康领域中所有伦理问题也都是围绕着二者的关系展开的,因

---

① [美]斯蒂文·S.库格林,等.公共健康伦理学案例研究[M].肖巍,译.北京:人民出版社,2008:14.

此，它理应成为贯穿整个公共健康领域的伦理主题。"①什么是"权利与善"？如果对这一对范畴进行诠释，可知史军所说的"权利"，主要是指个人天然所拥有的自由权利，而"善"是指"共同善"，可以理解为个人与社会所共享的价值与利益，或者说是公共利益。"共同善"中最基本的就是公共的安全和福利，它具有不可分割性、非排他性和社群参与性的特征。

一般说来，个人权利与共同善的冲突在公共健康的伦理研究领域是普遍存在的，而且是人们研究这一问题时必须回答的问题，它构成了贯穿于公共健康领域所有伦理问题的主线或主要矛盾。如在发生严重疫情的时候，政府实行的强制隔离措施与维护公民行动自由之间的冲突、公共卫生部门公开健康信息与保护个人健康信息隐私的冲突、强制传染病疫情检测与个人自主选择之间的冲突等。面对这些冲突与矛盾，站在不同立场的学者因为对其给出的答案不同，会形成诸如自由主义的、社群主义的、家长主义的等等思想派别的主张和伦理价值观。

从伦理研究的重要性来说，繁杂而变化的伦理冲突可以构成伦理研究的主题和深入开展研究以解决问题的动力。"由于作为共同善的公共健康可以看作是公众的健康要求和权利，因此，公共健康领域'权利与善'的冲突就可视为个人权利与公众权利之间的冲突。"②而在对这一冲突的解决与平衡问题上，公共卫生健康伦理主要坚持的是社群主义的以公共利益为核心的公共利益原则。公共利益原则既承认个人利益的合理性，也十分重视个人利益与群体利益的原则统一性，认为个人利益必须服从群体的根本利益、长远利益，当个人利益与群体利益发生重大冲突时，应该限制个人利益，维护群体利益。而为了实现"权利与善"伦理冲突的和解，公共利益原则既确立了公共利益的优先地位，也对这种优先性设置了严格的条件，从而保护个人权益不受随意的伤害，实现维系公共利益与个人权益之间的平衡。

（3）资源分配公正的伦理研究

公共卫生健康伦理研究的主题，或者主要解决的是公共卫生健康资源如何分配才能实现公平的伦理问题。一种较为多数人认同的观点认为，公共卫生健康的伦理主题不能离开"健康与社会公正"这个古今道德哲学需要探讨的核心价值。史军博士明确指出："如何有效化解医疗卫生资源的相对不足与公民的健康需要之间的矛盾，公正合理地分配有限的医疗卫生

① 史军.权利与善：公共健康的伦理研究[M].北京：中国社会科学出版社，2010：16.

② 史军.权利与善之公共健康伦理研究综述[J].学术论坛.2008(4).

资源,是当前我国公共健康伦理的根本目标和价值取向。"①

公共卫生健康资源与利益分配的公平正义作为社会正义的重要方面,其伦理价值主要体现在三个方面:第一,不歧视。基于每一个社会成员的特点而不是他在社会中属于哪一个群体来公平地对待每一个人,谨防出现有偏见地、非理性地对待某些人的歧视现象,如对艾滋病人、精神病人和社会的贫弱群体的欺凌虐待。第二,寻求自然公正。在强加人们一种健康负担或者拒绝给予一种健康利益时,提供程序正义,按照已有的健康利益分配的准则来保护和赋予人们健康权利是程序正义的核心价值体现。第三,实现分配结果公正。公共卫生资源的分配结果公正问题是实现健康利益公正的核心问题。美国研究健康政策伦理的戈斯汀教授曾指出:"正义的核心特征是利益与负担的公平分配。基于市场与政治影响的分配有利于富人、当权者和有社会关系的人。即使中立的或任意的分配也可能是不公平的,因为这种分配对最需要的人不利。健康官员应该预见穷人没有私人交通工具或储存食物和物品的工具。因为这个原因,正义需要公共健康官员制定计划和措施,给予不利者以特殊的关注。"②

在公共卫生健康领域的健康利益保护和健康资源分配需要以社会正义作为最高的分配原则,通过这个原则来平衡个人权利与公共健康利益,公共卫生资源分配,社会弱势群体健康保护等方面的公平正义问题。长期从事伦理学研究的李伦博士的观点是:在公共卫生健康领域坚持公平正义原则意味着即使在个人权利与公共健康发生冲突、政府采取干预措施时,也必须充分考虑到健康利益分配的效果、成本、人权、平等诸多因素所产生和带来的社会影响。尽管为了公共健康利益而不得不侵害到个人权利,也应当对个人权利的侵害必须做到尽量最小化,那种强调以维护公共健康利益为理由而牺牲某些个人健康权利的说词,只有在发生特别严重的危及公共卫生健康的重大事件,并且没有选择地需要某些人做出这种健康利益的付出时才是可以得到伦理辩护的。比如说,当社会弱势群体遇到疾病而看不起病时,政府和社会应当如何对待他们的健康问题才是符合社会正义的价值要求呢? 政府采取撒手不管的放弃对弱势群体的社会援助显然是违背社会正义的。"因为由生理的原因造成的健康问题是不幸的,由不公正的对待造成的健康问题是不公平的,在不公平与不幸之间划出界限是不可

① 朱海林.公共健康伦理:关于公共健康问题的伦理解读[J].河南师范大学学报,2012(1).
② L. O. Gostin and Madlson Powers, What Does Social Justice Require for the Publics Health? Public Health Ethics and Policy Imperatives, Health Affairs, Vol.25, No.4, 2006, 1058.

避免的,而社会慈善机构,有能力的个人和组织要为社会弱势群体的不幸提供力所能及的帮助是公平、正义和道义的伦理体现。"①

（4）伦理反思与责任原则研究

公共卫生健康的伦理分析特别重视责任的作用。强调以责任为中心的伦理学观点认为,公共卫生健康伦理学实质是一门建立在保护人口健康的社会责任基础上的以责任伦理为核心价值追求的应用伦理的反思系统,在伦理上重点研究和要解决的核心问题就是健康的责任伦理问题。如重点研究责任伦理问题的喻文德博士说过:"公共健康是一种集体人权。人权的实质离不开责任的履行,只有每一种社会角色充分履行自己的责任,公共健康的目标才能实现……从理论实质上看,公共健康伦理是一种责任伦理。"②对责任伦理持同样观点的朱海林教授也认为:"责任伦理是公共健康伦理研究最集中的问题,涉及政府、公共健康专业人员以及每一位公民的责任,贯穿在公共健康实践的各个方面和各个环节,从这个意义上说,公共健康伦理就是对政府、公共健康专业人员以及公民个人责任的伦理要求,责任伦理是公共健康伦理的实质和核心。"③

2. 伦理实践领域

应用伦理学的根基在于社会生活实践,作为应用伦理学组成部分的公共卫生健康伦理学本质上是一门在公共卫生实践活动的反思中形成并逐渐发展起来的应用伦理学,是应用伦理学的理论原则对公共卫生实践中出现的具体问题进行价值评估和权衡,为健康管理主体提供解决问题的方案和方法和采取的行动进行伦理论证和辩护。然而,公共卫生实践领域十分广泛,需要研究和解决实践问题纷乱繁杂,决定了应用伦理研究不可能无目标地将什么问题都视为主要问题而纳入自己的研究范围。有必要把其中属于政治的、经济的、法律的等理论研究问题排除在外,确认属于伦理研究领域的具有争议的、重要的,甚至是具有核心地位的问题纳入自己研究的范围。对伦理学者而言,伦理研究关注于矛盾和冲突的分析与解决,"只有那些具体的、表现于特定领域或情境中的道德问题才可能是应用伦理学的研究对象,而并非一切现实道德问题都是应用伦理学的研究对象……那些引起广泛注意的,且在公众中有深刻歧见的现实道德问题才是应用伦理学的研究对象"。④

---

① 李伦,喻文德.论公共健康的社会正义问题[J].湖南大学学报,2010(3).
② 喻文德.公共健康伦理探究[M].长沙:湖南大学出版社,2015:20.
③ 朱海林.公共健康伦理:关于公共健康问题的伦理解读[J].河南师范大学学报,2012(1).
④ 卢风.应用伦理学[M].北京:中央编译出版社,2004:3.

开展公共卫生实践领域的伦理研究应当限定在与伦理冲突有关的问题范围之内,而且尽量克服只有通过广泛讨论研究才能形成基本的伦理共识结果的障碍以满足解决实践困境的需要。因为公共卫生健康伦理研究的对象是目标人群的健康,而人群的健康与否,除了直接受制于所患疾病以及疾病的严重程度外,还取决于人们为维系生命健康所必需的物质生活条件,包括经济状况、社会的健康教育资源供给、公共生活秩序与安全保障等诸多社会因素的影响,从而出现对公共卫生领域的伦理冲突催生加重、或者消弭减少的风险。出于这一原因考虑,尽管公共卫生实践的伦理研究也需要关注这些复杂的和具有争议的社会问题及其对公共卫生实践的影响,也不会将其列入伦理冲突研究的范围。

公共卫生实践活动的伦理研究是"为了产生主要有益于在承受参加风险的社群以外那些社群的目的,公共卫生机构搜集和分析可辨认身份的健康数据,产生可普遍化的预防疾病或促进健康知识"。[①]开展对这一问题伦理研究的预期目的是将已经得到实践证明的有效的公共卫生和医学上的维护人群健康的方法应用于监测人群的公共卫生环境与健康状况,从而采取必要的信息收集手段来调查某一地区的流行性疾病或其他病情的异常发生,以及采取基于公共卫生的科学预防控制措施,实现公共健康。基于此,公共卫生健康的伦理研究应当将公共卫生实践领域存在重要而紧迫的伦理冲突问题进行必要的伦理分析,为政府制定和实施公共卫生政策与措施进行辩护和提供价值指向选择的理论基础,以促进人群健康和社会健康的公平正义。

公共卫生实践领域有以下几方面问题是公共卫生健康伦理需要关注和分析论证的重点:

(1)目标人群慢性病患病率的改善与降低

现代社会的公共卫生实践领域存在的问题复杂而多样,受人口老龄化、城市化、环境污染以及职业危害等因素的影响,威胁人类健康的危险因素增加,如因吸烟、重度饮酒、不健康的饮食、体力活动不足引起的肥胖症、营养不良、缺铁、不安全的性生活、缺少清洁水、固体性燃料释放出的烟害等。城市化进程中人口过度向城市集中,被迫生活在居住拥挤、通风和排水条件差的环境中,形成流动人口中的贫民、残疾人、需要灾难救助的弱势群体。一些人出现心理和精神疾病,抑郁症、酗酒和药物滥用等亦可成为严重的公共卫生问题。它们中部分人因为居无定所和被社会歧视等原因

---

① 翟晓梅,邱仁宗.公共卫生伦理学[M].北京:中国社会科学出版社,2016:220.

而走向反社会的暴力、吸毒犯罪等邪路,成为对社会产生严重伤害的和被边缘化的群体。

由于人口老龄化以及不健康的生活方式导致的人群中普遍的慢性病患病率增加,高血压、心脑血管疾病、肿瘤、糖尿病、慢性阻塞性肺疾患(COPD)等慢性非传染性疾病增长速度加快,成为严重的公共卫生负担,老年人口对公共卫生医疗和服务的需求矛盾增加。公共卫生实践领域常常产生的各种伦理问题和冲突,如维护个人行动自由权利与维护公共卫生环境与公共健康利益的冲突、公开个人身份及健康信息和保护个人健康隐私的冲突等,由此决定了在伦理研究领域需要"着眼于公共健康的现实问题,以实践作为理论的源泉,在实践中获得生命力。例如流行病、公共健康监控、交通问题、烟草问题的伦理分析都是目前公共健康伦理应当侧重研究的现实问题"。①

(2)突发公共卫生事件的应急响应

突发的公共卫生事件即是通常所说的公共卫生危机,主要指在公共卫生领域内突然发生,造成或者可能造成重大的危机伤害事件,如发生对人群健康影响严重的急性传染病的传播蔓延,严重的食物中毒等重大人身伤害事件。公共卫生健康伦理必须关注当代社会所面临的各种自然和人为的生态灾难给人群生命安全与健康的影响,对突发公共卫生事件进行反思并对其进行伦理评价,建构突发公共卫生事件的应急响应系统以应对公共卫生危机。

突发严重的公共卫生事件是不可避免的吗?世界各国的政府能否正确认识突发公共卫生事件所带来的各种社会矛盾和伦理冲突,如何开展公共卫生危机应急体系建设,做到有效预防公共卫生危机事件的发生和化解危机发生过程中所激化的各种矛盾和冲突,这是政府在公共卫生健康治理实践中必须对其做出回答和有必要做充分准备的重要伦理问题。认真想来,对突发公共卫生事件的政府应急响应治理体系问题的重视程度,决定着人民群众对生命健康安全的感受和对公共卫生健康体系的信任支持力度。以横扫全球的人类历史上最为严重的新冠肺炎疫情来说,战胜这一非常凶险的病毒需要从事生物科学研究的研究人员、公共卫生部门的专业人员对其危险感染人群进行应急监测、疾病筛查、分析和阐释卫生相关数据,制定检疫传染病和监测传染病目录等一系列有组织的行动。而在这些应对疫情活动中,必然涉及当事人的自主权、隐私权和保密性等个人权利与公共健康利益的伦理冲突问题,因此需要对公共卫生健康问题进行伦理分

---

① 肖巍.关于公共健康伦理的思考[J].清华大学学报,2004(5).

析和解决各种冲突,确定公共卫生健康组织处理公共卫生事务的道德原则与协调社会卫生健康主体利益关系的价值标准,为其提供伦理评价和符合公共卫生实践要求的道德规范,以实现维护公共健康利益的最大化。

公共卫生健康伦理研究的重要作用是为应对突发公共卫生事件和疫情防控提供伦理分析和确立解决平衡冲突的伦理原则。在疫情防控中,政府需要面对来自不同主体的健康利益诉求和解决各主体间的健康利益冲突。由于社会主体的多元和多样性,人们在重大公共卫生危机中所处的地位、扮演的角色都存在显著差别,相互之间必然会出现不同利益追求和矛盾的意见表达,如有些个体的经营者期待尽快恢复营业以维持经济收入,疫情防控组织则关注如何最大限度降低公共卫生安全风险,会倾向于强调防控措施在某个时期的延续性。显然,这些不同的伦理诉求都基于人们不同的社会角色期待和相互之间卫生健康利益分配的意愿而产生的。那么如何协调不同利益主体和不同意见之间的矛盾?哪些利益需求应该被尊重和肯定,哪些诉求需要向疫情防控作出让步和妥协,以防止健康利益诉求主体陷入重大公共卫生危机下的道德困境,这些都是公共卫生伦理必须面对和讨论并给予及时回答的重要问题。

（3）公共卫生健康资源供给

公共卫生健康资源包括卫生人力资源,指由政府组织主导的公共卫生工作管理系统和服务系统的人力要素的总和。公共卫生健康的人力资源供给和服务对象广泛,比如针对一些疾病的预防接种和医疗救治、健康体检和健康教育、为应对突发公共卫生事件所需要的基本公共卫生服务和健康管理,等等。公共卫生健康的物力资源主要指以物质形态存在的医疗卫生药品和产品,这些物力资源是一国政府的卫生保健部门开展医疗卫生生产和服务活动的物质基础。由于公共卫生健康资源的供给和服务的对象主要是公众或特定目标人群而不是病患者个体,决定了政府应当承担向公众提供公共卫生健康产品和公共卫生健康服务的责任,决定了政府应当制定公平分配公共卫生健康资源的政策,以提高公众的健康水平和促进公共卫生事业的发展。

（4）人类卫生健康共同体建设

经济全球化、工业化、城市化、气候变化等带来了公共卫生全球化和逆全球化,大规模人口迁徙与移民浪潮、国际社会的分化与国家政治撕裂问题等错综复杂地交织在一起,使社会分层和贫富差距的加大,食物安全性问题,产生烟草、武器、有毒垃圾与废物的发达国家向发展中国家的转运、有阻碍合作共赢的贸易冲突和战争危险加剧等等,使得当今世界充满了各种各样的公共卫生风险和危机,特别是经济全球化浪潮所带来的各个经济体的过度竞争和公共卫生健康资源的非正义掠夺和垄断,因为过度消耗各种矿产资源、森林资源,致使水土流失、土地沙化、物种减少,带来生态环境污染和公共卫生健康系统的功能减弱或遭到破坏,以致影响人类的生存并且产生人类社会发展不可持续性的风险。面对全球化背景下产生的不同国家和不同地区、民族的公共卫生与人口健康的负面影响和危机风险,公共卫生健康的伦理研究需要关注全球伦理和分析人类卫生健康共同体形成的可能性,积极参与国际社会的卫生健康促进行动。

国家层面的公共卫生健康政策应该具有制定的科学性、内容的合伦理性和行动落实的有效性。而且,因为引发疾病的细菌病毒无国界,克服疾病困扰和维护生命健康成为全人类共同追求的目标,决定了国家的健康治理不能向政治化而是科学技术化的方向努力,意味着政府在制定公共卫生政策时应当具有人类是一个卫生健康共同体的视野和体现国际主义的精诚团结精神。比如说,在新冠肺炎疫情在世界范围内肆虐时,各国政府和国际组织应当从全人类健康利益的方面着想,履行维护人类卫生健康共同体和人类命运共同体的义务,确保各国家间共同抗疫的合作和向其提供救人于水火之中的疫苗资源和承担参与全球监测和备灾、救灾的国际主义援助义务,各国政府还应制定预防和控制传染病爆发和防范在世界范围内的大流行,应当为相关的公共卫生医疗机构提供指导和实施计划,在公共卫生健康资源方面提供财政、技术和必要的国际主义援助,包括对病原体进行诊断、治疗和疫苗的研究、开发工作等等。这些援助还应该包括协助政府和卫生管理部门提高公共卫生应对能力和加强应对传染病危害的公共卫生保健系统建设。

三、实践应用与使命

现代社会,公共健康与公共卫生问题之所以被人们关注并进入学者开展应用伦理学研究的视野,原因在于随着人类关于维护生命健康的意识和价值取向越来越趋向多元化,公共卫生实践领域同时也遭遇到和出现了各种各样的道德冲突和伦理悖论,迫使主要研究和解决伦理冲突的应用伦理学理论必须进行研判和决断。公共卫生健康伦理研究理论既然是公共卫生实践的反思成果,必然有责任将理论应用于公共卫生实践,针对各种具体实践问题和现实存在的困境做出价值评价和伦理回应,以完成保护、促进、推进国家和人群健康安全的伦理使命。可以说,是公共卫生实践问题领域的宽度和难度,决定了公共卫生健康的伦理研究领域的广度和深度。

(一) 内在使命：建构伦理学分支学科

公共卫生健康伦理研究的内容和所承担的使命主要是解决公共卫生与健康领域存在的伦理问题和开展道德原则规范的建设行动,而承担和体现这一使命的公共卫生健康伦理研究的道德知识内容和伦理评价体系,应当将其系统化并架构成为一门新的应用伦理学的分支学科。

应当说,公共卫生健康伦理研究的缘起,主要原因是在现代社会,特别是进入 21 世纪以来,全球公共卫生实践领域传染病疫情频繁爆发,人口老年化导致的慢性疾病逐渐增加以及各种安全事故频繁发生,由此引发了人们对公共卫生健康和生命安全问题的关注,产生了各种各样的有关维护健康的新认识和日益严重的伦理冲突问题。如何统一人们的道德意识和解决伦理冲突? 正因为问题的存在和解决问题的需要,决定了把人类道德问题作为自己研究对象的伦理学可以发挥应有的作用,特别是可以将其作为应用伦理学分支学科部分的公共卫生健康伦理学需要承担这一使命,解决活动在公共卫生领域的政府、公共卫生机构和专业技术人员、全体社会成员中存在的为维护公共卫生健康"应当选择做什么"的实质性伦理问题,以及为建构公共卫生健康伦理学的新学科"应该如何做"的程序性伦理问题,通过具体的应用学科建设和卫生健康具体问题和矛盾的解决,实现国家与全民健康。

将公共卫生健康伦理学作为一门学科建设而开展应用性的伦理研究,首先应当考虑的前提是有必要明确其自身理论是否具有独立的系统性的话语体系,使之成为有别于其他应用伦理学分支学科的新学科定位。而且这一问题十分重要,因为它直接关系到公共卫生健康伦理学的学科建设方向。对此,伦理学界应当在把握公共卫生与健康的伦理关系基础上,进一步明确公共卫生健康这一核心概念的内涵,并且围绕这一核心概念提出应用于公共卫生实践领域的一系列道德原则和规范,以解决公共卫生与健康伦理的研究与学科建设的理论科学性与逻辑性关联问题。

根据学界总结出来的应用伦理分支学科建设的经验,公共卫生健康伦理学的学科体系框架搭建应当重视四个环节:一是从维护社会或共同体的公共卫生健康利益的角度,发现并确定公共卫生实践中遭遇到的并且可视为公共卫生健康伦理的核心范畴和主题;二是基于在公共卫生实践领域所发现问题进行深刻的伦理反思,在此基础上进一步提出相关的理论和用于指导公共卫生实践的伦理原则;三是将公共卫生与健康伦理研究的成果进行综合并形成相对独立的伦理话语体系,使之逻辑而有序地转化为实施公共卫生与健康管理的组织战略和公共卫生政策;四是为实现公共卫生健康伦理的价值目标而开展建构具有新时代特点的公共卫生健康伦理学科体系的积极行动。而在上述诸环节中,公共卫生实践中所呈现的公共健康伦理价值观的诉求,应当是既不能脱离传统价值观理论资源的支持,又不能脱离围绕共同关注的社会现实问题而寻找出有效答案。在其公共卫生实践提出的问题和伦理学解决问题的过程中,不断分析、概括和确定并不断总结理论研究的经验和努力丰富自身学科建设的内容,最终完成建构新的一门应用伦理学科的使命。

(二) 外在使命：服务于公共卫生实践

1. 评价和指导公共卫生实践

公共卫生健康的伦理研究既关系到一个国家公共卫生环境状态和生态平衡,也关系到一个社会整体公共健康状况的改善和人群健康素质的提升。通过研讨和确立社会成员所应奉行的公共卫生健康伦理原则和道德规范,并将这些有益于卫生环境建设的伦理原则和规范运用到公共卫生实践运行和需要解决的伦理冲突中,为促进公众健康,预防疾病,降低人口患病率和死亡率提供最优的公共卫生健康伦理支持。在威胁人群健康的疾病到来之前能够制定和落实合理有效的预防风险危机的政策以“防患于未然”,当不可阻止的突发公共卫生事件或危机降临时,公共卫生健康伦理能够做出正确而有效的应急预警。公共卫生健康的伦理研究还要努力寻求和建立一种既维护社会成员间的卫生健康公平又有良好运行效率的公共卫生健康伦理体系。特别是当社会发展到一定阶段,在公共卫生健康资源有限和存在对其分配有失公平正义的情况下,能够促使社会建立公平的公共卫生健康资源供给机制和出台有效可行的符合伦理原则的政策,以满足全体社会成员的健康需求和实现人人参与共享健康成果的战略目标。

公共卫生健康伦理在解决公共卫生实践领域存在的各种伦理问题方面起着重要的方法论和指示器作用。不可否认,公共卫生实践领域总会存在着充满困惑和难以找到解决问题答案的现象,此时既有的公共卫生健康伦理研究成果就像一张航船导航图,生活在公共卫生实践中的人们可以借此知道自己在哪里并遇到了什么样的问题,如果知道了自己在哪里迷路,就会通过这一张图找到走出迷津、解决问题的方向。公共卫生健康伦理研究的成果可能无法做到给予任何处在不同伦理困境的人们准确无误的答案,却能够起到一个方向指示器的作用,为其提供分析问题所需要的理论框架和解决问题的价值选择。如在公共卫生健康资源分配领域的伦理冲突中，人们比较看重社会的公共卫生健康资源供给水平和自己所能获得健康资源利益量上的多与少，在健康意识和心理上也能接受社会提供的公共卫生条件和医疗保健服务，但是在现实生活中，这种对维护健康的心理关注程度更多的是社会对公共卫生健康资源产品和服务分配是否公正、公平，从中反映出来的是公共卫生健康资源分配领域中不仅是资源分配本身问题，更是充满着各种人的心理冲突问题和价值判断与选择上的矛盾。就此而言，一个社会具有什么样的公共卫生健康资源的分配方式和制度安排，总是与公共卫生健康的伦理价值观取向的选择发生联系，意味着公共健康与公共卫生的伦理任务之一，是为社会成员在公共卫生实践的活动领域提供符合时代要求的具有公平正义的伦理价值观。

2. 伦理分析政府的卫生政策

公共卫生健康伦理研究的作用，是为政府在公共卫生健康资源分配制度体系的政策制定方面提供基本的价值分析和道德判断。一般说来，现代国家政体下的政府在制定公共政策时，总会受到各种不同群体的健康利益和价值观念的影响，存在着各种伦理价值取向选择上的矛盾和冲突。如在公共卫生健康管理领域，政府作为公共卫生机构和维护全体社会成员健康利益的总代表，在对公共卫生健康资源分配问题及其相关事项上做出必要决策时，因为需要平衡不同健康利益群体的健康利益，无法做到保证为社会各健康利益群体获得满足健康利益的卫生资源条件。更多的时候，是各健康利益群体都因对公平公正的伦理价值内涵理解偏差而对政府的公共卫生健康政策在认识上产生抵触情绪，或者为此而反对政府政策的实施或在落实政策上不作为。这就需要公共卫生健康伦理对政府的公共卫生政策进行必要的价值分析和伦理辩护，需要为政府的公共卫生政策实施开展必要的健康促进教育，使各健康利益群体和政府一道承担公共卫生与健康供给的利益与风险。一旦在公共卫生领域出现难以预料的新的疾病流行和发生公共卫生危机，乃至于对现行公共卫生健康政策及其公众已接受了的伦理道德关系产生冲击时，需要公共卫生健康伦理通过对政府公共卫生健康政策中所涉及的公平、正义、权利、责任和义务等伦理问题进行及时反思，从而为政府提供适应公共卫生健康环境变化的符合时代要求的伦理评估框架，保证政府的公共卫生健康政策的调整方向和制定的新政策更为符合公众的健康利益需要。以有利于增强政府的公共卫生健康政策的说服力，从而使公共卫生健康伦理的研究成果在政府的科学决策和公共卫生实践领域发挥重要的作用。

3. 调解公共卫生健康的利益冲突

调节社会各健康利益群体之间的矛盾和冲突,保证公共卫生健康资源合理利用和健康利益分配的公平公正,是国家公共卫生健康制度体系和政府公共卫生健康政策的重要使命,可是政府在健康治理上普遍面对的实际情形是,公共卫生健康资源供给有限而无法实现满足全体社会成员日益增长的健康保健需要,决定了在公共卫生健康领域会存在许多健康利益关系的矛盾和伦理冲突的必然性。比如当严重的传染病大流行,爆发公共卫生危机时,因为应对传染病疫情的需要,政府必然选择限制某些被认为是危险人群自由的措施,如实施强制隔离手段以希望能有效阻断病毒传播链条,克服传染病在人群中蔓延的风险。不可怀疑,政府采取这些强制措施在伦理上是正当的,但是也会造成在公众与政府、感染者与被感染者,已被检测出来的感染者与未被检测出来感染者之间的伦理紧张关系。因为对传染病患者采取隔离措施必然限定甚至是剥夺了当事人行动自由的权利,由此产生患者个体的医学治疗与群体的公共卫生预防、政府的公开疫情信息与保护个人健康信息隐私之间的冲突,一当出现这种情形,就需要公共卫生健康伦理的价值分析与原则规范发挥作用,帮助那些处在特殊情境中的行为主体服从于公共卫生健康的伦理要求和履行道德义务。由此说,公共卫生健康伦理可以为缓解公共卫生实践领域存在的各种伦理冲突,提供必要的有价值意义的伦理判断和平衡健康利益主体的健康利益关系提供参考。

4. 明确公共卫生健康伦理和道德规范

在公共卫生健康领域,政府为履行公共卫生健康管理的职能,必然需要公共卫生健康伦理研究主体为公共卫生机构及其专业技术人员提供必须坚守的价值观和伦理原则及其所应奉行的道德规范。

公共卫生健康伦理的任务与使命之一,是发挥对公共卫生实践活动的价值评价和伦理反思作用,为政府及其公共卫生健康组织和公共服务机构提供必要的伦理和道德原则支持。帮助政府在制定具有可行性的公共卫生健康政策,开展公共卫生健康设施的基础建设,维系生态平衡和应对严重的公共卫生危机,进行公平公正的基本公共卫生服务,普及健康教育以提升公民健康素质等方面,承担道德责任和发挥工具性价值作用。公共卫生健康伦理也可以为公共卫生专业人员提供所应奉行的职业道德规范。

公共卫生健康伦理具有培育民众形成公共卫生健康道德意识的功能,是一种诉诸公共卫生健康道德意识并努力在多元价值体系中寻求核心的公共健康价值的道德规范体系。这是由于人们在公共卫生健康领域从事活动,应当意识到每个人的生命健康维护都得依靠社会健康合作体系的支持,在维护健康的活动中需要相互理解、关心和自觉承担维护公共卫生健康环境的道德责任。美国的雷蒙德·埃居(Raymond S. Edge)、兰德尔·格罗夫斯(John Randall Groves)博士在其合著的《卫生保健伦理学》一书中,就特别强调公共卫生保健伦理在公共生活中的重要性,把公共卫生保健行业比喻成为在一个社区里的健康公共用地,认为所有的医务人员因为都在使用这块公共用地,所以必须对其负有维系和保护的责任。他们认为在脱离公共卫生健康伦理规范制约的情境下,把这块公共卫生健康保健用地看作是某些医务人员个人的责任是不可想象的,也是不明智的,原因在于"提供社区服务的义务不是少数人的,而是多数人的。在这块社区公共地上劳动是我们的特权,维护这块用地以使我们可以下次再来是我们的义务。当我们最终离开这块土地时,让这块土地保持肥沃,因此后来者可以代替我们继续在这上面劳动。没有什么比不合乎伦理的行为对这块公用地的损害更大了"。①

5. 促进伦理审查委员会建设

现代社会,随着生物工程和医学科学技术突飞猛进的发展,人们对生态环境和健康权利问题愈加重视,公共卫生健康实践领域出现越来越多的具有伦理冲突性质的健康和人性尊严问题,如健康促进与健康教育、公共卫生危机与健康风险因素控制、公共卫生健康资源分配、流行病学研究等诸多方面表现出来的矛盾和伦理冲突,这些问题的存在表明,维护生命健康主体的尊严,保护人群健康,解决这些受复杂因素影响的公共卫生和公共健康伦理问题,既需要在依法行政上强化刚性制度进行健康治理,更需要在组织体系建设上通过制定柔性的伦理审查制度予以保证。这即是说,公共卫生健康领域的涉及生物医学药物观察研究、人体试验和器官移植、医学仪器发明制造等技术应用进行的公共卫生健康行动,不能离开伦理规范的约束制约,相反,这些有组织的行动都需要以合法的、组织保证的方式,经过伦理审查委员会(Ethics Committee)和伦理审查系统的审查通过,才可以实施和运行。而伦理审查委员会的功能和对公共卫生健康的促进作用,也正体现在对涉及公共卫生健康的伦理问题明确表达意见、进行必要评估与监管、承担伦理审查的有关责任事项上。

公共卫生健康的伦理研究职能和任务之一,就是推动公共卫生健康领域的各学科、各专业的伦理审查委员会科学规范的建设工作。根据西方国

① [美]雷蒙德·埃居,约翰·兰德尔·格罗夫斯.卫生保健伦理学:临床实践指南[M].应向华,译.北京:北京大学医学出版社,2005:5.

家实行伦理审查制度和经验总结,建设科学规范的伦理审查委员会组织并不简单,如对伦理审查委员会的组织结构、审查程序和审查内容、审查评价结果等,都需要经过充分的讨论研究,使之成为可操作性的理论体系并应用于伦理委员会组织建设的实践,才能发挥伦理审查的组织保证作用。关于公共卫生健康领域的伦理委员会组织建设与审查职能工作的内容研究,其实有许多伦理规范和要求需要科学的逻辑的伦理研究求证,才能在公共卫生健康实践领域得以有效运行。以伦理审查委员会的组织结构设计为例,为了保证伦理委员会开展伦理审查行动时能坚持科学规范和公平公正的审查原则,公共卫生健康伦理特别重视各个专业领域的伦理审查委员的成分构成,强调伦理委员会应由多学科专业背景的专业人员组成,即由某一领域的专业人员、非专业人员、法律专家,以及独立于这一研究试验领域之外人员组成的独立组织,委员会的组成和一切活动不应受组织和实施者的干扰或影响。

6. 开展健康促进和健康教育行动

健康教育是通过健康传播、公共卫生干预等改变行为的手段来促进健康的系列活动与过程。健康促进则是由政府和公共卫生健康组织所承担的通过广泛社会动员和协调社会各相关部门及社区、家庭和个人的健康利益与责任关系,共同维护和促进健康的一种社会行为和战略。构建国家公共卫生健康发展战略的伦理分析理论认为,任何社会的公共卫生健康领域都存在着复杂的影响公共健康的要素,这些要素的成长与架构方式不同反过来又使增进健康的伦理认识不断变化,为提升人群整体健康素质,政府和公共卫生组织应当深入而持久地开展公共卫生健康教育和促进行动。

在健康促进上,公共卫生健康伦理研究的一部分任务就是通过伦理分析和评价行动,调动和激发起全体社会成员对公共卫生健康事业的关注度和积极参与的热情。一个社会所存在的公共卫生健康资源作为一种具有广泛需求属性的公共产品,要求社会成员积极参与公共卫生健康环境建设与创造,尽量克服公共卫生健康资源供给不足给需要人群带来的影响,避免公共卫生健康领域"公地悲剧"①的发生。公共卫生健康伦理重视政府和公共卫生组织承担起对于全体社会成员健康教育的价值作用,强调政府和公共卫生健康组织开展健康教育,促使公民养成卫生健康的生活方式和健康价值观,实现健康促进的国家发展战略。

---

① "公共悲剧"一词是美国学者哈丁在《科学》杂志上发表了一篇题为《公地的悲剧》的文章提出来的。其意思是:当资源或财产有许多拥有者,他们每一个人都有权使用资源,但没有人有权阻止他人使用,由此导致资源的过度使用,即为"公地悲剧"。如草场过度放牧、海洋过度捕捞等。

第二章 公共卫生健康伦理基础

公共卫生健康的伦理研究必须以道德哲学作为基础的理论支撑。公共卫生健康的伦理冲突本来是基于公共卫生实践领域遭遇解决生命健康问题障碍时在认识上的矛盾体现,其思想认识的基础源于长期以来理论界存在的后果论、道义论与德性论的争论,从中反映出来的是功利主义、自由主义、社群主义和家长主义等各种理论冲突和对立。进入21世纪的"新健康伦理"和"大健康"时代,人们在思想领域将传统的伦理思想成果与现代的民主权利新观念相结合,逐渐在公共卫生健康领域产生了"权利与善"伦理主题上的新认识和新思想,这些伦理学研究者的理论成果虽然来源不同,却可成为公共卫生健康伦理研究重要的理论基础资源。

一、后果论、道义论、德性论

(一) 生物医学和生命伦理基础

作为从属于哲学的应用伦理学必须反思现实生活实践,再不断地进入到各种具体的生活情境中去发挥作用,才能体现出自己存在的价值和生命力。公共卫生健康伦理,就出自传统医学实践和医学伦理学的理论反思与有益借鉴,其中给予我们的启示是:面对影响人的健康和威胁人的生存的各种严重疾病,医学科学可以告诉我们能做什么,而医学伦理和生命伦理能告诉我们该做什么和不该做什么。

人类历史上存在的医学目的是治疗疾病,解除由病灾引起的人的生理不适和身心痛苦。经历漫长的医学实践发展过程,进入现代科技时代的医学已逐渐摆脱了古代医学的猜测看病,甚至是运用巫术和迷信神灵的医治病痛方式,进入到运用实验科学的手段和不断创新的医学技术干预手段来预防疾病的新时代。现代医学科学在利用先进的诊断检查手段不断发现新生疾病的同时,也治愈了过去医学不曾治愈的被称之为类似绝症的一些疾病,从而使现代人的人均寿命与古代人相比,得以大大地延长。但是,伴随着现代人的生活方式以及生存环境的迅速变化,影响人类健康的疾病谱系也在悄然发生变化。对于过去已然存在的许多疑难杂症和由于不良的生活方式所引起的新生疾病,虽然运用现代医疗手段可以使其得以缓解和减少痛苦,却不能有效地延迟人的衰老过程和克服传统上本不存在,或者没有发现的新疾病所带来的死亡风险,特别是对人类健康最具杀伤力的流行性传染病的肆虐,不仅威胁着个体生命的生存和生命质量,同时也威胁着整个社会的安全与稳定,频繁爆发的公共卫生危机一次次地警醒人们应当从微观的个体层面与宏观的社会层面重视和展开伦理反思。

现代医学是通过生物学手段直接解决治病救人的科学与技术的方法和具有专业系统知识的理论体系,人们有病就需要求助于医务人员,医务人员也因为有治病救人的专业技术而同患者产生了特殊的医患关系。这种特殊关系就表现在患者在就医时因为存在自己不能判断病情、医生的医疗技术水平以及预期医治效果等信息不对称问题,决定了求医者需要把自己的一些身体信息甚至是隐私告诉医务人员,以配合医务人员诊治,这意味着病人只有信任医务人员才能实现医疗疾病的目的。而且病人对医务人员的这种信任期待事实上也给医务人员施加一种特殊的道德义务,即医生的服务必须以治病为中心,必须把就诊者的健康利益放在首位,"医者仁心"的职业道德要求医务人员必须以此为做人之本并与自己掌握的治病医术相结合,从中收获患者对自己积极的道德评价和信任。基于这一认识,传统的医学伦理是以对医务人员与病人之间的关系(医患关系)、医务人员之间的关系(同行同业关系)的职业伦理研究作为自己的首要任务,为此而提出关于医学伦理的基本原则和规范的道德理论。由此可知,传统的医学伦理即是医务人员必须奉行的职业道德规范。

进入 20 世纪中叶以后,由于受到工业和科技革命发展浪潮的冲击,新兴生物医学技术得到突飞猛进的发展并被广泛地应用于医疗实践,特别是一些重大新生物技术的突破,包括试管婴儿、基因技术、器官移植等生物医学技术、精神卫生和行为问题分析等新问题的出现,开始引发越来越多的涉及病人、医务人员之间的价值观念与利益冲突的伦理难题,人们开始把注意力从原来只是解决医疗疾病层面医患关系的医学伦理学转移到探究患者的医疗权利与自主性等问题上,这样,以尊重人的生命健康权为重点的生命伦理学开始逐步走向医疗卫生服务领域的伦理评价前台。

生命伦理学的产生突破了医学伦理学只关注医疗层面医患关系的局

限性,扩展和延伸了医学伦理的研究范围和深度,在寻求人的生命健康自由和自主方面,将捍卫和维护人的生命尊严作为自己研究和讨论的逻辑起点和价值取向,从多重角度在医疗卫生实践领域提出了用于协调伦理困境的伦理原则并在应用伦理学领域为自己赢得了一席之地。应当说,传统的医学伦理的目标是救死扶伤,治病救人,由此决定了医学作为一种充满道德哲学情感的"仁术"职业,需要作为从业主体的医生必须遵守医学的职业道德规范而确立了医学伦理在协调医患关系上的重要作用。而生命伦理学更是进一步从本质上提升了对一种医生职业道德规范的伦理评价功能。尽管这种评价功能对医患关系的伦理调节有限,或者说"道德哲学不像数学、物理学那样会给我们的道德问题以确切答案,但它有助于我们澄清问题、有助于我们做出一致的决定和符合伦理原则的选择、有助于我们相互沟通,它还能够使我们形成异议并知晓为什么会存在异议"。①

生命伦理和医学伦理的根本问题在于医学科学选择什么样的道德哲学的理论作为自己核心价值体系的理论基础。如果从历史的角度总结工业化社会以来西方伦理思想界不同派别的理论,可以看出有三种道德哲学的主流观点在影响着医学伦理和生命伦理的价值取向选择。

1. 后果论

伦理学领域的后果论也称功利论、效益论,后果论作为功利主义的一种评价行为形式,是一种以行为后果或利益为"好"或"正当"的作为道德标准的伦理学说,即以测定和比较不同后果的定性定量方法,以及选择正确的行为以实现最大的产出结果,这一强调行为后果与效益的理论也常常被说成是目的论。传统医学领域存在的后果论是以医学活动实践主体(医护人员)所产生的道德行为后果作为评价行为和确定医学职业道德规范的一种医学伦理理论,其所强调的伦理价值观和形成医学道德规范的目的是调整医患之间的健康与经济利益关系,以使医学道德行为取得好的行为结果。

在道德哲学领域,人们通常将后果论分成行为后果论与规则后果论两个部分。所谓行为后果论,是说判断实践主体(当事人)道德与否的根据不是其行为是否做到按规则做事,而是根据主体(当事人)在具体做事能否取得结果最优,只要带来的结果是好的,也就可以认定其行为是道德的。规则后果论则相反,主要依据实践主体(当事人)是否按已经制定出来的被认为是好的规则做事,就可以得出其行为是否道德的价值判断。

---

① 史军.权利与善:公共健康的伦理研究[M].北京:中国社会科学出版社,2010:9—10.

近代伦理思想史上，英国哲学家边沁（Bentham）和密尔（Mill）被认为是坚持后果论观点的最为重要的代表人物。现实生活中，人们从事某种活动或产生某种行为，总会有活动或行为动机与效果之分且需要二者的统一，但是实际在好多时候二者又不是统一的，而当出现这种情形时该如何对其进行道德评价？对此，边沁和密尔的基本主张是追求主体行为所产生的效率和结果的最大化，而不必考虑作为主体的行为动机，或者说不需要关注主体的思想动机是否纯洁端正，而只要产生好的结果或效率就可以获得被认可的道德评价。

由于动机是指向人的内在的心理世界，效果或结果的产生则是现实的客观事物，这就导致在公共卫生健康的实践领域，重视效用和结果的后果论者在道德评价上往往滑向功利主义的追求大多数人利益和幸福一边，认为人们做出道德正确性选择的正是那些能给大多数人所带来的最大利益的行为。举例来说，当2020年暴发的新冠肺炎疫情在欧洲蔓延，有些国家的政府为此而制定禁足的政策令时，英国的辛格（Peter Singer）博士提出了关于控制疫情的政府施行禁足政策和具体限制措施正确与否的道德判断方法。他的基本看法是面对严重的疫情，政府实行严苛的禁足措施令虽然动机是好的，但是效果却不一定好，措施带来的结果可能会影响经济发展，从而给人群造成更大伤害。这是因为尽管新冠肺炎会夺去许多人的生命，可是禁足措施的大范围和长时间的实行也会造成大量人群的失业，使其陷入经济贫困的境地和带来健康损害。所以一项限制令仅仅从人的预期寿命可能性来考虑控制疫情问题就过于简单了。恰当的权衡方式应当是考虑在政府实行不同措施之下人们的安康和满意程度的结果。辛格在文章中指出："在决定如何应对COVID-19或者任何其他系统性风险时，我们都可以选择一种符合原则的方式来权衡在其他方式下难以比较的诸多考虑……基于此信息，我们就可以将禁足产生的代价与其增加的活下来的人们的安康进行比较了。"①

后果论重视解决和处理问题的结果是有利还是有害，或者利大于害还是害大于利的价值选择论，其实质体现的是一种不问动机，只求善大于恶结果的功利主义的伦理观。"功利原则十分严格地指出，我们做一件事情所寻求的，总的说来，就是善（或利）超过恶（或害）的可能最大余额（或者恶

---

① Singer P. & Plant M. "When Will the Pandemic Cure Be Worse Than The Disease?" https://www.project syndicate.org/commentary/when-will-lockdowns-be worse-than-covid19-by-peter-singer-and-michael plant-2020-04.

超过善的最小差额)"①重视后果论的功利主义者在从事行动前往往对行动的预期效果进行各种权衡比较,甚至计算不作为不行动的后果。如果他们认为最终得到不划算的结果,那么宁愿选择放弃也不会去做赔本的买卖。因此在伦理上,为了最大化一个人或一个人群的健康与幸福,甚至为预防其他人损害自身利益而采取的有可能伤害他人的行动也是正当的,可以给予伦理支持。道德哲学领域存在的这一观点因为具有普遍的个人主义和明显的利己主义色彩而受到批评,事实上也存在采取行动时的困难,比如只考虑社会总效益的财富增长而忽视不同群体成员之间的不平等和不公正,最终会影响社会最大多数人的最大幸福的实现。

2. 道义论

道义论也称义务论、动机论,是关于道德义务和责任(这些义务和责任是绝对的)的理论,也是一种在伦理上重视人的动机,立足于人们根本和长远利益,而不是从个体的利益选择行动而提出的伦理规则以及当这些规则发生冲突时判定应该做什么的方法。道义论的核心价值追求是人的行为的正当性。与后果论的观点不同,持道义论观点的伦理学家认为道德上应当采取的具体行动或行动准则的正当性不是由行为的后果所决定的,而是由这一行为或这种行为准则的自身固有特点和内在性质,即动机意识的正确与否决定的。道义论者认为只要人从事行为的动机是善的,那么即使出现"好心办坏事"的结果,这个行为仍然是道德的,值得肯定。英国哲学家弗兰克认为道义论者"除了行为或规则效果的善恶之外,还有其他可以使一个行为或规则成为正当的或应该遵循的理由,这就是行为本身的某些特征,而不是它所实现的价值"。②在哲学伦理学研究领域,长期以来,坚持道义论立场并使自己的观点影响深远的主要代表人物是著名的德国哲学家伊努曼尔·康德(Immanuel Kant),现代社会最具代表性的人物则是坚持自由主义价值观的美国伦理学家罗尔斯(Rawls)。

道义论可分为行为道义论和规则道义论。行为道义论的观点是人的行为不需要有什么来自外部规则的硬性约束,只要这一行为本身是正当的,即可明确认为是合乎道德要求的。德国哲学家康德就是行为道义论的维护者,他认为道德源自人的理性而不是经验,不是来自人性或所处环境,而是来自纯粹的哲学思辨和推理。认为"如果自身幸福的原则被当作意志

---

① [美]弗兰克.善的求索[M].沈阳:辽宁出版社,1987:73.
② [美]弗兰克.善的求索[M].沈阳:辽宁出版社,1987:31.

的规定根据,那么这正好是与德性原则相矛盾的"。①康德为此而提出"人是目的"这个在伦理学界产生极大影响力的道德命题,认为一个人的行为要具有道德的内涵,其行为必然出自内心对义务的坚持,而不仅仅是出自被动选择的合乎道德要求的义务。所以,人必须为此而尽义务,而不能从中考虑什么利益、快乐、成功等那些外在约束因素。康德一再坚持这一适用于所有人、所有时代和所有情况的具有价值意义的真理即是道德领域存在的"绝对命令"。由此认为人在内心世界产生的追求道德行为的动机即是人的善良意志,这种善良意志不是主体因为快乐、幸福和功利而"善",而是因为其自身关于善的绝对命令的存在而形成的道德的"善"。康德提出这一普遍适用的道德命题是一条"绝对的"行为原则,"我们必须总是把他人当作目的来对待,而不仅仅是手段"。他认为人的尊严来自这种道德能力和天然的权利,因而不论何时都不允许对个人权利产生任何形式的侵犯,因为人是目的,而不仅仅是实现他人目的的手段。

在伦理学界,美国伦理学家罗尔斯曾提出被人们称之为"作为公平的正义"(justice as fairness)的具有道义论内涵的命题,这一命题在核心内容上基本继承了康德的"理性个人"观点,然而表现出来的却是一种将追求社会公正(公平正义)作为核心价值的规则义务论。在罗尔斯看来,当代社会应当建立一种最适合道德基础的新理论体系,那就是公平正义原则。因为公平正义才是社会的首要价值,是决定和判断一个社会制度性质的首要标准。如果一个社会的伦理价值体系不给公平正义以首要地位,"缺少某种统一有关正义与非正义意见的标准,个人要有效地协调他们的计划以保证坚持那些相互有利的安排显然就会困难得多"。②

在追随康德的道义论思想并使其伦理思想继续前行的路上,罗尔斯自认为是康德主义者,然而进一步比较分析两人的道义论观点,会发现康德对道义论的价值目标追求是人"在任何时候都不应把自己和他人仅仅当作工具,而应该永远看作自身就是目的"③的目的性研究。而罗尔斯伦理研究所追求的价值目标则是力求建立一个由正义原则有效调节的公平正义社会,二种理论有着价值目标选择上的差异。不过,从研究内涵趋同性来说,罗尔斯在强调人具有合理追求善念的道德能力和自由的观点时,确实是在借用康德强调的"人是目的"的理论作为自己的公平正义理论的佐证,

① [德]康德.实践理性批判[M].邓晓芒,译.北京:人民出版社,2003:46.
② [美]罗尔斯.正义论[M].何怀宏,译.北京:中国社会科学出版社,1988:395.
③ [德]康德.道德形而上学原理[M].上海:上海人民出版社,2002:52.

以求进一步推出自己提出的在现代社会使人的道德生活得以成立的平等自由原则和前提条件（平等的自由原则），使之建成一个公平正义的理想社会的理论。就其坚守道义论的价值观来说，罗尔斯与康德的观点虽然有些许差异，但在总体上确实有着趋同的伦理属性。

3. 德性论

德性论也称美德论、品德论。德性伦理学在传统伦理学研究领域探讨问题的重点是在公共活动空间里，人"应该成为什么样的人"，从而与探讨"人应该如何行动"并论证或说明行为合理性的规范伦理学区别开来。特别值得注意的是，自 20 世纪中叶起，"德性"伦理问题因为在化解后果论与道义论冲突中起到了伦理平衡作用，以至于广受伦理学者的关注而成为公共伦理问题研究的热门话题，且使自己在伦理学理论研究领域具有独特的地位。

在伦理研究领域，后果论与道义论两种对立的观点碰撞曾对德性论产生起到了重要的影响作用。后果论和道义论在解决人的行为道德性问题上，虽然在一些方面都提出了令人信服的可以为其进行辩护的理由，但是这些理论也在其对立和冲突中暴露出来各自的缺陷，以至于无法完美地提供一种在所有情境下都能够适用于伦理决策的可接受的理论。如果进行社会实践考查，就会发现面对现实问题，人们很少碰到不考虑价值与利益就做出决策的人，也很少会碰到不参考任何伦理原则就做出决策的情形，特别是对那些超越了人们运用道义论，或者后果论进行价值决策范围的特殊伦理困境，更需要人们用新的伦理理论来克服后果论与道义论理论中的不足。基于这种考虑，一些伦理研究者们试图选择德性伦理来突破这一伦理困境。

什么是德性论？德性论主要研究和说明做人应该具备的品格、品德或道德品质的道德理论。德性论在道德上告诉人什么是道德上的完人以及如何成为道德上完美的人，如我国传统的儒家文化中所强调的仁、义、礼、智、信或温、良、恭、俭、让五德，或者西方文化所强调的爱、同情、耐心、细心、谦虚、谨慎、无私、无畏、诚实、正派等美德。德性论面对道德问题，试图将伦理研究的重心不是放在一个特定行为本身去进行推理，而是力求在人的内心深处去寻求解决问题的答案，即寻求和塑造一个好人所应当拥有的诚实、正义、勇气、宽容、富有仁爱之心等美德品格，使之产生符合道德规范要求的行动。

在伦理思想史上，古希腊哲学家亚里士多德最早提出了德性论的思想，他在《尼各马科伦理学》一书中指出人的德性应当是作为主体存在的最高的道德思想:"我们甚至可以说一个不因做了高贵行为而感到高兴的人根本就不是一个好人。如果一个人不因自己的公正行为而高兴,则没有人会认为这个人是公正的;如果一个人不因自己慷慨的行动而高兴,那么没有人会认为这个人是慷慨的,以此类推。"①显然,亚里士多德的基本观点是强调人在做事时,不仅仅有正确的行为是重要的,同样重要的是一个人有成为好人、做出正确行为的性格倾向、动机和特性。亚里士多德为此从个人具有"至善"德性开始,进而建构起来有关德性论的思想体系。在他看来,人们强调的"万物向善"倾向具体体现为人在从事各种活动时的"一切技术,一切研究以及一切实践和选择,都以某种善为目标"。②德性的内容说到底,就是人对善的追求和获得。由于人在行动时,其所产生行为的目的在于追求善行,这就要通过后天的培养,以逐渐产生获得德性的能力。

在人类思想认识史上,善良从来就被人们看作是做人的一种美德,而且在事实上,人类追求向善德性的愿望也从来没有停止过,直至现代社会,依然有许多伦理思想家在继承亚里士多德的德性论衣钵并力求发展这一伦理思想,如著名的伦理学家麦金太尔(Alasdair MacIntyre)就特别强调德性在完善一个人美德方面的重要性,他认为:"美德是一种获得性的人类品质,对它的拥有与践行使我们能够获得那些内在于实践的利益,而缺乏这种品质就会严重地妨碍我们获得任何诸如此类的利益。"③在他看来,人有美德的品质是好的,但是美德作为个体的一种理想观念追求,需要从外部思想力量的教育与影响途径来获得。人们只有经过长期的社会实践影响,而且通过艰苦的磨炼,逐渐形成自觉的行为习惯并将其内化为自律性的内心信念,才能真正转化为人的美德。

从伦理学视角认识和分析德性伦理学,坚持亚里士多德的德性伦理思想的麦金泰尔也有自己的独立见解,认为传统的德性伦理与"规则主义伦理学之下的美德理论有着实质的区别,理解它们之间区别的一个要点就在于,规则主义伦理学的论述中完全没有实践智慧的位置,即便规则主义伦理学开始重视美德理论,比如后果论会从好结果的角度来肯定美德。然而,从有美德的实践活动取得的好结果反过来论证美德,这根本就错失了

---

① [古希腊]亚里士多德.尼各马科伦理学[M].苗力田,译.北京:中国社会科学出版社,1991:13.

② [古希腊]亚里士多德.尼各马科伦理学[M].苗力田,译.北京:中国社会科学出版社,1991:15.

③ [美]麦金太尔.追寻美德[M].宋继杰,译.南京:译林出版社,2011:242.

实践活动的要义,其实是一种本末倒置"。①在麦金泰尔看来,从亚里士多德以来的这种重视人的道德修养的德性论主要强调的是人的主观世界的内在作用,他所强调的是人的内心世界才决定了个体做或不做某种行为,因而德性论的重点是个体自我约束的自律。而且这种自我的道德自律因为超越于既有的外部道德规范和制度的约束,特别是在遇到特殊情境,在原有的外部规范、制度不起作用时,由于此时自我行动决定主要取决于行动者自身所具有的实践智慧和只有依照自己确定的道德价值取向去行动,决定了发挥道德主体自觉自愿的行动作用才是解决德性问题的关键,而作为外部制约的道德规范因为强调从外部方面来规范个体行动,致使在个体遇到特殊情境时,难以发挥个体的主观能动作用。

人类伦理思想史上最初产生的德性论是受医学职业伦理规范要求的启发而产生的。早期的西方医学职业奉行"希波克拉底誓言"规则体系,其中特别强调医生遵守职业道德操守的重要价值。我国传统的医学也特别看重"医乃仁术"的职业道德属性,历代医家都认为成为一个名医,除了应有好的医疗技术外,还应具有仁慈和爱心,尊重患者人格和不欺骗的道德品质。现代社会,医务工作者在医学和公共卫生领域同样担负着维护人们健康,预防和诊治疾病的任务。在医疗活动中,医疗效果不但与医疗技术、医疗设备直接相关,而且与医师的职业道德直接相关,职业的特殊性质要求医师必须具有高尚的职业道德,这些都意味着医学不可放弃对德性伦理的追求。

在对德性伦理重要性的认识问题上,当代社会有些学者将其视为可以解决后果论与道义论伦理缺陷的伦理学观点有一定的合理性,但是德性论也有自身的不足,比如说,当我们意识到后果论只看到人的理性计算自私本性,而无视于人的德性存在至善追求是有问题的话,那么同样存在的问题是德性论只把一个人的主观意志品质与信念当成自己行动的指南,坚信拥有它即是善行。这在实践中可以实现的真实性和可靠性也是值得怀疑的。这是因为究其原因可知,"美德伦理学似乎对伦理的讨论增加了一个很重要的范畴,但是并没有提供全部的答案。美德伦理学指导我们首先成为一个有同情心、令人尊敬和值得信赖的生命,它提醒了我们在基于行为的伦理理论中经常忽视的一些重要方面。不过,即使善良、令人尊敬、富有同情心的生命经常也不知道怎么做才是正确的"。②

---

① 刘佳宝.新冠肺炎疫情背景下对规则主义伦理学的反思[J].学习与探索,2020(9).

② [美]雷蒙德·埃居,约翰·兰德尔·格罗夫斯.卫生保健伦理学:临床实践指南[M].应向华,译.北京:北京大学医学出版社,2005:43.

(二) 公共卫生健康的伦理基础

公共卫生健康伦理学属于应用伦理学的一个分支学科,其所产生的原因是公共卫生健康领域存在着诸多的伦理冲突与矛盾,需要伦理学通过价值分析评估,依据建构起来的道德原则和规范要求予以解决,由此产生了因为研究对象和解决方式不同所带来的从生物医学伦理到生命伦理,再到公共卫生健康伦理的历史演进现象。

1. 伦理研究基础的挑战

传统的生物医学、或者生命伦理学的一个重要特点就是将道德指向与个体生命有关的分析与评价上,其重点关注的对象是个体与个体之间的道德关系,如医生与病人之间的健康与利益之间的道德关系。由于它们从诞生时起就存在其所要求的道德原则游离于人群整体的道德需求之外的现象,而将注意力主要集中在由技术应用所带来的医生治疗、医学实验研究与患者之间的个体道德关系问题,并将自己解决问题的任务定位在反映社会对医学的需求、为医学的发展导向、为符合道德的医学行为辩护问题上,意味着从生命伦理学产生时起,这一伦理学科建构的基础"是一种把个人主义推向极致的理论,它要最大限度地保障个人自由"①的重视个体行为的伦理价值观。概而言之,即是指"在过去的几十年里,生命伦理学家突出地强调个人权利和利益之于集体利益的优先性。例如,生命伦理学的核心话语体系中,关于自主、隐私与自由的观念都暗示个人有权利免受政府的干预。生命伦理学对个人权利的推崇与当代政治哲学对自由的珍视是分不开的"。②

就其研究问题的方法论方面说,生命伦理学说体系的形成,最早与哲学研究中所使用的理论分析方法有关。在哲学研究历史上,较为引人注目的分析哲学一段时期之所以形成并有市场,与当时处在科技革命时代的背景有着密切联系。哲学分析方法曾在当时广泛应用于不同的科学研究领域,其所形成的理论不仅只有信息交流和概念分析,也包括后来发展起来的事实(案例)分析、价值分析,以及对事物推理论证的逻辑分析。而当时兴起的生命伦理学在研究医学领域存在的多元价值和多元文化之间矛盾和冲突问题时,即接受并应用分析哲学这种研究方法,即面对具体伦理冲突时主要解决的问题是应该做什么,不应该做什么和如何拒绝做,而不是

---

① 韩立新.环境伦理学是应用伦理学吗[J].河北学刊,2005(1).

② 史军.权利与善:公共健康的伦理研究[M].北京:中国社会科学出版社,2010:27.

匆忙致力于建构某种理论研究的体系。如今看来,生命伦理学的这种为解决具体问题而采取的分析研究方法比较符合医学科学历史发展的逻辑,也在一定程度上为后来的公共卫生健康伦理方法研究提供了重要的可资借鉴和反思的范本。

进入全球兴起科技革命浪潮时代,伴随着医学科学技术的进步和快速发展、公共卫生实践领域的扩大与公共卫生健康理论研究的深入,人们逐渐认识到传统的生物医学伦理学和生命伦理学所要面对的,其实是一个过去不曾遭遇的广泛而复杂的公共卫生与健康的新领域,在这个领域里,需要应用伦理学进行价值判断与伦理辩护和解决的伦理前沿困境问题如此之多,以至于完全超出了原来生命医学伦理学研究和需要解决的医学问题范围和对其进行伦理评价的能力。特别是进入 20 世纪末叶后,人们主要面对的已是范围广泛、存在众多问题的公共卫生健康危机的挑战,如因HIV/AIDS(人类免疫系统性缺陷的艾滋病)出现而产生的在全世界范围内流行的传染病危机。此时从医学伦理脱胎而来的生命伦理学研究已经落后于时代,还停留在偏重于维护个人权利的价值追求,而没有进入关注人口与社会取向上的监督和改善人口健康、增进社会福利和社会公正的价值规范设计与实施阶段,因而也就无法真正为公共卫生健康的伦理研究提供有效的伦理分析方法和伦理价值原则。由此而生的结果是,囿于价值取向个体性的先天设计缺陷,"生命伦理学除了陷入争吵之外,对提出适当的公共健康对策毫无帮助"。[①]

现代社会的公共卫生已成为政府公共卫生健康政策制定和落实行动最为活跃的领域,其政策研究的主角也不是医院里的医生和病人,而是维护公共卫生健康利益的政府。由此,公共卫生健康政策的分析、研究和制定行动成为一项宏大的社会系统工程,常常需要医疗、预防两大系统密切结合、部门协同和广泛的社区参与才可完成。以此背景分析公共卫生健康伦理,不难发现虽然它与传统的生命医学伦理学还有着紧密的联系,但是,已与关注个人或者医患关系的传统医学伦理有了较大的不同,其研究领域完全超越了传统医学伦理的边界,所要关注的是人口群体的公共卫生健康领域,所要解决的健康问题和伦理冲突事实上发生了根本性的变化。正如伦理学家邱仁宗所认识的那样:"医学伦理学往往强调病人个人利益,尤其是知情同意、自主选择、隐私等的重要性,然而并不强调伙伴关系、公

---

① Nancy E. Kass. Public Health Ethics: From Foundations ang Frameworks to Justice and Global Public Health. Journal of Law, Medicine & Ethics, 2004.32(2):234.

民的权利和义务、社区等重要的价值。作为社会的一个成员,我们有义务保护和维护社区的健康和安全不受威胁。因此,公共卫生伦理学与医学伦理学在许多方面是不同的,例如公共卫生以人群为基础的视角与医学以病人为中心的视角有所不同,公共卫生伦理学也不仅仅是人群中每一个个人利益的集合,在公共卫生中必须赋予公共利益以重要的伦理地位,在一定条件下个人利益应该服从于人群的集体利益。"①显然,适应时代发展的需要,现代社会最为应当重视的正是对公共卫生健康伦理问题的研究。

2. 伦理冲突对健康促进的影响

传统医学伦理中所存在的后果论、道义论与德性论的矛盾和冲突,在公共卫生健康的伦理研究领域同样有所反映,亦需要对其进行价值分析并以此作为公共卫生健康伦理研究的基础理论组成部分。

后果论和道义论在价值追求上,服务于维护社会秩序和提升人的道德素质的公共领域,两者各从所需,后果论的观点多与人们所追求的物质利益需要有关,而道义论的观点多与人们内心世界所追求的心理需要、精神需要发生联系。如果评价人们在社会公共生活中的道德关系,以及道德生活在其伦理学中所处的地位,可以认为后果论与道义论作为规范伦理学理论具有同等价值和意义,而从建构或形成维护一定道德关系和规范的伦理途径看,后果论的选择更多的是从外显的效益成果作为进路,而道义论选择更多的是从人内心世界的正义成长为内部进路,两种观点各自有着价值合理性的一面,又存在着矛盾的一面。

如今在应用伦理研究领域,人们评价后果论与道义论之争的是非时,大多认为其争论本身具有其伦理价值的发现功能,特别是争论过程中所激发出来的理论成果对深化伦理研究有着重要的影响作用,如以伦理学中的为维护人的生命健康而产生的不伤害原则为例,作为后果论的代表人物密尔在他的《论自由》一书中评述道义论所强调的这一原则时说:"任何人的行为,只有涉及他人的那部分才须对社会负责,在仅涉及本人的那部分,他的独立性在权利上则是绝对的。"②显然,密尔所强调的不伤害原则的本意是民众及其组织为了自保可以合法地干涉任何一个个体的行动,即从消极的角度防止这个个体对他人的危害。因为任何人的行为,只要涉及他人的那部分就必须要对社会负责。而从政府这一方来说,不过是对个人行使其

---

① 邱仁宗.公共卫生伦理学与传染病控制中的伦理问题[A].曾光.中国公共卫生与健康新思维[C].北京:人民出版社,2006.226.

② [英]约翰·密尔.论自由[M].许宝骙,译.北京:商务印书馆,2008:10—11.

强制权力时必须要有一个存在区分"涉他与涉己"的政府行为合法性的限度,只有个人存在"涉他行为"的才属于政府干预的领域。然而,如果把密尔的这种后果论价值判断的界限用于现代医疗卫生实践,就会发现医疗实践有不可避免的"涉他行为"风险和伤害情形,如输血后引起的并发症,器官移植后的人体免疫排斥反应,用药过程中药物的副作用,对流行性传染病的干预所需要限制部分人行动自由等,公共卫生和医疗实践中要想做到完全的不伤害是不可能的。那么该如何解决这一矛盾? 如果要求当事人遵照不伤害原则来从事救死扶伤的医疗行动,那么就会使当事人陷入个人决策的伦理困境,这也意味着密尔为强调不伤害原则所提出的前提不过是脱离事实的一种虚构的设想,从中反证出政府公权力介入和干预对个人"涉己行为"的合理性与必然性。

在公共卫生健康领域,政府进行健康治理过程中经常存在后果论与道义论之间的伦理冲突,而在解决这一冲突和矛盾时,政府往往倾向于接受后果论的价值选项,如政府在制定公共卫生健康政策时,应当有对传统的道义论予以认同,道义论以社会群体的健康利益分配的公平、公正为伦理考量目标,其所关注的重心更多是道德主体之间的健康利益公平分配和合理安排。这些本应成为政府制定利益公平的公共卫生健康政策的伦理依据,但是实际发生的情形是,政府作为公共卫生健康政策的制定者,通常会强调为公众健康福利服务的政策重要性。公共卫生健康伦理研究的公共健康目标也要求政府制定的公共卫生健康政策能最大限度地体现出民众对公共卫生健康利益追求的满足。因为公共卫生健康资源具有服务于公众的公共产品属性,所以在其伦理价值选择上,必然会重视后果论所强调的追求大多数人健康与幸福的价值追求目标,开展具有效率保证的预防突发严重的公共卫生事件的健康促进行动,等等。决定了政府制定和实施公共卫生健康政策,多是将增进大多数人的健康效益作为优先的价值选项。

道义论和后果论对公共卫生健康伦理有理论支持作用,然而,当这二种伦理观存在冲突时,又容易形成对政府的公共卫生政策在伦理力度上支持不足的情形,此时就需要将德性论引入政府的政策中发挥补充作用。这是因为德性论可以把政府的公共行为视为具有德性的公共主体人格来认识,就要求政府在公共卫生健康层面,如监测和增进人口健康措施的制定与实施、制定公共卫生健康政策、促进或抑制社会健康发展的结构等,努力为人们的行动确立德性责任伦理和具有道德自律精神的道德规范,这就是说:"公共健康伦理并非一个简单的问题,反映出健康保健专业人士、普通公民、代表他们的社群,以及自称公共健康伦理学家的人们在公共健康领域本身发现的多重维度和不同的相互联结。"①

公共卫生健康伦理的本质就是一种体现德性的责任伦理,而在责任伦理中,行为主体对责任的坚守必然体现在道德自律,即实现理性的自我约束上,由此需要德性伦理的理论为其提供有力的支持。如面对传染病疫情,医护人员直接服务于患者,公共卫生专业人员在传染病的调查、检测与预防中,会遇到被传染的风险,这就需要他们有职业操守和服务于人民健康的献身精神,从而彰显出人格的道德风貌和伟大力量。

二、自由主义、社群主义、家长主义

后果论、道义论和德性论三种不同的伦理学派之间存在歧见,其实是在每一观点背后,都有不同的伦理思想体系作为支撑的缘故。在包括功利主义、自由主义、社群主义、平等主义、共同体主义在内的各种政治与伦理思想体系中,自由主义伦理思想的重点是对个人自由和权利的积极支持和维护,社群主义重视的价值本原是社会群体的地位和关系,家长主义则认为社会的强制管理存在着实践需要和管理主体行动的动机效果统一问题。总体上说,各种伦理学说阐释的观点虽有差异,却对政府的社会治理及民众公共生活的维护有程度不同的积极作用,只是因为囿于自身存在的理论缺陷,各自难以形成战胜对方的绝对优势,于是在其伦理理论的发展和完善过程中,多种观点相互对立和融合,产生某一派别的伦理观点演化成各门人文社会学科需要深入讨论的新的议题。

(一) 西方伦理思想与学派

1. 自由主义

当代西方社会伦理研究领域存在的各种主义与思潮中,可以认为没有一种学派或思想体系能够像自由主义那样备受争议,学者们从不同角度研究自由主义,选择站队,形成复杂组合的或支持,或反对的阵容。如果重点从伦理研究的视角看自由主义,那么在西方伦理文化思潮背景下它究竟是一种什么样的思想体系呢?

---

① Douglas L. Weed and Robert E. McKeown: Science and Social Responsibility in Public Health, Environmental Health Perspectives, Volume 111, Number 14, November 2003, p.1804.

自由主义思潮一般被人们理解为近代资本主义社会兴起与发展的产物,是伴随着欧洲社会现代化的进程,其讨论研究的内涵不断丰富且存在复杂的主义和流派,其中既有传统自由主义,又有政治的、经济的新自由主义,也有社会的、伦理的、社会的自由主义和哲学自由主义。早期的自由主义者,包括大卫·休谟(David Hume)和亚当·斯密(Adam Smith)等政治与经济人物,以及伊曼努尔·康德(德语:Immanuel Kant)等西方社会不同发展时期的哲学家在探讨个人与他人、个人与共同体的关系问题时,往往特别重视个人的存在价值与享有民主和自由权利的重要性,强调个人由于其天赋潜能而应得到全社会的重视和尊重。他们中的绝大多数人认为人类社会中只有个人的生命存在是真实的,是唯一的产生思想并成为思想自由的主体,因而个人的自由行为或行动应当由个人的思想动机(自私的或仁爱的)所支配。在个人利益与公共利益关系中,个人的利益存在是第一位的,具有利益的优先选项优势,社会利益则是从属于个人利益的存在,因而只能处在第二的位置上。在理论上,虽然他们也会认同社会是由众多个体相互发生联系而组成的,是只有维护共同利益,才会给每个成员带来利益的共同体,由此可以说共同利益具有选择的优先性。但是,他们主要强调人们组成社会的目的是为了更好地获得个人利益,因而追求个人利益才具有伦理意义上的目的优先于手段的权利。因而个人利益才是第一位的,他们中一些极端的自由主义者甚至把个人理解为可以不受任何外部条件和环境强制力量的束缚约束,可以无所顾忌地从自己的意愿出发,具有自我决定能力和权利的主体。

强调尊重个人权利的民主自由是近代西方社会主流的和基本的价值意识形态,特别是作为代表人物的约翰·罗尔斯(John Rawls)、罗伯特·诺齐克(Robert Nozick)等一些新自由主义思想家们,尽管他们在派别内部争论纷呈,但基本的价值取向和主张还是一致的,核心观点是个人的自由权利至上和具有维护的优先性。他们认为一个公正的社会不能为了普遍的共同利益而牺牲个人的权利和利益。如果政府的政策因为选择公共利益而与个人权利发生冲突时,那么不应当是个人权利让位于公共利益,恰恰相反,政府应当对个人权利予以保证并给予优先地位。他们认为强调这种依据个人权利来规定国家目的和权限的价值理念,正是一种自主性道德观的体现,因为无数个人权利的集合可以规定政府管理的内容和管理权力的民主性,由此可以概括这种观点的价值选项是"权利优先于善"。正如当代美国哲学家诺齐克在自己所著的《无政府、国家和乌托邦》一书中所说的那样:"在我们中间不可能发生任何道德平衡行动,不存在任何为了导向一种较大的总体社会性善而把人的价值看得比我们生活中的某一个人的价值更重。不存在任何为他人而牺牲我们中的一些人的正当牺牲。这是一个根本性的观念,即不同的个人有着相互分离的生活,所以任何人都不可能为他人而遭受牺牲,这一根本性观念奠定了道德方面约束之存在的基础。"①新自由主义代表人物约翰·罗尔斯在《正义论》中强调正义是所有价值领域中的最高价值和首要价值,最高价值是在说明它为价值理论提供了一种最为优越的证明形式,首要价值则是它充分表达了自身在道德价值领域的优先性。罗尔斯强调:"每个人都享有一种建立在正义基础之上的不可侵犯性,即使是作为整体的社会福利也不能压倒这种不可侵犯性。"②

强调政府在民众追求个人幸福权利中保持中立性也是新自由主义思想体系的一个重要特征,自由主义者认为个人所追求美好生活的理想本是一种有价值意义的目标追求,可是这种追求是个人自主权利的运用,因而需要自我承担责任和后果,而国家和政府不需要承担实现个人所追求的美好生活的理想的事。在此问题上国家和政府需要做的事情,只是在各种主体的道德理想观念之间保持中立,既不是促进也不是阻碍人们对自己未来生活的向往,更不能迫使公民服从于国家和政府设计的理想和价值目标选择。比如新自由主义者尼尔·贝尔的观点就是"国家应避免告诉公民什么是有价值的生活"。③对于公民来说,只要他的行为没有侵犯他人的权利,纵使其行为违背了绝大多数人的愿望,国家也不得实施强制的干预措施。美国另一自由主义者雷兹在其所著的《自由的道德》一书中提出国家坚持自由主义中立原则的框架:一是政府不能对个人选择的生活方式作出价值评判,比如评价某些人所选择的生活方式一定会比另一些人所选择的生活方式有价值或没有价值;二是政府在涉及影响人们的生活目标观念追求方面必须是保持一种中立的不偏不倚立场。④自由主义思想家们所坚持的这种态度表明,国家和政府只能以维护个人的自由为目的而无权干涉个人的自由,它要求国家只是为各种利益追求者提供一个活动的舞台,并在不同的生活理想观念追求中保持一定的张力和平衡,而不是将政府的意志强加给民众,用提倡一种国家发展目标的观念来压抑民众对自己生活理想选择

---

① 万俊人.现代西方伦理学史:下卷[M].北京:北京大学出版社,1992:736.

② Rawls, John. A Theory of Justice[M]. Cambrideg, Mass: The Belknap Press of Harvard University Press, 1971:3.

③ Daniel Bell. Communitarianiem and its Critics[M]. New York: Oxford University Press, 1993:8.

④ 愈可平.政府:不应当做什么,应当做什么——自由主义与社群主义的最新争论[J].政治学研究,1998(1).

的自由。

自由主义思想曾在历史上有一段辉煌并占据绝对统治地位的时期,特别是这一思想阵营中的集大成者罗尔斯在1971年出版《正义论》后,自由主义思想影响力在20世纪70年代达到顶峰。罗尔斯应当说是一个站在自由主义立场上坚持权利(Right)优先于善(Good)的义务论伦理观的政治哲学家、伦理学家,其理论的核心观点是"公正(正义)是社会的首要价值",而共同体的使命就是要确立公民的基本权利和义务、划分由社会合作产生的利益和负担。罗尔斯强调,他要探索并为社会基本结构的设计确立一个合理的原则,即希望人与人之间达到一种事实上平等的正义原则。他在自己所著的《正义论》中,从社会合作必须合乎正义的理念出发,提出政府制定的公共政策必须坚持两个原则:第一原则是每个人对与其他人所拥有的最广泛的基本自由体系相容的类似自由体系都应有一种平等的权利,第二原则是社会的经济的不平等应当这样安排,使它们被合理地期望适合于每一个人的利益,并且其地位和职务向所有人开放。①罗尔斯认为,他所提出的或者说是创设出来的两个正义原则在社会实践领域具有可操作性,公民可以通过一种被认为是参与的所有人在不知自身利益的状况下,即处在"无知之幕"状态下,因为参与活动而获得,而这两个原则的公共实践应用,会在价值上形成公平、正义取向的结果。

罗尔斯的公平正义理论在伦理学界已被公认为是新自由主义最著名、最典型的伦理价值理论,而且广为传播并产生强大的理论影响力。然而这一具有理想化特点的理论并不是无懈可击。事实上,自《正义论》问世后,就受到了来自内部的一些自由主义者的批评与外部各家学派的挑战。特别值得说明的是,正是因为有了对自由主义的集中攻击目标,才使得这些从事各种理论研究的学者们尽管其出发点各异,对罗尔斯的正义理论认识、支持和反对的角度不同,最终多选择站在与自由主义对立的社群主义阵营内,且因此而形成建立在"共同体"基础上的新的理论体系。

2. 社群主义

在西方文化影响下的意识形态领域,自由主义并不是一枝独秀,观点各不相同的理论派别在同自由主义的激烈争论中,也在努力争取自己在理论研究领域的一席之地,特别是社群主义逐渐成长,已经成为制衡自由主义和以后发展成为新自由主义理论派别的一支重要力量。

---

① ［美］约翰·罗尔斯.正义论(修订版)［M］.何怀宏,等,译.北京:中国社会科学出版社,2009.175—187.

社群主义作为西方政治哲学的一个重要流派，是在对新自由主义思想批判性回应的过程中逐步形成的。在坚持社群主义观点的庞大阵营中，其主要代表人物有阿拉斯戴尔·麦金太尔（MacIntyre. A.）、查尔斯·泰勒（Taylor, C.）、迈克·沃尔泽（Walzer, M.）、迈克尔·J·桑德尔（Michael J. Sandel）、丹尼尔·贝尔（Daniel Bell）、埃齐欧尼（Amitai Etzioni）等一些在伦理研究领域有重要影响力的学者。社群主义研究的理论范围十分广泛，而且不同的社群主义者意见也不完全一致，甚至差异大的对于自己究竟属于什么社群也各有说辞。总体上说，社群主义所表现出来的主要理论观点是：重视和强调社群或共同体组织是为了追求最大和最高的道德利益目标而组建起来的人类团体或紧密联系的人类群体关系。这种把社群视为中心组成的以利益关系为纽带的联合可以包括人们选择完整的生活方式，特别关注于人群整体的利益，社群成员重视和能够理解关心好的公民与好的社群之间的重要关系，在价值观上重视共同体权利选择的优先性。特别值得关注的是90年代以后的新生代社群主义者，他们对已往抽象的哲学理论已不感兴趣，相反，把注意力主要集中在社会存在的各种难以解决的现实问题上，如人群生态环境中的婚姻家庭分裂程度、社区治安与校园暴力的清除、环境污染与生态危机的尽量避免、坚持打击毒品泛滥与促进公共健康安全等等。

社群主义是以批判自由主义的挑战者形象发展起来的政治哲学流派，主要针对自由主义的重视个人自由权利的思想倾向及其对社会秩序的消极影响作用展开批判。他们认为历史上那些"强调个人自由原则的思想家们认为自由的价值在于是通过不断地发现和尝试，会给人类带来可能的幸福生活的方式，因而，自由事实上会成为社会进步的必要条件"①的观点是错误的，而且这种观点极容易误导人们的价值观念，如功利主义的重要代表人物密尔在其理论中强调，政府作为对民众服务的机构，有责任向民众提供他们无法为自己有效提供的服务，而人们可自由地选择使用由政府提供给他们的服务，这意味着政府不应替代民众做决定或强制民众服务政府的决定，即使这个决定对于民众有好处和带来福利。针对这种自由主义的极具迷惑力的观点，社群主义者重视和强调坚持"共同利益"对每个社会成员所带来的益处。既然个人生活在社群之中，社群给予个人以共同价值的满足，也就意味着社群整体是作为拥有共同利益而为全体社会成员所认同和享有的实体，那么个人的利益就应统一于全社会的共同利益的追求之

----

① ［英］约翰·密尔.论自由［M］.许宝骙，译.北京：商务印书馆，1998：91.

中。基于这种观点,坚持社群主义观点的思想家们强调政府和公共组织实施的对个人权利与自由的限制和干预行动是具有合理性的道德选择,其出发点和目的既有维护社会整体利益之意,同时也是为了个人健康和自由权利的真正实现。如在公共卫生领域,政府实施的对吸毒者强制戒毒、禁止卖淫嫖娼,和在发生传染病流行危机时为防止感染而实行强制隔离和接种疫苗等政府实行的措施,就不仅仅是为了保护社会整体利益,也是为了保护包括个人利益在内的整体利益。

社群主义认为在一个意识形态领域存在各种复杂的思想观点并出现相互碰撞的时代里,有必要重新探讨自由主义所坚持的"公民人文主义或公民共和主义"①的自由价值理念是否正确,并试图通过恢复古老的维护共同体传统来克服当代社会一些自由主义者所倡导的个人主义和为出现"精致的利己主义"现象叫好的倾向,由此构成了在西方社会处于权威地位的自由主义价值观的有力挑战,同时也推动了社群主义思想的广泛传播和深入发展。

现代西方社会,社群主义阵营中在对自由主义观点的认识和价值判断上尽管各有说辞,但在基本观点和目标上总体还是一致的。社群主义的代表人物桑德尔说过:"八十年代末,许多政治哲学家都从这样一个问题开始研究:这就是正义是否与善的考量分离出来。"②值得注意的是,同样是在社群主义同自由主义论战中,由于一些过去坚持社群主义的理论中部分出现了新的观点,开始转向强调个人利益与社会整体利益具有一致性,如在公共卫生危机发生时,政府出台对个人健康和自由权利的限制与干预政策,不仅是为了全社会的整体利益,而且也是为了被限制与干预对象的利益实现和安全保护的需要。就这一点上说,意味着社群主义的有些观点已经逐渐转化为具有家长主义内涵的新的价值观诉求。

3. 家长主义

家长主义又称为父爱主义,父权主义。一般是指关于政府或个人为了避免他人可能受到的利益伤害而对他人行为进行干预的理论。著名的伦理学家彼切姆(Beauchamp)曾将家长主义理解为"一个人的自主被迫其他人的有意限制,即限制他人自主的人的行为因其对被限制人的帮助而被证明为正当的"③伦理学观点。

---

①　应奇.从自由主义到后自由主义[N].北京:生活・读书・新知三联书店,2003:11.

②　Sandel Michael. Liberalism and the Limits of Justice[M]. Cambridge:Cambridge University Press. 1982:186.

③　Tom L. Beauchamp. Paternalism A. in Stephen Garrard Post(ed). Encyclopedia of Bioethics[C]. 3rd edition. New York:Thomson Gale press. 2004. 1984.

上述自由主义与社群主义的争论中,自由主义批评社群主义强制干涉个人自由而压抑民主,容易走向权威垄断的家长主义或者父爱主义之路。社群主义对此并未完全否认,只是认为看某种行为是否是"善"。而这个"善"主要不是"手段善",而是"目的善"和"结果善"。社群主义者承认政府管理者有限制他人自主现象和侵犯当事人自由权利的倾向,但是认为这种强制性干预具有必要性,这个必要性的标志就是干预主体实施干预行动的目的是为防止当事人的自我伤害,即这种干预能为当事人带来利益或好处。举例来说,美国各州对于骑乘摩托车时是否需要配戴头盔的规定各有不同,早年有些州政府为了减少发生摩托车事故而制定了强制摩托车手戴头盔的法律。最初制定这一"头盔法"时,反对者强调人有自我服装穿戴自由选择的权利,他们认为"头盔法"的实行是在剥夺他们的自由权,因此不断掀起反对"头盔法"的示威游行,从而迫使许多州取消了"头盔法"。后来,一些"头盔法"拥护者又找出许多证据,证明因为"头盔法"被取消,增加了摩托车事故死亡率和伤害率的严重后果。最终,使得这一对当事人具有强制作用却可为其带来益处的"头盔法"得以通过。

社群主义与家长主义在寻求"善"的结果方面,其观点比较接近。由此可知,反对家长主义者们在思想倾向上实际坚持的是一种与社群主义论战中的个人权利优先于公共利益的自由主义伦理观。这种伦理观认为个人权利和自由是不需要他人为自己做决定的自主权利,人们不应以他人和社会的好恶标准来评价和判别自己行为选择的对错是非。这是因为个人的行为选择是需要自己承担责任的自主权利,只要这种行为选择没有伤害他人或者社会利益,法律就没有必要动用强制力予以限制。如英国法学家哈特所指出的:"一种行为如果不幸引起他人不快,而这只是因为他自己的观念信仰使然,那么不能因为有人不快而对那种行为进行惩罚。如果要对那些引起此种苦恼的人们进行惩罚,也就等于仅仅因为有人反对他们的所作所为而对他们施以惩罚;那么,唯一能与此种功利主义原则的扩展共存的自由,只能是去做那些从来没有人会认真反对的事情。这种自由很明显是毫无意义的。"①从哈特这句话所强调的基本观点可以看出,他认为社会在处理人们的道德关系上,除非个人在行使权利时侵害了他人权利与公共利益,否则不能把维护公共利益的理由和意图强加给个人,因为这样做的结果会伤害人的自由权利,最终不利于维护整体的公共利益。

与具有自由主义倾向的观点不同,遵从家长主义价值取向的伦理观点

---

① [英]约翰·斯图亚特·穆勒.功利主义[M].叶建新,译.中国台湾:九州出版社,2007:41.

认为,对于个人来说,未必在任何情况下都知道什么是自己的最大利益和如何采取行动才有利于自己和他人。囿于个体智力水平限制与信息障碍问题的存在,个人的理性总是有限的。比如说,人们总是希望自己能获得幸福,但是更多人生活的现实图景是自己并不总是能看清幸福的真谛和找到收获幸福的途径。何况在生活实践中,事实上任何人在从事活动时,都存在着不可预知的风险,如因驾车不系安全带和醉酒驾车而引发交通事故,因传染病疫情发生时违反政府限制出行和社交场合必须戴口罩的措施而造成传染病的扩散,等等,如果类似问题一旦发生,那么结果是受伤害的可能不只是自己,而是包括自己在内的人群整体。从中可以看出,在现实的公共生活领域,特别是公共卫生实践领域,因为行为当事人自主能力不足与责任意识的有限,决定了政府有采取公共卫生健康干预措施的必要。

强调坚持家长主义的危机和风险的干预伦理观认为,通过限制个人不当行为以预防当事人和他人免受伤害的家长主义干预行为在伦理上具有可以得到辩护的正当理由。但是,为了防止家长主义权利的不当使用或者滥用,需要强调其干预手段使用必须坚持有利的原则,即家长主义干预必须是主要和真正为了当事人自身的利益。而且家长主义干预还要考虑会给当事人的自主带来一定侵害的必然性,必须尽量做到侵害最小和成本最低,即干预给当事人所带来的利益必须大于干预给当事人造成的侵害。著名的伦理学者丘卓斯认为:"当一个政策侵害个人隐私时,他们应该寻求侵害最小的选择方案;当它泄露个人秘密时,他们应该仅仅公布为了实现目标而必需的信息的种类和数量。"①

在同家长主义的争论中,许多强调自由主义原则的学者们看重对个体自由权利的保护,但是与历史上思想领域存在的强调绝对自由的无政府主义者不同,他们明白不受限制的个人自由权利在现实社会生活中是不存在的,因为在公共社会生活中,如果每个都有无限自由的人汇聚一起行动,那就必然会使人与人之间产生行使自由权利时的冲突,最终会导致个人自由权的丧失,所以他们中更多的人承认社会用制度强制或约束个人自由是必要的,但在其中必须有一个限定界限,这个界限就是当一个人的行动会伤害他人时,就需要政府和法律去制止或惩罚这种行动,以使这个人不再拥有"可能伤害他人自由"的自由权利,其实这正是伦理上所说的确定"不伤害"原则的实质。正如密尔在《论自由》一书中所说:"人类之所以有理有权

---

① J. F. Childress, R. R. Faden, Ruth D. Gaare, et al. Public Health Ethics: Mapping the Terrain[J]. Journal of Law, Medicine & Ethics, 2002, 30(2):173.

可以个别地或者集体地对其中任何分子的行动自由进行干涉,唯一的目的只是自我防卫,这就是说,对于文明群体中的任一成员,所以能够用一种权力以反其意志而不失为正当,唯一的目的只是要防止对他人的危害。"①

(二) 健康伦理研究的资源

自由主义、社群主义和家长主义伦理争论的议题范围较为宽泛,如果分析他们各自所坚持的观点,主要是对政府管理、社会公平正义、人的自由权利等理论范畴进行的研究,其中一些具有伦理价值属性的研究成果,可以作为公共卫生健康伦理资源的一部分来源发挥其价值评估的理论基础作用。从公共卫生健康伦理学说研究体系组成的角度说,公共卫生健康伦理从生命伦理脱胎而来,必然会对生命伦理的一些价值理论有所继承。同时也需要吸收西方社会意识形态中的自由主义、社群主义、家长主义等学派提出的一些伦理观点和理论,使之成为公共卫生健康伦理的基础理论组成部分。

1. 作为伦理基础的公平正义

公共卫生健康所追求的目标就是通过公共卫生与健康环境的持续改善来逐步保障和满足人民群众的健康需求。而在这一健康目标追求过程中,如何在理论上认识和解决公共卫生健康资源在分配领域的公平正义问题,对能否实现人人参与、共建共享的健康目标有着重要的影响作用。对此,需要对西方文化语境下的自由主义与社群主义就公平正义问题的争论进行分析,从中吸收与消化那些能够增进公共卫生健康伦理的理论资源,使其发挥伦理资源的基础作用以服务于公共卫生健康的社会治理。

在西方政治与伦理思想理论研究领域,以罗尔斯为代表的坚持新自由主义观点的学者多是社会公平正义理念的坚持者,认为理想的人类社会一定是具有公平正义的自由民主制度体系的社会。然而对如何才能坚持具有普遍意义的公平正义,自由主义阵营内部的观点既不统一,也难以找到解决具体问题的伦理方法,只是选择泛泛而谈的解释一些抽象概念的方式讨论自由、平等、权利和民主制度问题。与自由主义强调公平正义的观点不同,坚持社群主义观点的学者坚持用特殊领域与具体问题来否定公平正义在社会领域普遍的现实存在,他们认为自由主义追求公平正义理想社会的理念没有什么不对,问题是人们对公平正义的认识并不统一,任何社会

---

① [英]约翰·密尔.论自由[M].许宝骙,译.北京:商务印书馆,1998:10.

的公平正义也都具有特殊性和历史性。实际上,它们只能存在于共同体的现实生活实践之中而不是人们头脑里凭空生成的理论预设。可以说,人类历史上从来就不曾存在过真正的具有普遍公平正义的社会,如果存在的话,那也只能是一种存在着各种各样的冲突且无法用一种价值尺度衡量出来的公平正义的社会。

自由主义与社群主义从维护各自奉行的思想理论体系出发,对什么是公平正义以及如何做到公平正义的伦理价值产生不同的理论认识,但在其中,也都含有科学的或者合伦理性的伦理价值成分且可以成为公共卫生健康伦理研究的理论基础。如在公共卫生健康伦理研究中,特别重视公共卫生健康资源如何实现公平分配问题,因此需要重视自由主义和平等主义所强调的公共卫生产品和服务的公平正义理论,特别是政府和公共卫生组织应当重视并吸收罗尔斯在《正义论》中提出的分配机会平等和差别平等原则的合理因素,做到在全社会基本公共卫生资源分配上的公平正义,以保证基本公共卫生服务的人群可及性,维护人人应当享有的健康福利。

2. 个体与群体的价值分析

公共卫生健康伦理需要分析个体与群体的关系问题。自由主义与社群主义关于"个体与群体"关系研究的理论,可以为公共卫生健康伦理研究提供借鉴。现代社会存在不同的社会意识形态和文化背景的伦理研究领域,该如何理解个体与群体的内涵及其相互关系? 二者之间谁更有在伦理意识选择上的优先性呢? 现代西方社会主流的意识形态通常是自由主义的重视"个体"选择理论,社群主义的理论则强调"群体"价值。如新自由主义理论重视对个体的研究,他们的观点是:人作为个体在社会里所作出的任何一种选择其本质上都是个人的选择,而且也只有个人才有权利作出选择。这是因为在由个人组成的社群中,是具体的每个个人因为存在谋求私利的动机才有意愿参与并结合成社群的,从而使群体有了存在的可能性和现实性。与自由主义的观点不同,社群主义重视人口群体对个人个体的优先性,他们认为不是因为先有独立的个体存在而后出现社群,而是因有社群的存在,才给予了生活在其中的每个成员以自我存在的认同感和理性分析能力,甚至作为个体存在的自主选择能力也是在群体中产生的。因此,人作为个体不仅不能脱离群体而存在,而是需要生活在群体环境中来实现自己存在的价值。

关于个体与群体问题的自由主义与社群主义之间的理论之争,并不存在绝对的是非对错的观点,事实上,这种来自社群主义、自由主义、功利主义、家长主义、平等主义等等不同理论观点的研讨和交锋,对于深化政治的、经济的、伦理的等等领域开展的各种理论研究都会有所裨益。就对公共卫生伦理研究来说,在如何选择公共卫生健康伦理研究的主题,如何应对公共卫生健康危机的挑战、研究构建人类卫生健康共同体和全球健康伦理等方面,这些存在异同歧见的理论和观点,一定意义上都可以转化为可供后来的研究者分析和选择并使其发挥作用的重要理论资源。比如说,公共卫生健康伦理是研究人群健康、预防疾病和维护生态环境的伦理学说,因为这一研究的目标主要是公共的群体的健康而非个体的健康,所以在理论观点上自然会倾向认同社群主义的关注群体的理论观点。但是也不会因此否定自由主义的对"个体"认识中那些具有合理成分和有价值的理论观点,只不过需要在解决公共卫生健康理论与实践具体领域的具体问题时,有所选择地总结和借鉴,为其所用罢了。

3. 伤害与国家干预的正当性

现代西方社会,随着国家公共管理职能由放任自由向强化国家干预政策的方向演变,由来已久的自由主义与家长主义理论观点之争愈发激烈。对于公共卫生健康伦理的研究有着重要的理论借鉴和启示作用。在两种观点的争论中,自由主义坚持个人行为主体性原则,认为个人有自主决定作出行为选择的权利,只要其行为不违法和符合社会的公序良俗,政府就没有必要或者在认为有必要时,实行最低限度的国家干预,以防止和减少因为干预行为给个人所带来的伤害。自由主义理论中所认可的,即是那些对个人行为行动限制和干预最少而不产生伤害的社会。家长主义的观点与自由主义不同,他们认为个人作为行为主体,本应对自己决定的行为负责,但是许多时候,他们或者不具备正确的行为能力,或者因为"个人适应性偏好"的原因,并不能保证自己作出的选择和采取的行动没有伤害自身和他人的风险,如果这种情形具有存在的普遍性,那么要求国家和政府组织对此放任不管是不现实的。相反,这正是政府所应承担的责任。如在一些重大的传染病疫情蔓延的情况下,为减少或防止传染病感染者对他人可能造成伤害的风险,政府实行强制性的干预手段对那些无证状感染者采取强制隔离措施,显然是必要的,也具有伦理上的正当性。

自由主义与家长主义在国家干预政策问题上的争论,其中含有许多伦理内涵,特别是关于个人权利维护与国家干预政策之间的伤害限度与影响力评价理论,对于公共卫生健康的伦理研究,如公共卫生危机的应急响应,政府制定的公共卫生健康干预政策等讨论议题极具启示作用。

三、伦理研究的主题

学界对公共卫生健康的伦理研究范围广泛,涉及的内容既丰富又繁杂,而且,这一研究领域还会受到公共卫生健康实践中产生的问题冲击和由此引发的伦理冲突与挑战。对此,公共卫生健康的伦理研究需要明确什么是处于中心地位的研究主题。

一般说来,人们从事任何的理论研究活动,首先需要的是对其研究领域的现状和发展趋势做出分析,确定其研究的范围并找出中心内容,即所要研究的主题。然后,围绕这一研究主题进行深入分析,研判预期达成结果。依此而论,开展公共卫生健康的伦理研究,需要而且有必要明确所要研究的主题。特别是现代社会,公共卫生健康的伦理研究领域事实上已经成为涵盖范围广泛和内容复杂的"大健康"理论研究体系,"给人的初步印象是它无所不包因而显得杂乱无章,这种无所不包的问题堆积并无助于对公共健康领域各类问题的解答,对其进行的伦理研究也由于把握不住主题而难以深入和系统。因此,要对公共健康领域进行深入和系统的伦理研究就必须从中理出一个头绪……找到贯穿公共健康领域所有伦理问题的主线或主要矛盾,将之作为公共健康伦理研究的主题"。①

(一)"权利与善"的伦理研究主题

在公共卫生健康伦理研究领域,"权利与善"是公共健康利益与个体健康权利发生冲突时需要讨论和解决的核心问题,即"权利与善"何者优先的价值选择问题可以成为公共卫生健康伦理研究的主题。

1."权利与善"关系问题不可回避

在公共卫生实践领域,存在的问题与冲突复杂多样,然而对其进行伦理分析就会发现"权利与善"关系问题不可回避,对这一问题有过深入研究的史军曾总结说:"公共健康领域的所有伦理问题都是围绕着'权利与善'的关系这一主题展开的。"②

"权利与善"关系问题不可回避,其原因在于公共卫生健康领域始终存在资源供给有限性与资源需求无限性之间的矛盾,这一问题反映到伦理学

---

① 史军.权利与善:公共健康的伦理研究[M].北京:中国社会科学出版社,2010:14.
② 史军.权利与善:公共健康的伦理研究[M].北京:中国社会科学出版社,2010:17.

的利益分配理论研究层面,必须解决资源分配的公平和优先权利问题。由于社会成员的"共同善"成为公共卫生健康利益的理论表达,个人健康权利代表的是对个人健康利益的维护,在伦理上就需要协调"共同善"与个人权利之间的矛盾和冲突。"譬如,强制隔离与个人自由的冲突,公开健康信息与保护个人隐私的冲突,强制免疫与个人健康的冲突、强制检测与个人自主的冲突,等等。"①

公共卫生健康伦理研究领域本身是一个内容繁杂而广泛的领域,涉及生活在现代社会的一切有关人群的生命健康质量,由此容易引起人们对其冲突问题的注意,甚至在政治、法律、医学、管理等一些与公共卫生健康领域有关系的学者,都会在进行理论研究的过程中注意到权利与善的紧张关系,如著名的劳伦斯·郭斯汀(Lawrence Gostin)从法律与制度的层面对权利与善的研究,乔纳森·曼恩(Jonathan Mann)从人权的视角呼吁公共健康与人权的对话,南茜·凯茜(Nancy Kass)对公共卫生健康程序、干预和政策合理性的分析工具的研究,阿玛蒂亚·森(Amartya Sen)以经济学家的视野论述公共政策对人的自由与能力的保护和提升作用,等等。而公共卫生健康的伦理研究需要在杂乱无章的问题堆中抓住主线和找出主要矛盾,将之作为开展伦理分析的主题并寻找破解困局的方法。

"权利与善"的关系问题可以成为公共卫生健康伦理研究的主题。在"权利与善"这对范畴中,权利通常是指个人权利,如自由权利;而"善"主要是指人群组成的"共同善",或者指公共利益(共同利益),两种利益都是客观存在,问题的焦点在于利益分配上,哪一方具有优先选择权,即"权利优先于善"还是"善优先于权利"才是合理的分配问题。如在公共卫生健康领域,普遍存在的伦理问题是政府和公共卫生健康组织以及个人如何认识和处理个人自由权利与公共健康利益之间的关系问题,当二者出现矛盾时,是促进公共利益的"善"还是保护公民的"个人自由权利"呢? 即"权利优先于善",还是"善优先于权利"的伦理主题选择问题。如果把这一具有争议的伦理问题放在现代西方文化意识形态的背景下,就会发现对"权利与善"的优先性问题存在各种评价观点和各种主义之争。

2. "权利与善"关系的伦理主题

在权利与善,即个体权利与共同善谁具有优先性的问题上,通常认为坚持自由主义的理论观点大都倾向于"个人权利优先于共同利益"的考虑。"自由主义作为一种思想体系,依据个人权利来规定国家的目的和权限,基

---

① 喻文德,李伦.国外的公共健康伦理研究[J].河北学刊,2001(1).

于一种自主性价值的道德观来规定政治的内容,这种以个人权利规定国家政治的观点就是'权利优先于善'……自由主义把善限于私人领域,实际上就是只承认个体善而否认客观的、绝对的共同善。"①

在"权利与善"优先选择权利的伦理讨论中,自由主义将个体自主决定和自由权利放在第一位,认为国家不应为了某种公共利益而在未经行为主体自主决定或同意情境下对其个人采取强制措施。他们强调个人的自由选择权利在本质上体现出来的是个体获取某种有价值的机会,如果行为主体能拥有某项自主权利,也就意味着能够自觉支配个人权利和享有因有自主权利而带来的利益,而且这种个体权利与个体利益不可分割,是伦理上应当受到保护的为道德所确证的利益。在他们看来,作为人的个体生命,其本身就具有应当享有的且不可剥夺的、不可转让的权利,如生命权、健康权、平等权等等。相反,一个人失去了这一权利,也就失去了做人的资格,就不再具有作为人的属性,由此决定了它对于个人以外的一切,都不可避免地具有了排他性特征。如被称为现代自由主义之父的约翰·洛克在《政府论》中所提出的观点是:"人类天生都是自由、平等和独立的,如不能得到本人的同意,不能把任何人置于这种状态之外,使受制于另一个人的政治权力。"②坚持自由主义观点的罗尔斯也主张"权利优先于善",认为政府首先应该满足个人权利的要求,再满足共同体对"善"的要求,而且在追求"善"的时候还应该接受个体权利的约束,因为每个人都具有基于正义的个人自由权利的不可侵犯性,没有理由被任何他人以公共利益优先的观点所压倒,有权追求自己的个人利益,而且这种权利的优先性就体现在自由的优先性上。

自由主义重视和强调个人权利,而且把权利看作是与个体密切联系的道德需求,在反对自由主义的社群主义者看来,这是一种不值得肯定的伦理价值观。社群主义认为作为道德权利并不是归属于个人的专利,它仍然具有社会公共性和普遍性的品格。这是因为"如果一个人拥有道德权利,那么,所有相似的个体也拥有同样的权利,而不管他们处在什么历史时段或者在那具国家的法律体系之下"。③因此,社群主义宣称:当个人权利与"共同善"发生冲突时,个人权利并没有充分的理由能证实自己就一定处于优先于"共同善"的地位上。相反,是"共同善"优先于个人权利,即使界定权利的正义原则都必须服从于"共同善",因为这个共同利益的"善"并不是

① 史军.权利与善:公共健康的伦理研究[M].北京:中国社会科学出版社,2010:60—61.
② [英]洛克.政府论,下篇[M].叶启芳,瞿菊农,译.北京:商务印书馆,1964:59.
③ 史军.权利与善:公共健康的伦理研究[M].北京:中国社会科学出版社,2010:52.

私人财产,无法为个人所特有,而是共同体共同拥有。

自由主义与社群主义围绕着"权利与善"关系问题展开激烈争论和相互批判的根本原因,在于这个议题确实是触及西方政治伦理文化核心价值观的重大课题,关系到在承认人有平等权利的同时去追求有差别的社会正义的价值目标导向。

对自由主义与社群主义之间争论的分析,其实也就是对权利与善何者优先性问题这一讨论主题的认识,事实上也构成了公共卫生健康伦理研究的重要理论基础资源。其中产生的真理性认识就是公共卫生健康伦理在解决公共卫生实践领域存在的各种伦理冲突时,既需要借鉴自由主义对个体健康权利维护的观点,也需要参考社群主义的共同善优先的理论。关键的问题是在其中寻找平衡,如生命伦理研究重点强调对个体权利与人的尊严的维护,反对对个体权利实施任何形式的侵害。而公共卫生健康的伦理研究取向,需要重点关注的是人口健康状况和公共健康目标的实现。

(二) 作为"共同善"的伦理资源

在对选择什么作为公共卫生健康伦理主题的认识上,公共卫生健康伦理虽然从生命医学伦理脱胎而来,但是与重点关注个体健康权利和承担义务的生命伦理不同,其伦理研究是公共领域,研究的出发点和目的是维护公众的公共卫生健康利益。公共卫生健康伦理研究的这一特点,决定了它容易认同和接受传统的强调维护大多数人最大福利的功利主义以及重视维护社群利益的社群主义伦理观,并且有了选择性吸收其中的一些认为可取的理论观点的必要。对公共卫生伦理有过深入研究的翟晓梅认为:"公共卫生以人群为基础的视角与临床医学以病人为中心的视角以及生物医学研究以受试者为中心的视角有所不同,在公共卫生中必须赋予公共利益重要的伦理地位,在一定条件下个人的利益应该服从于人群的集体利益,同时也要尽可能维护个体的利益和权利。"①她在这里提出的观点,所表达的本意是在强调坚持"共同善"的伦理价值观,即使从维护个人权利的角度说,也依然可以理解成为人们追求"共同善"的本原意义的体现,因为个人首先生活在社群中,他是从社群中获得个人生活目的和意义的满足,是自身在参与集体活动的过程中,从内心感受到个人与集体之间所存在的不可分离的联系,从而意识到个人与集体之间存在互相信任与合作的道德价值。

---

① 翟晓梅.公共卫生伦理学的结构和若干基本论题[J].医学与哲学,2017(38.7A).

基于以社群主义理论作为基础的"共同利益"认识和伦理价值观的选择性认同，可以对现代西方社会中的社群主义理论所倡导的"共同利益"优先于个人权利的核心价值观点进行辩证分析，而且有必要将其具有合理性成分的资源吸收和融入公共卫生健康伦理研究的主题讨论范畴。

1. 为公共卫生合理干预提供辩护

社群主义所重视的公共利益对个人权利具有优先性的伦理理论，为公共卫生健康伦理研究提供了重要的价值理论资源。社群主义在自己的理论中强调因为目的和价值存在优先于自我并能规定自我的价值存在，所以决定了个人总是需要过着一种社群的生活。此时个人的认同由对公共利益"善"的感知而构成，因此，这种道德"善"也就有了优先于公平正义的品质。在政治和经济伦理中，所谓公平正义原则是用以规范个人平等选择权益的评价尺度和理论工具，属于权利范畴。然而，权利以及界定权利的正义原则都必须建立在社群的"共同善"伦理原则基础上。公共卫生健康伦理认同社群主义的"个人权利"观点，这种权利的实质，不过是一种由法律规定的人与人之间的社会关系的体现，是一种保护个人正当利益的一种共同体的制度安排。可以说，任何的个人自主行为如果离开一定的社会规则，就无法转化为不受他人干涉的自由权利。而为了公共的、群体的利益，只要群体形成共识认为值得，就需要个体权利服从于群体或共同利益，这就是公共卫生健康伦理中的"善"。"公共理性是健康伦理的基本逻辑，它借助经验和科学研究把人类行为区分为两类。凡是有利于健康、预防和控制疾病的行为即为'健康行为'，反之则为'不健康行为'。"①基于这种认识，以维护公共卫生健康利益为使命的政府有理由从维护公共利益的角度，对个人存在的风险行为进行干预。例如隐私权是自然人享有的对其个人的与公共利益无关的个人信息、私人活动和私有领域进行支配的一种人格权利，这一权利依法受到保护，不被他人非法侵扰、知悉、搜集和利用。然而在公共场所，当个人隐私权与公共利益发生冲突时，为了维护公共秩序、公共安全和防止权利滥用的需要，基于利益权衡的对比，当公共利益的合理性大于个人隐私利益时，就会产生对个人隐私权限制的必要性。此例可以说明社群主义的核心价值观为公共卫生健康干预提供了坚实的道德基础。

2. 为公民个人权利提供实现条件

社群主义所强调的公共利益对于个人权利具有优先性的理论，即公共

---

① 韩跃红.健康伦理视域中的人性弱点与人性尊严[M].伦理学研究，2012(6).

卫生健康伦理所说的"善优先于权利"的伦理主题。这一具有积极的伦理内涵本意是寻求在"共同善"和个人权利的统一中为个人权利的行使提供实现条件,不能理解成国家用维护共同利益的名义实行对个人自由和权利的束缚和压制。在现实生活中,个人权利可以理解为个人所应得的利益、自由,以及实现所应得利益的保障条件,其中有积极的权利和消极的权利之别。所谓消极的权利通常是指那些通过个人自主选择即能实现的权利,如个人选择的居住、迁徙、通讯、出版等具有"自由"意涵的权利,这类权利不需要政府或公共组织提供帮助就可以实现。所谓积极的权利是指那些个人无法实现,只有依靠政府提供帮助和创造条件的行动才能促成个人实现的权利,如公民在接受教育、参加组织活动和工作、接受社会救济等个人权利的实现离不开外部条件。在对不同的个人权利认识中,社群主义认为保证个人积极的权利实现远比控制个人消极的权利行使重要。以保障公民个人积极的健康权来说,个人的健康权维护是重要的,但是需要社会的健康保障和创造健康条件才能实现。如传染病在社会流行时,政府制定严格控制人口自由流动和实行人际隔离管理措施是必要的,但是实行强制管制会抑制公民行动自由的消极权利,容易发生冲突。面对传染病的流行,政府采取增加投入救急的公共卫生和医疗资源供给、向人群提供更多的健康保障条件也是必要的。并且,这一为促进公民实现健康的积极权利的措施和行动会起到引导个人自主行动的意愿,由此可以减少发生矛盾冲突的风险。

3. 为公民参与公共决策提供支持

社群主义主张国家创造和满足公民实现积极权利的条件,促进公民积极参与国家的政治生活,认为这是公民个人权利实现的最为有效的途径。个人权利中重要的是个人所具有的成员资格和公民资格的权利,而这个成员和公民资格权利不能依靠公民个人自发地实现,而是通过政府号召推动下的公民积极的政治参与活动才能形成个人与共同体的认同。如果不是这样,这个成员资格"被排除在共同体的安全和福利之外,即便那些集体性分配的安全和福利,如公共卫生,对于没有成员资格的人也没有保障的位置,总是易于被驱逐"。①结果也不利于公共利益的实现。

社群主义认为公民参与社会的政治生活可以为国家建设良好的民主政治环境创造条件。将这种观点融入公共卫生健康的伦理研究和政府供

---

① [美]沃尔泽.正义诸领域:为多元主义与平等一辩[M].褚松燕,译.南京:译林出版社,2002:39.

给的公共卫生健康政策领域,比如政府制定公共卫生健康政策,对公共卫生健康资源进行合理配置时,其主导政策的价值取向是倾向于民众普遍需要的公共卫生初级保健服务,还是优先照顾或服务于社会中财富较为集中的利益集团的健康利益需要? 此时公民积极参与政府的公共卫生健康管理决策过程,因为能为自己所代表的社会群体利益发出声音,对不同利益阶层相互博弈的结果就会起到政策利益倾向不同的影响作用。实际上,公民通过参与公共卫生健康决策来表达自己的健康利益诉求,可以为促进社会的公共卫生健康公平提供有力支持。

总体来说,探讨"权利与善"能否成为公共卫生健康伦理的主题以及如何确定这一主题,应当既确认"共同善"的优先性,又重视维护个人健康的自主决定和自由权利。"权利与善"这一主题的认识路线可以为解决公共卫生健康伦理研究中存在的繁杂多重的伦理困惑提供合适而有效的线索。

第三章　公共卫生健康伦理原则

公共卫生健康伦理研究的使命是为公共卫生实践领域参与主体的行动确立道德规范或伦理标准,以对正在采取和计划采取的公共卫生行动(包括政策、规划、项目或措施)进行伦理评价或伦理审查,并且将这些道德规范或伦理标准进一步凝炼成公共卫生健康的伦理原则。使其构成评价公共卫生健康机构和专业人员在公共卫生健康方面所采取行动的伦理框架,在公共卫生实践中转化成为对不同行为主体的道德要求。

公共卫生健康伦理中具有核心价值作用的道德规范,可以成为解决公共卫生实践中所发生的伦理冲突而建构起来的伦理原则。公共卫生实践是一个广泛繁杂的领域,其所产生的道德问题和伦理冲突多样复杂,其中最重要的伦理需求,正是构建公共卫生健康的伦理原则,依此协调公共卫生实践领域存在的各种伦理冲突和矛盾。

一、伦理原则与道德规范

(一) 伦理原则、伦理冲突、选择原则

1. 伦理原则

伦理原则(Ethical Principles)在伦理学中指作为规则的基础或本源的综合性、稳定性原理和准则,是"构成一种伦理规范体系的核心的、最为基础的抽象、最具有普遍性的准则"。①是人们在实践活动中认识复杂的道德情境和出现伦理冲突时所应坚持的价值选择路线和评价人们行动是非对错的框架,也是调节群体道德关系的最基本的道德评价标准和指导准则。

伦理原则具有主体性与普遍性的特点,主体性是指人作为主体在伦理价值上具有最重要的实体地位,是判断主体道德价值关系的最终的依据和

---

① 何怀宏.伦理学是什么?〔M〕.北京:北京大学出版社,2015:95.

标准。普遍性是指原则的适用范围,这种强调道德向善的追求是面向这个社会所有人提出的要求,适用于一切场合,体现在人们社会生活的方方面面和全过程,而且这种行为要求对社会所有人是同等的,不能因人而异。道德原则的普遍性在广泛的人群范围内起着道德评价尺度和行动标准的作用,是普遍存在的道德权威地位的真实反映。例如德国哲学家康德把人心向善、推己及人的"绝对命令"看作是具有普遍性的伦理准则:"不论做什么,总应该做到使你的意志所遵循的准则永远同时能够成为一条普遍的立法原则。"①

在公共卫生实践领域,人们为什么尊重伦理原则或者依靠伦理原则行动? 原因在于伦理原则本是主体经过长期的道德实践,在经验总结的基础上所得出的一种合乎逻辑的和具有选择价值的行动意识,是一种在各种道德歧见中寻求一些基本共识结果的过程。这种在道德理论中寻求共同点的必要性来自社会本身,而寻求道德共识的迫切性则来自这个存在价值多元社会生活中产生的各种矛盾现象。由于面对不同领域和不同问题,或者是同一领域和同一个问题,人们在认识上的歧见和价值取向分化现象越来越普遍,而在寻找基本的道德共识时,又无法做到以一种价值观念战胜另一种价值观念的方法来统一认识,面对这种道德共识困境,就需要做到"首先使人们不打架,使我们大家都能活着,彼此相安无事,甚至还达到某种客观上的互补和主观上的沟通。而这种能够使我们和平共处的规则就是我们首先要寻求的道德共识"。②

显然,这种建立在寻求道德共识基础上的伦理原则虽然在规范要求上通常不预先设定任何确定的、具体的事实状态,没有规定行为主体所享有的权利和所承担的义务,更没有明确规定其行为的责任后果。但是,它可以为行为主体在开展促进公共卫生健康行动时提供其基本的道德准则和伦理评价的依据,起着指导和协调人群道德关系的作用。如在新冠疫情流行时,对于是否进行疫情管控和如何管控,不同的利益群体有不同的诉求,市场经营者期待尽快恢复营业以维持经济收入,疫情防控机构则关注如何最大限度降低公共卫生安全危机风险,为此而强调防控的重要性。如何协调不同利益、意见之间的矛盾? 哪些利益需求应该被尊重和肯定,哪些诉求需要向疫情防控作出让步和妥协? 这些都需要通过建构起具有指导性的公共卫生健康伦理原则,以为解决上述问题提供有效的答案。

---

① ［德］康德.道德形而上学原理［M］.北京:商务印书馆,1961:30.
② 何怀宏.伦理学是什么? ［M］.北京:北京大学出版社,2015:103.

2. 伦理冲突

公共卫生健康的伦理原则本是人们针对公共卫生实践中存在的问题而提出的一种解决问题的行动准则或行为标准。它是构建和维护秩序稳定的伦理评价依据。然而,反映在公共卫生实践问题领域的伦理冲突是普遍存在的,由此会使行为主体在选择上处于一种道德两难的矛盾状态。如行为主体在解决具体问题时,其选择的某一伦理原则和道德规范与另一伦理原则和道德规范发生矛盾,出现既可以对一种立场或政策主张提出赞同的论据,又可以对其提出反对论据的情形。这即是说,那些在不同伦理评价体系中得到过不同形式表达的伦理原则会在不同的道德规范和伦理评价体系中得到矛盾的解释,形成多元的复杂的伦理原则相互冲突的情形,以至于任何伦理原则都不可能成为解决具体伦理问题时发挥道德规范作用的工具。

伦理冲突其实是伦理原则在实践应用过程中的一种常态表现形式,甚至可说是伦理实践中的一个组成部分。如果分析这种存在伦理冲突普遍性的原因,不难发现应用伦理研究本就是一个有着众多学派参与其中的理论研讨与观点交流碰撞的领域。在这个成分复杂,观点多异的理论流派集聚的复杂群体中,普世主义、自由主义、社群主义、功利主义、平等主义、人道主义等等,在解释和论证、研究和讨论各种理论和伦理原则、道德规范时,常常存在紧密联系,又各自选择自己感兴趣的研究内容,寻求建构独立的伦理学体系的可能性。然而,当这些理论、原则、规范付诸具体的道德实践,需要解决同一个具体问题时,彼此之间存在的矛盾与冲突就显现出来了。由于"任何人的实际生活是处于多种利益与需求的交互网络状态中,针对定向专一的某种原则、规范在应用于具体对象时,必然会与这种呈网络状态的利益关系某一方发生矛盾和冲突"。[①]

3. 伦理原则的选择

面对公共卫生领域存在的各种关系民众健康的重大问题,政府为实现有效的公共卫生健康管理,有必要确定调解冲突和指导公共卫生实践的伦理原则。而在研究范围广泛的公共卫生健康领域如何选择确定需要坚持的伦理原则,学者们却各有不同的见解。

有种观点认为,规范伦理学通常所用的研究方法,主要是对那些抽象的伦理概念开展讨论,即习惯于诸如何种性质为善、何种选择为正确等最一般的伦理问题的研究和解释。因此,在公共卫生健康伦理研究领域选择

---

① 杜治政.有关责任伦理几个问题的认识[J].医学与哲学,2020(6).

确立伦理原则也必然需要实行简约优化的策略,即对伦理研究领域中的一些伦理观念进行充分讨论分析,去粗取精和弃繁就简,使其形成具有共识的抽象概念范畴的方式呈现出来,转化成为解决公共卫生实践问题的具有核心价值作用的伦理原则。认为这种具有功利主义的后果论追求特征的伦理原则选择策略具有能够解决复杂问题的可行性。在伦理研究领域,现实生活中存在的各种事物都脱离不了人们对其进行批判性的伦理反思,确立公共卫生健康的伦理原则这一问题也不能例外。这种观点强调,由于公共卫生健康领域的伦理道德问题与每个人的行为选择有或多或少的联系,因此需要选择确定应用范围广泛的和在评价权威性及指导主体行动时发挥作用的伦理原则。就是"任何一种最基本的道德规范或最核心的价值原则都必须在最大的范围之内拥有广泛的适用性和有效性,它必须为所有的当事人(现实的及潜在的)所接受,说得明白一些,这不能为任何当事人所反对,否则就无法作为道德而赢得普遍的认可"。①

　　传统的伦理学研究往往认同规范伦理学的确立伦理原则的方法,在伦理原则研究中选择诸如、公平、正义、自由、权利等概念和关系范畴,将其确立为某一伦理研究领域起主导作用的伦理原则。如以公共卫生健康伦理研究中以人类尊严作为主导的伦理原则的观点为例,这种观点认为维护人类尊严应当成为公共卫生健康伦理中的主导原则。其理由是伦理学说到底是研究人的学问,而个人权利是伴随着主体的出生而存在的与生俱来的,具有不可排斥的优先性,由于个人权利与公共健康的冲突是具有普遍性的伦理冲突,决定了伦理原则所规定出来的人的主体尊严不可侵犯和为此需要设定具体的伦理边界。"如何理解人类尊严作为主导原则?人类尊严是指对人的价值和地位的认可和尊重,即人应当作为'人'而被严肃地对待,不能视为器物。因为人是万物的尺度、价值的本原……人类尊严作为主导原则意味着在关于任何原则的伦理分析中,对人类尊严的尊重是一个首要的前提——首先要考虑尊重人类尊严,再考虑其他伦理价值。"②

　　对于确立具有综合的抽象的概念范畴属性的公共卫生健康伦理原则,一个值得讨论的问题是,面对现代社会存在着涉及范围广泛,产生问题复杂的公共伦理领域,我们如何能选择出来具有普遍适用性的伦理原则?如果选择的这一伦理原则过于抽象,那么人们在实践领域应用这一伦理原则解决伦理冲突时,就容易出现行为主体各随己见地进行选择性应用的问

---

① 甘绍平.应用伦理学前沿问题研究[J].南昌:江西人民出版社,2002:19.
② 喻文德.国外公共健康伦理研究的新进展[J].伦理学研究,2019(5).

题,由此内生出许多新的伦理冲突和应用伦理原则却不能解决实践问题的困境。使之伦理原则失去了适用性和有效性。如果在确定伦理原则时重视"最大范围之内拥有广泛的适用性"的要求,就需要确立具有抽象的概念性特征的伦理原则。如此而言,如何在广泛的适用性与解决问题的有效性之间确定伦理原则? 这是需要深入探讨的伦理研究方法论问题。

面对公共卫生健康领域的伦理冲突,大多数伦理学家倾向于选择社群主义的公共利益的价值取向理论,即以公共卫生健康利益原则作为主导的伦理原则。我国的公共健康伦理研究者喻文德博士就认为"社群主义才是批判个人主义的有力武器,有效地维护了公共健康,因而成为公共健康伦理的主导价值取向"。①应当说,公共卫生健康利益站在社会整体层面追求社会与个人和谐相处的伦理取向,因而有助于社会维持健康的公共伦理秩序。而且,公共卫生健康的利益原则为处理社会各利益主体之间的矛盾提供了最为明确的伦理导向。既确立了公共利益的优先地位,也对这种优先性方面设置了严格的条件,从而尽可能地保护个人利益不受随意的伤害,维系了公共利益与个人利益的平衡,从而确保了公共健康利益优先选择的道德正当性。

(二) 道德约束机制、道德规范

公共卫生健康伦理是关于公共卫生健康的道德范畴及其规范理论的抽象概括与评价体系,它在回答公共卫生健康领域存在的各种道德问题中,通过总结和抽象出来的伦理原则促进公共卫生健康的道德规范建设,特别是在促进公共卫生专业人员确立职业道德规范过程中,起着重要的理论引导和行为约束作用。而各类公共卫生健康的道德规范,则在其公共卫生实践领域发挥作用的过程中,成为公共卫生健康的伦理原则在现实生活中的具体表现形态。

1. 道德约束机制

开展公共卫生健康伦理研究,首先需要分析道德、道德规范、道德约束机制等伦理学中的一般概念。一般说来,道德是调整人与人、人与自然、人与环境以及人与社会之间关系的行为准则和规范的总和,或者说是由道德规范、道德意识、道德信念和道德行为及实施机制等构成的有机体系。而道德规范通常被理解为调整人与人之间以及个人与社会之间关系时要求人们应当遵循的行为准则。

---

① 喻文德,李伦.论公共健康伦理的主导价值取向[J].兰州学刊,2009(12).

如果进一步分析道德规范,其实作为一种特殊的社会文化现象和观念形态,是人们在道德实践生活中形成的解决道德冲突的一种形式。与同样对主体起约束作用的法律比起来,道德规范约束的作用重在主体的道德自觉,道德约束的自觉可以帮助主体约束自身形成自律,使之有效地进行外显于外的道德实践。然而,这里存在一个长期困扰人们研究的问题是,作为道德主体的人,为什么有些人会形成道德约束的自觉性,而有些人却不能? 对此疑问,一种普遍认同的说法是:这与道德主体所处的社会群体的道德约束环境有着重要关系。人们在社会生活中现实存在的道德约束的实质,其实是人与人之间所形成的相互制约和牵制的一种道德要求的反映。因为生活在群体中的每个个体,存在着一种既是遵守或违背道德约束的主体,同时又是监督他人是否受道德约束的主体的道德关系。作为道德主体的人正是在群体中自觉或不自觉选择、接受了道德规范的约束。也就是说在群体中,正是因为有更多的人遵守道德,所以才会产生有更多的人遵守道德的从众现象。相反,如果一个社会存在着越来越多的人不遵守道德的现象,那么,会使原来已有的道德规范因为遭受多数人的破坏而产生崩溃的后果。

公共卫生健康的伦理研究解决的问题之一是如何形成"共同善"的公共健康利益的道德约束机制,首先要在理论上认识的和为之辩护的,就是这个机制能对公共健康起到维护和促进作用。为此,每个社会成员都需要有优化整体生存环境的道德意识,有自觉维护和增进自己与他人的健康而尽心尽力的道德义务。而作为维护社会群体利益的政府也有责任为增进社会成员的健康利益而提供条件,以便在全社会形成调整社会经济发展与健康环境建设之间、健康道德上的个人自觉和群体促进的道德约束机制。

2. 道德规范

一般说来,一个社会道德约束机制的形成和有效运行,其需要的条件除了道德主体对这一道德规范的认同和内化为自觉行动外,还需要道德主体能够接受外部舆论监督和道德评价,即需要制度性的道德规范发挥作用以约束主体的行为。

伦理研究中的道德规范是对具体领域人际关系以及人们的行为所做出的规定。因为在公共领域所形成的道德规范本是为了满足人际交往的现实需要而产生的,所以伦理要求作为道德主体,人的任何行为都需要在一定道德规范的制约下进行,或者说,因为个人在公共领域的任何行为都会对他人产生影响,所以需要在一定的道德规范制约下从事适宜的行为,此时社会确立和形成的道德规范会对人的自由起着必要的约束作用。由此可以认为,道德规范体现出来的是一个社会约定俗成或明文规定的与公共生活、职业活动有关的道德行动的标准和规则的伦理形态。比如职业道德领域中的医德就是依据一定的医学伦理原则来调节医生医务活动的具体行为规则。公共卫生健康领域的职业道德规范就是对公共卫生专业人员的基本职业道德方面提出的要求和行为准则,它来源于公共卫生活动的实践,又服务于和指导具体公共卫生专业人员的实践活动,并在公共卫生活动中不断得到发展和进一步完善。

通过对道德规范的伦理分析,可以进一步理解道德规范与伦理原则之间的关系。道德规范和伦理原则本来都是对人的行为评价与限定的依据,但二者也存在着差异。一方面,伦理原则是道德规范产生的基础,由伦理原则可以派生出若干的道德规范要求,而且通过这些规范准则来实现其所蕴涵的伦理内容。如果说,伦理原则对道德规范具有选择性的价值导向作用的话,那么,道德规范作为一种明确规定的行为准则,需要主体在从事这一领域活动时,有必要遵守其行为准则。"对于要做什么毫无自由的裁量权。规则告诉他要做的一切……依据原则行事者具有自由的裁量权。原则虽然设定一项要求,但并没有告诉他如何满足这些要求。他必须自行决定。"①另一方面,道德规范是伦理原则的具体化或外在化的结果,是保证伦理原则得以贯彻和实现的必要手段。有些规范或规则在执行过程中一般体现为有较强的可操作性要求的特征,以至于有些较为重要的道德规范事实上已上升到有明确的法律条款的形式,以便于在实践中强制落实。

将道德规范与法律规范进行比较,一般说来,法律规范本身更多地依靠国家机器的强制力来维护,这是一种外在于人的强制手段,特别是通过对违反法律规范者实施严厉的处罚措施以制止当事人的违法行为和警示他人不再重蹈覆辙。然而"徒法不足以自行",法律因为具有强制的刚性而决定了不可能成为深入公共生活各个层面的行为规则。而道德规范是涉及道德领域的促进人的道德向善行为的规定,本质上是对人提出的一种道德倡议和要求,因而不像法律规范那样具有刚性的强制力,通常只是作为有助于指导行为主体的行动要求,激励其所坚持的职业信仰,坚守职业精神的一种内心力量,以此满足人们内心世界的职业良心、道德信念和价值观的道德需求。道德规范的这一特性使其成为法律规范效用缺余的有益

---

① A. J. M.米尔恩.人的权利和人的多样性[M].夏勇等译.北京:中国大百科全书出版社,1995:23.

补充,而且也使自身作用与法律规范作用保持了同向性。意味着法律规范内含的道德价值取向,也必须依靠道德规范的制定与实行,才能在公共生活领域真正发挥应有的作用。

二、伦理原则的提出与选择

(一) 特定原则与初始义务

1. 伦理的特定原则

应用伦理学运用各种伦理原则解决实践问题,与可以揭示和可以复制答案的自然科学问题不同,通常不能通过对外在事物发生的事实分析和证实就能找到答案,得到令人满意的处理结果。特别是在伦理原则体系内部也存在矛盾、发生冲突的情况下,经常会出现有些原则可能适用于实践,也可能不适用于实践,或者只能适用于某种实践的情形。还有一些过去已经检验并认为是有效的伦理原则,会出现遇到新的实践问题时难以发挥作用的失效现象。此时就需要选择那些能解决实践问题和有效发挥作用的伦理原则。对这种需要根据实践活动的具体情况来加以权衡的伦理价值观意识和选择原则方式,重点研究责任伦理问题的喻文德博士将其称为特定的伦理原则:"这是一种适用范围小的伦理原则,一个原则对应一种公共健康干预,我们姑且把这种原则称为特定原则。特定原则是针对某种特定情况而设立的最低限度的价值原则——他们位于价值等级的底部。"①

在出现一些特殊情境的实践领域,有时需要选择特定的伦理原则以解决实践中所遇到的难题。比如一条负载过重即将沉没的船上挤满了企盼获救逃生的人,如果人的生命权都是平等的,那么在一部分离船下水减轻负重,船上的人就加大求生获救概率的紧急关头,用什么方法决定谁应该离船下水以换取船上人的生命呢? 面对维护生命权利的伦理原则都可能因情境特殊而处于不可用的情况,德国 17 世纪的自然权利理论家普芬多夫(Pufendorf)为解决这一伦理困境所提供的方案是:可以选择通过抽签或掷硬币的所谓由命运决定的"幸运原则"办法来决定。他认为选择这种没有办法的办法的最大优点在于:"它公平地顾及了所有当事人的需求,且对牺牲者的选择不是基于人为,而是基于偶然。这种基于偶然性的决断的辅助手段,在价值选择的决策层面反映了这种悖论的起源,

---

① 喻文德.国外公共健康伦理研究的新进展[J].伦理学研究,2019(5).

因而特别适用。"①

认真分析特定的伦理原则,虽然它是人们面临特殊的实践问题所需要解决的特殊伦理原则,由此在伦理上是可以获得辩护的一个伦理原则。但是不得不说,因为这一伦理原则往往是处在特殊时期的政府进行非常规决策的产物,因而具有实施的风险性和不可挽回性。比如在新冠肺炎疫情暴发初期,一些国家出现大量危重病人需要呼吸机救助而呼吸机资源短缺的局面,那么此时谁有权决定和决定谁应该优先使用呼吸机呢? 类似这种情境,过去在公共卫生资源分配原则中常常选择"排序原则"来解决问题,但是新冠疫情中坚持"排序原则"似乎不具合理性,原因是这样做可能造成人们开始争先排队行动而使呼吸机资源进一步紧张的情形。事实上,英国在新冠疫情暴发时,有学者就提出采取替代原则策略,建议采取优先抢救预期生命长的"挽救最多的生命年"的伦理原则来解决抢救生命时所遇到的疫苗资源短缺的难题,试图采取"群体免疫"措施来放任新冠病毒对老年人的伤害,后来因为这一原则备受诟病,再加上出现疫情发展日趋严重的态势,政府面对来自越来越多的批评压力,才被迫放弃"挽救最多的生命年"和实行被动的"群体免疫"这一特定原则的提法。

2. 道德的初始义务

在公共卫生实践中可以制定和应用"特定的伦理原则",而这一伦理原则的应用又存在着风险,基于这类问题情境存在,决定了人们在公共卫生实践领域所承担的道德义务,应当是一种道德的初始义务。

如何理解道德的初始义务? 这个道德义务存在的客观原因以及产生的必要条件又是什么?

在公共卫生实践领域,当人们遇到问题需要解决时,通常会选择具有针对性的伦理原则作为指导来解决公共卫生实践领域产生的伦理冲突。因为伦理学原则的确立与应用而形成的道德规范,说到底是源于个人行为与伦理制度建设的需要,以及公共卫生事件解决过程中的所进行的逻辑分析和思考的结果。这一伦理原则的思考过程其实也是理性思考和人们对其价值分析和选择的过程。然而应当明确的是,这种源于对实践思考的伦理学原则可以说是"并不是从某一伦理学理论中推演出来的,而是从许多年来公共卫生工作的经验中概括出来的"。②由于公共卫生实践领域总会有新的问题发生,决定了为解决伦理实践问题的伦理原则和道德规范的内

---

① 杜治政.有关责任伦理几个问题的认识[J].医学与哲学,2020(6).
② 曾光.中国公共卫生与健康新思维[M].北京:人民出版社,2006:230.

容需要不断调整和修改,进而影响人们坚持伦理原则和遵守道德规范义务的接受程度和可变通性,使之具有了道德的初始义务属性。

但问题是,因为在公共卫生健康实践领域里的伦理冲突具有存在的普遍性和突发性,且在不同地点、不同时间、不同条件下伦理冲突的原因十分复杂,由此决定了根据不同的情境来解决伦理冲突时,人们所要坚持的伦理原则必然属于初始的道德义务范畴,意味着伦理原则不是提供一个什么应该做或不应该做的伦理问题的现成答案,而是提供一个框架(原则)来帮助人们对具体问题进行具体分析。至于具体衡量各种价值如何以及是否行动,只能由行为主体在公共卫生实践中自己选择和运用,而不必然是绝对的、唯一的伦理原则的选择方案。正如伦理学家邱仁宗所言:"伦理原则是利益攸关者应尽的义务,也是我们应该信守的价值,这些伦理原则构成一个评价我们行动(包括决策、立法)的伦理框架:评价的结果将是,这个行动是应该做的或有义务做的;或者这个行动是不应该做的或应该禁止做的;或者这个行动是允许做的,也允许不做。正如我们在前面说过的那样,其中每一条原则都是一项'初始'(primafacie)义务。"①

对道德的初始义务应当这样理解:初始义务可说是一种产生于具体的道德规范或准则形成之前的道德义务。因为没有道德规范的约束又需要当事人按道德规范的要求承担道德义务,所以决定了当事人只能通过个人的、制度的或作为事件的行为案例或行为场合的评估和对解决冲突的有效性进行价值判断,以便根据具体情况,弄清楚解决问题所需要的符合道德规范要求的条件,具体分析这些具体问题的解决方式和应用原则之间是否存在着相互对立或伦理冲突的成分,然后看是否可以根据这些已经考虑的问题重要程度进行排序,最终确定检验这类道德规范可以被接受的程度,或是否选择承担新的义务而使某个原来得到陈述的条件失去效用。通过综合考虑加以取舍,最终形成补充或修正的接近于合乎伦理要求的道德规范和具有可操作性的道德准则。到了这一阶段,作为道德的初始义务也就随之发生转化,成为当事人需要确定的履行规则的义务了。

(二) 提出伦理原则的条件

伦理原则作为评价人们道德行为的一种价值标准或尺度,是人们对长期的社会生活实践的经验总结和理论认识上的升华。这些伦理原则之所以能够产生,是因为它来源于社会实践,具有一定的客观属性,不能

---

① 邱仁宗,黄雯,翟晓梅.大数据技术的伦理问题[J].科学与社会,2014(1):36—48.

被认为是完全由人的主观意志所决定的评价事物的尺度。公共卫生健康的伦理原则就是这一领域问题研究的学者和实践主体，在总结实践活动所遇到的伦理问题或伦理困境的基础上，提出来的分析和解决这些问题的道德尺度和行动准则。公共卫生健康伦理原则的作用就体现在，当行为主体认识、理解和把握了这些伦理原则，就能对公共卫生实践中出现的问题较容易做出合伦理性的判断和要求实践主体做出符合道德规范要求的行为。

公共卫生实践所需要的是使这些伦理学原则更为具体化，以指导政府及其公共卫生部门专业人员的行动，但是，当这些道德要求在具体化过程中发生冲突，如在避免、预防和消除伤害、保护隐私之间出现冲突，又如何处理和协调呢？为此，研究伦理学的詹姆斯·邱卓斯等人提出解决公共卫生健康伦理问题中发生冲突的伦理分析框架，他们认为解决冲突的公共卫生健康伦理原则和道德规范的冲突必须满足为之进行伦理辩护的条件：

（1）有效性。有效性就是针对公共卫生实践中存在的具体问题提出解决问题的伦理原则，使之起到保护或促进公共卫生健康的作用。因为公共卫生实践的具体问题不同，解决问题的伦理原则也应有所不同，这就需要对已有的伦理原则进行选择，或者放弃某些特定的伦理原则，但是这种原则的选择必须以维护公共健康为目的，并保证公共健康的目的可以实现。如果很难实现这样的目标，这个政策就不能得到伦理辩护。

（2）相称性。对政府政策的价值评估必须考虑所追求的目标或结果同所产生的负担相比，获得的公共健康利益必须超过对一般道德考虑的侵犯，或者权衡每一行动后果对维护公共健康的作用大小，如果对公众健康能带来明显的利益，就是值得提出并坚持的伦理原则。

（3）必要性。因为不存在适用一切领域和解决一切问题的实现公共健康目标的伦理原则，所以要对伦理原则进行选择。尽可能寻找那些经过实践证明，或者被认为在公共卫生实践领域中具有不侵犯一般道德意识的替代伦理原则的策略，方可以使用这一伦理原则。

（4）侵犯最小。即使一项公共卫生健康政策满足了有效性、相称性和必要性三个条件，当不得不对个人权益有所限制或者侵犯时，也必须做到对个人权利的侵犯减少到最低的限度。

（5）公开理由。即实现政策的透明性，因为伦理原则普适性受到限制的原因，当政府提出的某项公共卫生政策出现可能或不得不违反某一伦理原则时，或者运用这一伦理原则会出现一定程度的伤害性后果时，政府应当对这一伦理原则制定和使用的原因和选择必要性向公众说明。①

(三) 各种伦理原则的讨论

政府制定和执行公共卫生健康政策以及规章制度条例需要伦理原则为其提供价值评价的依据和开展行动的准则规范,由此决定了伦理原则对于公共卫生和健康促进的重要作用。进一步分析这一问题,根据中国的国情,应当提出和制定含有什么内容的伦理原则呢?回顾国内伦理学界关于公共卫生健康伦理原则的讨论,基本上是在借鉴西方社会关于公共卫生健康伦理研究成果的基础上产生和发展起来的,具有西方伦理文化的痕迹比较明显。后来随着对此问题研究的深入,学者们开始逐步针对中国公共卫生领域存在的伦理问题进行讨论和回应。

综合国内外的公共卫生实践和政策,一些机构和学术研究组织对于建设公共卫生健康的伦理原则有以下几种提法:

1. 伦理实践原则的提出

在公共卫生健康事业发展较好的美国,早在十九世纪末就成立了一个名为美国公共卫生(健康)学会(American Public Health Association, APHA)的非政府、非赢利的独立研究机构,这一公共卫生服务系统组织在国内外享有很高的声誉。学会重视公共卫生的伦理文化研究,探索优化社会化公共服务的供给模式,利用自己在公共卫生实践领域的合法地位和专业优势坚持学会在法律法规方面的立场,向美国国会发出政策建议并影响美国国内卫生政策的制定,曾在推进美国的公共卫生服务社会化供给方面发挥了重要的作用。

在公共卫生实践领域所应坚持的伦理原则问题上,2002 年,学会从预防医学的角度向公共卫生人员和公民提出可视为其职业行为准则的十二条"公共卫生伦理实践原则",对学界开展公共卫生实践的伦理研究产生了重要影响。这十二条内容是:第一,避免伤害和使目标人群受益,需要解释发生某种疾病的根本原因和这一伦理原则的目的是通过对目标人群提出健康要求,使之避免产生有害健康的后果;第二,尊重个人自主行为,以尊重个人健康的自主选择权利,以此实现和促进社区人群或社会成员的健康;第三,提供社区人员参与机会,政府制定的公共卫生政策、方案应确保为社区成员可以实现参与公共卫生活动的机会;第四,实现资源保障的公

---

① J. F. Childress, R. R. Faden, Ruth D. Gaare, et al. Public Health Ethics: Mapping the Terrain[J]. Journal of Law, Medicine & Ethics, 2002,30(2):173.

平,提倡为赋予每一个社会成员的健康权利而开展健康促进行动,这样做的目的是帮助所有人都可以得到基本的公共卫生资源和必要的保障健康条件;第五,健康促进,寻求相关信息,以有效地实施保护和促进健康的方案和政策;第六,信息的知情与同意,为社会提供自己拥有的、为决策和方案所需的信息并考虑和征得社会成员的同意;第七,合法性行动,公共卫生健康机构应当根据信息内容的要求,在其拥有的资源和权限范围内行动;第八,尊重多元价值观存在的事实,公共卫生政策应当把社会存在的各种价值观取向进行整合,但是必须尊重不同价值观、信仰和文化的多元性存在;第九,健康的促进与改善,健康促进方案和政策应当选择以最能促进自然和社会生态环境改善的方式来实施;第十,保护健康信息隐私,公共卫生机构应当注意保护那些因为公开而给个人或社区带来伤害的信息秘密,除非能证明个人信息公开能给个人或社会带来重大的好处;第十一,公共卫生职业要求,公共卫生机构应当保证自己的雇员(从业人员)的专业能力能够胜任本职工作;第十二,建立和维持信任,公共卫生机构和其从业人员应当携手合作,为建立一个为公众所信任的有效运转的体制而努力。[1]

2. 基本原则与行动规范说

公共卫生健康伦理研究的理论资源来自西方的公共卫生实践行动,因此存在着较多借鉴西方文化内容和研究方法的情形,随着中国公共卫生健康事业的发展,学界对公共卫生健康伦理原则的探讨逐渐转向基于中国文化语境和中国现实的研究,开始针对中国公共卫生健康的实际状况提出新的伦理原则,以为公共卫生实践提供指导和依据。

国内关于公共卫生健康伦理原则的探讨,最早始于伦理学家邱仁宗研究员在引进西方意识形态的生命伦理思想,他在《生命伦理学》一书中,结合公共卫生资源分配的理论,分析我国的公共卫生和医学实践存在的伦理冲突问题,提出维护健康、预防疾病等新的伦理思想。认为公共卫生伦理学的本质是用伦理学的一些方法和原则去研究和解决公共卫生实践领域存在的伦理问题,同时也对政府机构、公共卫生专业人员等行为主体正在采取的或计划采取的行动(包括政策、规范、项目或措施)进行伦理评估、论证和辩护。由于具体的公共卫生实践会遇到许多新的伦理问题,决定了对具体情况要具体分析和进行权衡,即制订合适的社会规范或伦理标准以评

---

[1]　James C. Thomas. A Code of Ethics for Public Health[J]. American Journal of Public Hralth, 2002, 92(7):1058.

判某项公共卫生行动是应该或有义务采取的、不应该或应禁止的。就此而论,根据公共卫生实践制定出来的伦理标准就是公共卫生的伦理原则。"公共卫生伦理学是公共卫生机构和工作人员行动的规范,包括有关促进健康、预防疾病和伤害的政策、措施和办法等,这些行动规范体现了公共卫生伦理学的原则。"①

瞿晓梅和邱仁宗在其所著的《公共卫生伦理学》一书中,对如何认识公共卫生伦理学的基本原则及内容的逻辑关系问题上进一步强调这种观点,认为公共卫生的伦理原则不能从现有的伦理原则中演绎出来,即不能从已经的"是"(事实判断)中归纳出"应当"(评价判断)的逻辑错误来,"公共卫生伦理学的基本原则(伦理标准)的制订既要考虑公共卫生实践的经验教训,目前面临的重要伦理问题,又要考虑有利于人类社会及其成员的重要价值,并努力将二者结合起来"。②

依据这种认识,他们在公共卫生实践领域的各种行动中抽象出来五项基本的伦理原则。第一,效用原则。这一原则是以功利主义的后果论或效用论作为基础的伦理依据,强调公共卫生行动在促进公共卫生健康和预防疾病等方面尽可能实现最大化的收益。效用的本意是指一个公共卫生行动给目标人群带来的积极后果或消极后果,即在公共卫生方面所采取的干预措施中目标人群的受益部分超过可能给他们带来的伤害部分的受益与风险的比值,意味着这一比值应是"正值"而不是"负值"的选项。第二,公正原则。公正原则是对效用原则的一种约束,其中包括公共卫生健康资源以及受益和负担在人群之间的分配公正(如何公正地分配资源、服务、受益和负担)、程序公正(如何采取正确的行动)、回报公正(实现公平的奖励和处罚)、补救公正(对受害者的应付补偿)等等。第三,尊重原则。公共卫生的干预措施往往存在家长主义性质的强制性,因此需要强调尊重当事人的自主性和知情同意,以便在公共卫生实践工作中适当处理群体与个体之间的关系时,既实现人们健康效用的最大化,又尽可能使个人的自主性得到最大尊重。第四,共济原则。共济既有互惠性,又有利他性,保险形式就体现了共济的最大价值,共济原则所强调的是一个社会有促进人群健康的共同责任。第五,相称原则。相称原则是指公共卫生健康机构所采取的影响个人的任何措施应当是合适的(即措施能够达到预设的目的)、必要的(即不存在达到这一目的的更宽松的措施)、合理的(即能够合理

　　① 邱仁宗.公共卫生伦理学与传染病控制中的伦理问题[A].曾光.中国公共卫生与健康新思维[C].北京:人民出版社,2006:230—231.
　　② 瞿晓梅,邱仁宗.公共卫生伦理学[M].北京:中国社会科学出版社,2016.61.

期望受影响人员接受这些措施），最终达成目标人群实现公共卫生的目的。①

伦理原则一般体现为评价行动而形成的高度抽象的伦理框架，以此判断某种行动正确还是错误的大概率的判断标准。然而，具有高度概括性的初始义务特征的伦理原则因为在实践中过于抽象而难以解决具体问题，由此又需要在公共卫生实践中将五个高度概括性的伦理原则进一步具体细化，以使行为主体根据不同地点、不同时间、不同条件下的具体问题不同，选择合适的伦理原则解决实践中遇到的具体问题。基于这种认识，邱仁宗研究员将公共卫生行动规范在内容上又进一步细分为九项具体规范。第一，从功利主义的后果论角度对人们行动所追求的公共卫生目标进行分析，提出：①使目标人群受益；②预防和消除对目标人群的伤害；③产生效用，受益与伤害和其他代价相抵后盈余最大等三个方面的具体规范。第二，从道义论和自由主义的公正公平的角度分析分配与程序是否公正，从而提出对人的尊重问题：④受益和负担公平分配（即分配公正）并确保公众参与，包括受影响各方的参与（程序公正）的具体规范；⑤尊重自主的选择和行动；⑥保护隐私和保密；⑦遵守诺言；⑧信息的透明和告知真相。第三，最后要求公共卫生机构和公共卫生人员与目标人群之间应当确立一种信任关系，强调开展公共卫生行动重要的是履行尊重个人自主性的初始义务方式，使之取得民众信任并成为个人合理选择的依据：⑨建立和维持信任。②

3. 道德推理方法的"四原则说"

长期从事公共健康伦理研究的肖巍博士依据自己对公共卫生健康伦理的理解，将医学伦理的仁慈、不伤害、自主性和公正原则运用到研究公共卫生健康的道德推理方法中。对于四个原则的内涵，她在《公共健康伦理学案例研究》一书所做的总序中提出："人们需要以理性提出仁慈、不伤害、自主性和公正原则。"③对于这四个原则的内涵，她从公共卫生健康的角度对其进行的解释是："仁慈原则要求个人和社会尽可能地扩大潜在的利益，把潜在的风险减至最低，也包括尽可能地促进个人的福利和公共利益。不伤害原则是希伯克拉底式的命令，不能从事任何伤害的行为，不论是对个人还是对他人的伤害，这里面当然也包括了在潜在的利益和风险之间进行

---

① 翟晓梅，邱仁宗.公共卫生伦理学[M].北京：中国社会科学出版社，2016：61—76.
② 翟晓梅，邱仁宗.公共卫生伦理学[M].北京：中国社会科学出版社，2016：61—78.
③ 肖巍，译序.公共健康伦理：任重而道远[Z].[美]斯蒂文·S.库格林，等.公共健康伦理学案例研究[M].肖巍，译.北京：人民出版社，2008：23.

平衡。公正原则要求平均分配利益和负担。自主性原则来源于尊重人的伦理传统,给予人们生活选择的自我决定权。"①

传统的医学伦理学的不伤害、有利、自主性和公正的四原则(医德原则)是调节各种医德关系必须遵循的根本准则和最高要求。这一诉诸于道德哲学,兼顾美德论、道义论与功利论的综合理论研究成果的伦理原则,最先是由研究和解决生命伦理问题的彼彻姆(Beauchamp)和丘卓斯(Childress)提出来的。从生命伦理的角度分析:不伤害是指医务人员在医治护理过程中避免患者受到不应有的伤害。因为医疗过程中产生伤害带有一定的必然性,所以坚持不伤害原则其实是权衡利害的"利大于弊"的"不伤害"选择。有利(行善、仁慈)是指医务人员的诊治护理活动以有利于减轻患者痛苦,保护和促进健康利益为目的。尊重(自主)是指医务人员在诊疗护理实践中尊重患者的人格尊严,保证患者做出合乎理性的决定并据此采取行动。公正是指每一个人都具有平等合理享受卫生资源或享有公平分配和使用的权利。

不伤害、有利、自主性和公正"四原则"曾被视为生命医学伦理研究的"圣经"。但是不得不说,这"四原则"在其理论层面存在着过于原则化与抽象化的倾向,在处理具体问题时易于出现对僵硬的原则有不同解释,致使人们因不知所从而无法做出正确选择的情形。而且,这些本属于生命伦理学研究的伦理原则是否为公共卫生健康伦理研究所用呢? 对此疑问,肖巍博士认为是可以的。她的观点是:"人们能够联系仁慈、不伤害、自主性和公正原则提出公共健康的伦理准则和规则,尽管这些准则和规则并不能直接从这些原则中推论出来。……公共健康伦理学实践问题要求通过一个具体化的和变革的过程使这些原则更具有应用性。"②可以采取"决疑法"(案例研究法)对"四原则"的僵硬理论问题进行补救。如选择具体化、采用一种规范或者策略、获得信息、澄清定义、使用例证和反证、对论证本身进行分析等六种具体的方法来解脱公共卫生健康的伦理困境。

4. 伦理冲突和解的"规范说"

生命伦理和公共卫生健康实践领域存在着各种冲突,由于传统的生命伦理学是建基于个人主义的价值观基础之上,因而重视个人权利的优先性。而公共卫生健康实践归属于公共领域,决定了公共卫生健康伦理学必然把解决公共卫生健康利益问题放在第一位,政府在公共卫生健康管理过

---

① 肖巍.烟草危害与公共健康的伦理研究[J].中国医学伦理学,2005(2).
② 肖巍,译序.公共健康伦理:任重而道远[Z].[美]斯蒂文·S.库格林,等.公共健康伦理学案例研究[M].肖巍,译.北京:人民出版社,2008:3—4.

程中,需要为全体人口的健康利益而对个人的自由、隐私等权利进行干预或限制。因此产生了生命伦理重视强调个人"权利"与公共卫生健康伦理重视强调公共健康利益的"善"之间的个人自主与政府干预的冲突,即伦理语境下的"权利与善"的冲突问题,而且这种伦理冲突几乎存在于公共卫生实践的所有领域。

基于上述伦理冲突的存在,研究公共健康伦理的史军博士提出"权利与善"和解的"伦理六原则"说。这六项伦理原则概括地说,就是整体功利、最小侵害、补偿正义、公众知情、社群参与和宽容关怀原则。对这六项伦理原则,史军博士认为:"这些原则充分考虑了个人权利与共同善的公共健康立场,因此,可以作为权利与善和解的伦理原则……这六条原则都是为了实现一个共同目标,在实现公共健康的同时使个人权利得到最大限度的保护。因此,这些原则之间与其说是一种冲突的关系,不如说是一种互补的关系。"①如果进一步解释"伦理六原则"的内涵,整体功利原则是为了确保公共卫生健康目标的实现而存在的,所以也是优先于其他原则的伦理原则;最小侵害原则是一种"两害相权取其轻"的权宜之计;补偿正义原则则强调政府对那些权益受到侵害的个人提供必要的补偿;公众知情原则是为了实现对公民健康权利的保护而应采取的原则;社群参与原则是对现代民主社会要求的积极回应,以有利于实现公共卫生健康政策的落实和优化;宽容关怀原则作为人道主义的伦理诉求,有利于对个人权利的保护。

5. 责任伦理的"核心原则说"

伦理原则是人们认为在反思复杂道德情境时所坚持的观念或立场,也是每一个成员所应承担义务和责任的道德规范。在公共卫生健康的伦理原则建设问题上,研究公共健康问题的喻文德博士认为,责任伦理问题是这一伦理研究领域的重要范畴和问题研究的起点,可以成为核心的伦理原则。他在《公共健康伦理探究》一书中指出:"公共健康伦理以对人口健康的社会责任为归宿,以道德自律为主导,以防范健康风险为策略,充分体现了责任伦理表现的基本特征,两者具有内在的一致性。因此,公共健康伦理实质上是一种责任伦理……责任的充分履行是维护公共健康的保障,因此,责任就必然成为公共健康伦理的核心话语。"②

喻文德提出的将责任作为伦理原则的重要组成部分,认为伦理原则本

---

① 史军.权利与善:公共健康的伦理研究[M].北京:中国社会科学出版社,2010:173.
② 喻文德.公共健康伦理探究[M].长沙:湖南大学出版社,2015:15—19.

身是评价行动的框架,它起的作用就是帮助行动者在具体的行动中遇到伦理冲突的问题时,用以判断该行动是否正确还是错误,为此提供一个判定和选择的伦理标准,将其作为个人需要承担行动责任的前提,由此意味着责任问题应当是一个应用伦理学所必须面对的问题或者是公共卫生健康伦理研究的核心范畴。在他看来,公共卫生健康中的责任既是核心价值问题,也可以成为解决伦理问题的重要原则。只不过,在解决具体的公共卫生实践所遭遇到伦理困境时,并不是将其看成是公共卫生健康伦理的唯一原则,而应当是在认同其他伦理原则发挥作用的基础上,强调了责任原则的存在。尤其是在承认"权利与善"原则的基础上,需要将责任原则融入其中,能够对其进行补充而发挥作用。"'权利与善'的关系仅仅是公共健康伦理研究主题的一个方面,而'责任与善'则是公共健康伦理研究主题的另一方面……责任原则是公共健康伦理研究亟待拓展的一个重要视角。"①

与喻文德的观点相似,对应用伦理学的责任伦理问题有过深入研究的中国社会科学院甘绍平研究员也认为责任原则是"解决当代人类面临着的复杂课题的最适当、最重要的一个原则,而责任伦理这一概念,又恰如其分地体现了当代社会在技术时代的巨大挑战面前所应有的一种精神需求和精神气质"。②因此,人们应当真切意识到责任伦理存在的重要意义。

三、"健康中国"战略要求的伦理原则

(一)"健康中国"战略与原则

2016年,中共中央、国务院发布了《"健康中国2030"规划纲要》(以下简称"纲要"),明确了国家从当年起至以后15年内"健康中国"建设的总体战略。"纲要"明确提出"共建共享、全民健康"是建设"健康中国"的战略主题,围绕这一战略主题所坚持的基本原则是健康优先、改革创新、科技发展和公平公正。

概括"纲要"内容中与公共健康伦理和道德规范建设有关的部分是明确了维护人民健康是国家责任。"纲要"指出推进"健康中国"建设是党对人民的郑重承诺,也是我国积极参与全球健康治理、履行对联合国"2030

---

① 喻文德.公共健康伦理探究[M].长沙:湖南大学出版社,2015:15—19.
② 甘绍平.应用伦理学前沿问题研究[M].南昌:江西人民出版社,2002:99.

可持续发展议程"义务的重要举措。"纲要"明确了各级党委和政府在推进"健康中国"建设中的道德责任和落实"将健康融入所有政策,人民共建共享"的卫生与健康工作方针,要求各级政府构建有利于促进人民健康的行政管理体制,形成经济与社会协调的有利于健康的经济发展模式,动员全社会力量营造增进健康的社会氛围。医疗卫生机构要坚持关怀和尊重的伦理原则,承担起伦理治理责任主体的角色,坚持提供优质高效的医疗服务体系,确保患者和公众健康。"纲要"提出"人民共建共享"健康以及"倡导健康文明的生活方式"的健康道德原则,要求全社会成员树立大卫生、大健康的观念,通过开展健康教育,提升全民的健康素养。

从伦理研究的角度分析,"纲要"在"健康中国"的国家战略和确立基本原则方面,与公共卫生健康研究中所要解决的伦理原则问题有着紧密的联系。"纲要"要求社会的各类主体积极参与健康建设并承担起维护公共卫生健康的道德责任,其中内含着建设公共卫生健康伦理原则所需要吸收整合的道德成分:

第一,"健康中国"提出健康优先的原则,同公共卫生健康伦理所强调的"共同善"优先伦理原则是一致的。"健康中国"提出的健康优先原则,就是健康为本、健康第一、健康首位,就是在公共卫生健康领域,政府要以人民健康为中心,将促进健康的理念融入公共卫生政策制定的全过程,政府对公共卫生健康资源实行优先配置,把提升全体人民的健康水平,提高中华民族整体素质放在第一位。

第二,"健康中国"提出的共建共享思想,是要求各级政府转变服务模式,强调多元驱动,预防为主,防治结合,中西医并重,把健康理念融入政府和各部门制定的所有政策之中,实现全社会人人参与,从而共享公共卫生和基本健康服务的成果,这些原则要求的实质内容同公共卫生健康研究一直在倡导的公共卫生健康伦理原则也是一致的。

第三,"健康中国"重视健康公平的实现,为此提出努力解决和消除人群在健康状况、卫生服务和卫生筹资等方面存在的可避免的不公正、减少不应有的健康差异问题,力求使每个社会成员享有维护生命健康需要的有质量的医疗卫生服务,推动健康领域基本公共卫生服务均等化,特别需要突出解决好妇女儿童、老年人、残疾人、低收入人群等重点人群的健康问题,以维护基本医疗卫生服务的公益性,满足人民群众对医疗卫生服务的基本需求,实现健康的全覆盖,最终实现全民的公共卫生服务公平可及,惠及全人群,促进全社会的健康公平。"健康中国"关注健康公平的作用,同公共卫生健康伦理提出的公平公正原则,其内容也具有同质性。

(二) 建设具体应用的伦理原则

"健康中国"的国家战略是一个为人民健康负责任的大国从国家层面,围绕实现公共卫生建设的总体目标所提出的总体战略和健康治理的总原则,然而在公共卫生健康的具体实践领域,面对复杂公共卫生健康情况,人们需要根据具体存在的实际问题进行具体分析,优先选择那些符合实践要求的解决具体问题的原则来指导公共卫生实践,由此决定了为回应不同的公共卫生实践内容要求所提出的伦理原则需要应是多项的,而不能只是单一的、绝对的道德律令。只有这样,才可以选择性地运用伦理原则来解决问题。

具体地说,结合学界关于构建应用伦理原则的理论,根据《健康中国行动》所提出的具体要求,应当提出有具体应用价值的公共卫生健康伦理原则:

1. 整体功利原则

整体功利原则是指公共卫生健康伦理所追求的目标人群健康效用最大化与伤害最小化原则。

现代社会是一个越来越复杂的由设计与创新、生产与服务、交换与消费等领域构成的巨大网络系统,处在这个互相联系、互相作用系统中的个体行为空间越来越窄,而且个体能对社会所做出的努力和影响与社会整体相比,可说是微乎其微,个体离开所在群体的生活环境,既无法独立生存,也谈不上能对群体起到什么作用,正是从这个意义上说,整体功利相对于个体来说,有了最大的效用。以此视角认识和构建公共卫生健康的伦理原则,必然会选择维护整体利益的需要和满足,通过面向群体的预防疾病和促进健康的行动,提出争取最大健康利益的伦理规范。

在公共卫生健康伦理语境内,大多数公共卫生实践在本质上都具有功利主义的属性。这是因为公共卫生健康的重要意义在于不仅涉及个人健康权利能否实现,而且涉及全社会的群体健康权益能否得到在理论上的支持,为此需要寻找伦理学的理论根据。而整体功利主义的"最大多数人的最大幸福"的价值追求理论可说是一定程度上满足了公共卫生健康伦理原则的需要。正如英国学者阿曼达·伯尔斯所指出的:"许多公共健康人员都认为,既然他们的工作是代表人口的利益,为了创造最大的健康收益,那么,功利主义原则就理应成为指导他们决策的基本伦理理论。"[①]因此可

---

① Burls, Public Participation in Public Health Decision[A]. In Peter Bradely and Amanda Burs, Ethics in Public and Community Health [C]. London: Routledge, 2000.

知，功利主义总体上追求"最大多数人的最大幸福"的一种整体主义的价值观，其实是与公共卫生健康伦理所倡导和追求的最大多数人的最大健康目标的价值取向是一致的。由于整体健康的功利论就是健康效益论，实现最大的健康效益就是公共健康，决定了在公共卫生的伦理实践活动领域，政府在制定公共卫生健康政策的价值取向问题上，必然要考虑如何配置公共卫生健康资源才能做到更为合理和追求利益最大化的问题，有着寻求用最小的公共卫生投入成本来换取最大的公共健康收益的利益考量。其实这也正是公共卫生政策中群体预防优先于个体治疗的策略一再被人们所倡导的原因。

根据功利主义的理论来分析公共卫生健康利益最大化的选择策略，坚持整体功利原则具有合理性。因为公共卫生健康伦理研究对象是人群健康，人群整体的健康利益又是所有个体健康利益的组成之和，所以政府在制定公共卫生健康政策时，总会选择那些对人群健康利益和作用最大的优化策略。尽管在实现整体健康利益最大化的过程中，对个体的健康权利，以及围绕健康而衍生出来的权利侵害，如传染病患者的自由权和隐私权的侵害似乎不可避免，也有必要进行这样的价值取向选择。或者说，既然为了公共的整体利益，对个人的权利进行干预不可避免，那么"共同善优先于个人权利"的伦理选择就应当得到伦理辩护。

公共卫生健康的整体功利原则要求政府和公共卫生机构在公共卫生健康领域采取制定和实行的各种政策措施，应当尽量使目标人群带来的收益尽可能大大超过可能带来的风险，即效用越大越好。当然，实现最大健康利益的伦理原则虽然为政府干预个体健康利益和自由提供了根据，但也不能随意而为，而应当基于维护整体健康的合理目的，即政府对个人行动的干预应当在伦理上确证是有利于维护群体利益或增进权益。而且能在追求公共卫生健康效益最大化的同时，实现对个体健康利益和权利伤害的最小化。

依整体功利的伦理原则要求，为维护人群的整体健康利益，政府和公共卫生健康组织机构应该负起管理和促进人群健康的主要责任。如立法机构和行政机构应该制定相应的法律、条例或规章，由立法机关或政府授权的公共卫生健康或疾病控制机构依据这些法律、条例和规章在全社会范围内针对目标人群采取保护和促进健康的措施。如果这些政策条例措施的落实既保护了群体也保护了个体，与个人的自由和自主并无冲突，那么这些措施是有效益的、合乎道德要求的，可以得到伦理学的辩护。如果这些政策条例措施的落实过程中可能会给个体的、局部的人群健康利益带来伤害,那么,政府和公共卫生机构制定公共卫生健康政策和开展公共卫生行动虽然可以得到伦理学的辩护,但是也要做到最大限度地保护个人和局部人群的健康利益。比如说,公共卫生健康伦理学的基本伦理原则是不伤害人,当不能满足这一基本原则时,退而求其次的要求是尽量使他们可能遭受的伤害和风险最小化,从减轻症状,改善体征,缓解疼痛到治愈疾病,包括以最经济的代价治疗疾病。

概而言之,由于公共卫生领域是一个覆盖人群广泛,需要社会资源支撑的健康管理成本高昂的领域,决定了政府在公共卫生健康管理活动中既要坚持整体功利的伦理原则,又不能简单地采取置个人健康利益与权利而不顾的公共卫生健康管理和干预措施。要在个人健康利益与公共健康利益的伦理博弈中做好中间的利益调和者的角色,一方面尽量选择对个人伤害最小化策略,保护个人的健康权利,另一方面又要使人群整体获得健康收益的最大化,以促进全社会的公共卫生健康事业的发展和进步。

2. 公平公正原则

公平公正原则是解决公共卫生健康领域基本服务均等化问题和制定补偿正义的道德规范。

关于公平、公正、平等、正义等概念,是伦理学领域使用频率较高的价值范畴,因为各种学派对这一问题研究的角度不同,所以对其从来就有不同的解释。一般而言,平等、公平、公正是同一语义的不同文字表达,它们有着共同的内涵且都纳入有关价值评价的伦理原则中。如果说有差别,有种观点认为:平等是指被平等地对待,而不平等便是被不平等地对待。"当我们讨论'平等'(equality)时,我们与 equity 这一术语进行比较,分析一下这种不平等(inequality)是否已经构成不公平(inequity)……在一般情况下,equity 与 fair 的意义都是'公平'。类似同义语。"①进一步分析这两个概念,它们在伦理价值上并未做到完全等同。因为在英语文化语境中的(equality)原义是平等,意思是对人和对物以等份地无差别对待,比如政府每月平均给社会成员发放等量数额的医疗补助费,可以按人头算,而不需考虑社会成员中每个人在社会中的地位、经济状况、性别和年龄如何,这就是平等的按人数同等份额地发放。但是 equity 一词所表达的意思也可以具有公平的内涵。如以公共卫生的医疗保障公平性来说,因为每个社会成员所处的社会地位、经济和身体健康状况不同,按道理上说,社会为每一成员所提供的医疗保障的份额不能平均分配,应当根据个人实际需要的状况

---

① 翟晓梅,邱仁宗.公共卫生伦理学[M].北京:中国社会科学出版社,2016:65.

来决定。所以,为了实现公平,会出现有不同需要的人得到的医疗保障资助份额会存在差异的情形。此时政府制定公共卫生健康政策的出发点就不是为了解决平等而需要在社会成员中削峰填谷和彼此之间的均等化,而是重点改善在社会群体中处于相对不利地位的社会成员的健康状况,这时的"equity"便具有了正是存在差异才反映出来的公平意涵。著名的伦理学者罗尔斯在《正义论》中所强调的第二个正义原则——差异原则,其所指的就是这种建立在差异基础上的公平。他所提出来的"机会公平平等"原则首先就必须保证立约人拥有公平的健康机会,作为公平的正义是通过要求健康的社会决定因素的公平平等而实现健康公平的,这意味着公共卫生资源分配起码达到"底线公平"才能实现机会平等。在公共卫生健康资源有限的情况下,如果政府为了使人群获取最大的健康收益,应当将健康服务更多地投入到需要社会救济的人群中去,如正受流行病肆虐威胁的弱势群体、没有医疗保险的经济落后的农村地区等,这是因为如果这些地区的人群健康得不到救护保障,那么他们个人的健康状况如何会直接影响全体人群健康状况的改善。因此可以理解,公共卫生健康领域内的伦理公平公正原则应当含有三层意识:一是不歧视,基于每一个人所处的境遇而不是考虑他在社会中属于哪个不同的群体分配医疗保健资源与减轻负担,一个都不能少;二是公平地分配,也就是按每一个人的医疗保健需要来分配医疗保健资源,在强加给人们一种负担或者拒绝给予一种利益时能够提供程序上的公正;三是分配公正,这种分配存在着差异不是因为不平等而带来的不公平。反过来说,并非所有的不平等都是不公平。

公平是社会正义的体现,公共卫生健康的伦理追求过程中就需要这样的社会正义。因为这一公平正义的价值取向合理性,国家的《"健康中国2030"发展规划》中就明确提出公平公正的逐步缩小城乡、地区、人群间基本健康服务和健康水平的差异,通过实现健康的全社会覆盖来实现社会公平。

进一步分析公共卫生健康公平的内涵,其实这一公平又含有健康机会平等与健康结果公平两个方面的意识。健康机会平等是指社会成员平等地享有公共卫生健康资源和服务,每个个体在同等条件下有相同权利和资格来争取自身的健康权益。意味着分配要公平正义,即注重健康机会对所有人的开放性和包容性。从中表明每个社会成员能否获得健康利益和机会取决于个体作为自然人的价值存在,与个体出身、家庭背景等无关。健康机会平等还在形式上体现出每个人在健康起点上是平等的,公共卫生健康资源分配的公平性是人们健康机会平等的关键内容。健康机会平等是健康结果平等的前提,健康机会不平等容易导致社会矛盾冲突,而确保健康机会平等可以在一定程度上缓解和消弭健康利益方面的社会矛盾与冲突。健康结果公平指的是社会成员所获得的公共卫生健康资源相对平等,实现人人共享、普遍受益。例如美国的"健康公民 2000"的发展目标之一就是降低因为种族、民族、性别、教育程度及其他因素形成的健康不公平。我国则重点考虑健康公益,即在医疗卫生实践中合理分配医疗资源,将对患者的责任与对其他人、后代以及社会的责任融合起来考量。为此,政府在健康的公共卫生服务上特别强调均等化的伦理原则。而这一均等化的基本含义就是公民享有基本公共卫生与医疗服务的机会均等化。它的基本要求是作为公民,无论其性别、年龄、种族、居住地、职业、收入水平有何差异,都能获得基本的公共卫生服务,如医疗部门免费为城乡居民建立健康档案并提供健康检查、随访、健康教育、宣传和咨询服务等各种基本的公共卫生和健康服务,以使公民的健康权得到基本保障并达到大致相同的健康水平。

必须指出,这里所说的基本公共卫生服务均等化更多指的是机会均等、制度共享的概念,而不能理解为绝对的平均主义和"大锅饭"。并不是强调所有居民都享有完全一致的基本公共卫生服务,而是在承认地区、城乡、人群存在差别的前提下,通过重点保障弱势群体的基本公共服务供给,将基本公共服务差距控制在每个社会成员可以承受的合理范围内。因为从提高全体社会成员的健康效率角度看,适当地维持一定范围的健康利益差距也是推动社会正常发展的动力源泉,绝对平均主义会挫伤有能力的人创造健康财富的积极性,最终损害全社会的健康和影响效率。

实现公共卫生健康资源分配公正,还需要坚持补偿公正原则。什么是补偿公正?补偿公正是一方因对另一方造成的损失或者伤害而做出充分赔偿行动的公平性。如政府在建拦河大坝实行水库移民过程中造成了移民的有形资产和无形资产的损失,秉承公正原则对其损失进行合理的补偿。补偿公正原则要求的补偿只限于受损人或受害人遭受的损失,重在为受害人的生活条件恢复原状而体现社会公正。例如流行病流行时,政府采取强制隔离措施影响了公民的自由,为维护公共健康而实行的预防疫苗接种措施,也有可能给某些人带来接种不良甚至是严重的过敏性身体反应等,这就需要政府或集体对个人健康权益所造成的损失进行必要的补偿。例如我国政府制定的《艾滋病防治条例》中对此就有明确规定:"对因参与艾滋病防治工作或者因执行公务感染艾滋病病毒,以及因此致病、丧失劳动能力或者死亡的人员,按照有关规定给补助、抚恤。"

在对补偿公正的认识上,按照罗尔斯的差异原则理论,只有当社会和经济上的不平等能够为所有人带来利益补偿,尤其是为社会中的弱势群体带来利益补偿时,这种不平等才是正当的。这意味着公正的一个重要作用就是对个体承受的不平等进行矫正,而实现矫正的一个重要途径就是对其进行必要的补偿。对个体给予适当的补偿正是国家对公民健康利益保障的契约义务的体现。

政府对每个公民的命运具有一视同仁的补偿责任。同时也有实行特殊补偿的义务,如在防疫的问题上,政府对于深入一线的参与救助的医务人员就应予以特殊补偿。这是因为救死扶伤虽是医务工作者的义务,但是由此产生的严重的公共卫生健康危机负担应当由整个社会,而不是这些医务人员承担,因为医务人员的救死扶伤行为事实上已经超出自身职业身份所必需履行的义务范围,为此,政府有责任对他们的这种救死扶伤行为给予补偿。

3. 共建共享原则

"共建共享、全民健康"是通过共建推动共享的"健康中国"建设的重要战略。

习近平总书记曾就公共健康的建设问题提出"共建共享"的观点:"健康是促进人的全面发展的必然要求,是经济社会发展的基础条件,是民族昌盛和国家富强的重要标志,也是广大人民群众的共同追求。要坚持正确的卫生与健康工作方针,以基层为重点,以改革创新为动力,预防为主,中西医并重,将健康融入所有政策,人民共建共享。"[1]

公共卫生健康领域的共建共享是"人人为健康,健康为人人"的概括性表达,是实现以"人民健康为中心"的公共健康目标的重要途径。共建共享内含共享需要共建和共建为了共享之意。从"共建"的角度说,人人共享健康需要人人共建的努力来推动,人人参与健康的"共建"是实现"共享"的基础和前提。这是因为公众的健康虽然不是个体的健康,但是与个体的健康有着最为直接的联系,是由个体健康集合而成的人群整体的健康,只有人群中的每个人都健康了,才能实现人群整体的健康。由此可以进一步理解公民的健康权利和义务其实是相互统一的关系。这就是说,公民在参与公共卫生健康建设的行动中既享有必要的权利,同时也必须承担相应的义务。"在社会生活中,对个体有益的事(个体只是希望能够成为真正的自

---

① 习近平.在全国卫生与健康大会上的讲话[EB/OL].http://www.gov.cn/xinwen/2016-08-20/content-5101024.htm.

我),也就是对所有参与者都有益。因为大家都希望获得同样的益处。这样一来,由于彼此之间的这种关系,个人的利益也被视为社会的共同利益。因此,从本体论来看,个人健康有关的利益,应该像其他物质产品一样,被视为公共利益。这样一来,我们就建成了一个人人为社区,社区为人人的理想社会。"①在公共卫生实践中,政府的公共卫生政策的制定和实施都必须有一个不可僭越的道德规范要求,那就是不可简单地将个体所承担的参与公共健康建设行动的道德义务视为是个人的健康权利而加以限定、侵犯或剥夺。而是应当通过健康教育和健康促进的健康管理,以共享引领共建。从中使社会中的每个成员明白,公共健康的实现虽然是一个集体目标,但是需要通过每个人的参与共建健康行动,才能最大限度地使公共卫生健康资源发挥作用,每个社会成员才能够从中分享预防疾病、促进健康和提高生活质量。这意味着只有当每个社会成员都拥有健康素质时,才能支撑起健康中国的大厦。这就需要公民意识到个人为此应当承担参与公共健康行动的义务,而不能认为自己的参与行动本身是自己所享有的维护健康的权利。

从共享的角度说,确立以人民健康为中心的共建共享发展理念所依据的是"共享伦理"的目标价值观。从健康的覆盖人群看,共享就是全社会的每个成员都可享有的健康,当然这种共享也不是没有差别的健康利益在社会成员中的平均分配,否则就违背了公共卫生健康所坚持的公平公正的伦理原则。但是存在的健康利益享有上的差别也不能过大。共享也是人的健康的全面共享,是维护人群健康所需要的一切医疗卫生、食品安全、生态环境等健康环境的总和。共享伦理要求人类社会在追求公共卫生健康发展的过程中最大限度地维护公共健康成果的共享性,实现这一健康目标也不能单靠医疗和公共卫生专业人员的孤军奋战,而是需要政府、社会、团体和公众的广泛参与。社会成员因为广泛参与公共卫生实践来实现正义所要达到的基本价值诉求,既是争取和扩大个人健康权利和履行义务的有效途径,也是维护社会公正制度的重要保证。这是因为:"我们都属于相互依存的重叠的社群。如果置身于这些社群之外,人类就不会长久地生存,个人自由也不能长久维护,不论哪个社群,假如它的成员不关注并将精力和资源奉献给共同的事业,它亦不能长久生存下去。"②

在具体的公共卫生实践领域,公民参与政府的健康管理公共事务,可

---

① 张勋.公共利益视角下欧洲公共健康制度研究[J].东岳论丛,2018(7).

② The Responsive Communitarian Platform. Rights and Responsibilities[J]. The Responsive Community. 1991—1992(Winter):4.

以避免政府因为只听倡导者的意见而造成决策失误。如在论证一项公共卫生措施在促进公共健康方面是否可行时，政府如果只听倡导者的意见，难免肯定的意见会占有优先的主导地位，这是因为政府所聘请的专家往往顺从于政府的意志，提出意见和建议，因此很多不全面的想法能与领导者的思路"一拍即合"，从而影响和左右政府的公共卫生政策。那么，该如何克服政府在决策中的失误呢？最好的办法就是允许民众意见代表参与政府的健康管理，如果让公众参与政府的公共卫生决策活动，他们会从自己的切身利益出发，直抒己见，可以使政府较全面地了解情况和顺其民意制定政策，从而避免在公共卫生健康行动中的失误，甚至能够成为防止专制集权形成对公共卫生健康资源垄断的理论武器。

公民积极参与社会公共卫生事务可以增强保护和促进公共卫生健康主体的责任意识，还可以成为培育公民公共精神的重要手段。在公共卫生实践中让公众参与进来，允许公民充分发表自己的看法，他们对经过讨论后所做出的决策就比较容易接受，因而在执行中也就具有了更多的责任感和使命感。

4. 以人为本原则

以人为本原则的核心问题是确立预防保健与合理医疗的健康促进原则以服务于人的健康。

健康是人之生命所系，是中华民族的最大财富，又是促进人的全面发展的必然要求。在全国卫生健康大会上，习近平总书记对健康中国的新理念进行了系统的阐释，特别强调"让广大人民群众享有公平可及、系统连续的预防、治疗、康复、健康促进等健康服务"。①基于这种健康理念，公共卫生健康伦理提出的以人为本原则体现在健康服务领域，必然要求"健康中国"的健康发展必须遵循人的生命发展周期规律来促进人的全面发展，为此需要建设覆盖人的生命发展周期的大健康战略体系，形成"知、防、医、护、养"五位一体的大健康网络，实行预防保健、合理价值医疗和健康促进，进一步使公共卫生健康服务体系实现人群的全覆盖。

在公共卫生健康领域坚持以人为本的伦理原则，其本质意义上是正视现代社会公共卫生健康领域存在的医疗保健资源供给难以满足人民群众健康需求增长的现实问题，要求政府、公共卫生和医疗服务组织、人民群众重视预防保健和进行合理的选择医疗，以实现供给侧（医疗机构）与需求侧

---

① 习近平.在全国卫生与健康大会上的讲话［EB/OL］.http://www.gov.cn/xinwen/2016-08-20/content-5101024.htm.

（患者与健康人群）之间健康利益分配的平衡。

以人为本的伦理原则要求医疗机构开展价值医疗行动。当代世界医疗实践领域正在兴起价值医疗（Value-based Medicine/Health-care）的公共卫生行动，这一行动的出发点和目的是使患者获得最佳治疗效果和最好健康收益，从中体现的是适应时代需要的以患者需求为中心的全面发展的医疗价值观。因为在现代公共卫生和医疗实践领域，前来寻求医疗保健的对象（患者）已不仅仅追求治愈疾病的唯一目标，还包括希望得到优质的医疗服务和尊重、缓解和释放压力、心理安慰等诸多方面的满足条件和服务。这就要求医疗服务主体在问诊检查和对症治疗疾病的同时，还要考虑降低患者医疗的货币成本、时间成本、精神成本、体力成本等非货币成本的需求，使患者对医疗卫生服务产品的需求，包括诊疗过程及医疗行为的识别，对服务产品有形化处理及技术含量的认知，以及对医疗安全感、舒适感、身份尊严等体验方面的满足。

公共卫生健康领域以人为本原则的价值取向是要求医疗卫生服务主体开展一切以患者为中心的价值医疗行动。这是因为在一个充满商业化氛围的医疗消费时代，由于市场经济环境下所表现出来的消费性和逐利性宣传的需求有时并不真实反映消费对象的需要，而是主要反映商业需要。医疗上下游商家的利益追逐，医疗市场的活络同样不能真正反映患者的健康权利需求。而从患者的医学需要与医疗消费需求来说，因为医疗专业技术知识的欠缺和医疗信息的不对称，其出于自主表现出来的医疗消费意愿在许多时候并不符合价值医疗的要求。在作为公共卫生健康服务方的医疗机构被推向逐利市场的情况下，很有可能促使患者产生花钱不治病或害命的非合理性治疗行为。譬如医务主体对癌症患者的不对症治疗、慢性病的过度治疗、老年病的逆退行性的强制性治疗等等。所以，以人为本的医疗卫生伦理应当坚持与严守合理的价值选择治疗原则，如果遇到患者主动求医，应当不盲目迁就患者的非理性要求，而是坚持以人为本的"节约、有效、适度"的公共卫生健康伦理的价值医疗原则，防止浪费医疗资源和增加消费者的经济负担。可以说，价值选择医疗是以患者为中心的人道主义精神的医疗，也一定是使患者最小花费、最佳疗效或者是最适合患者健康需要的医疗。

公共卫生健康的以人为本原则是对人的全面发展所提出的健康素质要求，其中体现的是一种对人的健康功能康复和角色回归的价值目标取向。现代医学发展的目的绝不只是生物学意义上的治愈人的身体疾病，而是以促进发展具有生命力的全人健康为目标，其重要使命是让患者能完全恢复其健康功能,回归到他原有的健康角色中去,包括能恢复正常的家庭生活和承担社会性的各种角色(比如社会工作)。因此,现代医学模式所要求的是医疗主体运用心理医学和社会医学方法,帮助患者恢复人的主体功能和实现承担的社会角色的健康,以坚守价值医疗的人道主义伦理观来充分体现医务工作者的思想道德境界和情操。

在公共卫生健康建设环境问题上,应当承认还有许多不如意的地方,存在着许多制约医务工作者履行功能康复与角色回归医疗行为的因素,比如说在思想观念上,还有许多医务工作者所遵循的医学模式还停留在生物医学模式阶段,缺乏社会——心理医学模式的知识与技能培训,对医疗卫生保健的价值作用存在着一定程度的忽视、轻视甚至是歧视心理,而就诊者的健康素质,包括对健康认知程度上存在的问题也在制约着医疗机构运用心理——社会医学模式技术和方法来开展价值医疗行动。面对医疗卫生领域存在的诸多现实问题,社会有必要大张旗鼓地广泛宣传体现功能康复与健康角色回归精神的以人为本的伦理原则,要求公共卫生专业人员和医务工作者在从事医疗和健康服务的活动中,研究社群健康和疾病的客观规律及它们和人群所处的内外环境、人类社会活动的相互关系。在此基础上,应当采取积极有效措施,预防各种疾病的发生、发展和流行,致力于提高就诊者及其相关居民的健康素养,把健康素的提升融入到医疗的各个环节中,建立全人健康的新医疗概念,而不是单纯的疾病诊疗观念。通过发挥数字技术的潜力,增强就诊者对自身健康及健康决定因素的控制;通过医疗价格政策、透明化信息和清晰的标识,确保医疗服务环境有利于人的健康利益实现。

5. 公开公信原则

公开公信原则主要解决政府公共卫生健康管理的公信力、公共卫生危机响应的信息透明性和满足公众知情权问题。

公共卫生健康领域所说的公开,通常是指政府机关和职能部门,根据需要公开发布公众所关心的公共信息,以增加政府管理信息的透明性,满足公众的信息知情权。将公开问题放在公共卫生健康领域,主要是指政府在健康治理中的政务信息的公开,以满足公民对政府做出的公共卫生健康决策以及突发公共卫生事件的知晓权利。公共卫生健康领域所说的公信,是指民众在满足了知情权和感受到政府对公民的健康利益尊重的基础上,对政府进行健康管理的公开行动所产生的高度信任和积极回应。公信本质上是社会经济进入到一定发展阶段而产生的人类普遍认同的一种信念的文化价值观,此时政府权威的公信力,已成为社会主体(政府、社会组织、个人)间认同的社会关系和经济关系的行为伦理准则。这其中政府的信息公开是提升公信力的基础和重要途径,因为公众知情权的满足,反映了公民因为受到尊重而对政府公信力产生的积极认同心态。政务管理信息的公开范围广泛,甚至覆盖全人群,民众被平等公正地对待的感受就会十分强烈。如果政府的公共健康信息只向一部分人群开放,而对另一部分人群封闭,那就是对无法获取信息的那部分人群的歧视或让其受到不公正的对待,这是社会的公平正义所不容许的,如果公共健康信息只掌握在少数特权阶层手里,那就是对公共信息资源分配的不公正。不公正的信息公开会影响政府的公信力。

政府健康管理中的政务公开是将行政权力运行的依据、过程和结果向公众公开,这是依法行政的基本要求。政府是否应当公开信息,是否允许信息的透明和自由流动,并不是由政府的权力决定的,而是由民众的知情权利所要求的。因为限定在民生领域的政务信息与民众的切身利益和日常生活密切相关,所以政府能做到公共卫生健康信息的公开和健康管理活动的透明有利于民众了解、支持政府工作,也有助于实现政府与民众之间的良性沟通和双向互动,从而使得政府管理行动更加有效,促进政府自觉接受监督和提升公信力,而民众只有在充分了解政府的行动方针和活动状态的基础上才能给予政府以充足的信任。

政府在公共卫生健康领域必须坚持公开原则,但是在公开信息的方式上可以有多种选择,比如可以通过新闻发布会或者接受媒体采访的形式向公众提供一些公共健康管理的信息和背景资料,也可以解释政府关于公共卫生健康管理方面正在开展什么活动,还可以对已经发生或正在发生的一些公共卫生事件,推荐公共卫生专家和技术权威开办专题讲座,有针对性地向民众公开健康信息和解释风险疑虑。但是,政府公开信息并不是绝对的没有条件限制的公开,我国的政府信息公开条例就规定,有些信息,如涉及国家安全、公共卫生行政活动效率的信息,还有涉及个人健康隐私和商业重要秘密的信息就不允许公开。如在公共卫生健康方面,政府公开信息必须在价值取向上坚持一切以人民健康为中心,把维护最大多数人的最大健康利益作为出发点和落脚点,遵循公正、公平原则公开对公共卫生和人民群众健康有利的信息。一般说来,公共卫生健康机构可以公开的信息是与公共卫生健康领域的公共行政事务有关的信息,而不应公开私人领域的与个人身份和健康隐私有关的信息,但是因为维护公共健康和公共安全的需要,比如对传染病的溯源分析,就有必要公开一些诸如当事人的行动轨迹方面的私人信息,以降低公民传染的风险。那么如何在个人健康信息隐私的公开与保密之间寻求平衡？解决的办法应当是依法确立和明确政府、公民在个人健康隐私信息的收集和信息公开的权利义务关系。

在公共卫生领域出现突发事件和危机，如出现传染病疫情时，政府在紧急时刻做到疫情信息及时公开并真实客观进行陈述，对政府如何采取措施做出必要的解释，此时确保信息的透明和流动，既有利于公众了解情况，有效配合公共卫生和医务人员开展防疫工作，如发现新情况及时报告以控制疾病传播；也有利于克服各种谣言，将疫情信息危害降到最低。政府公开信息还可以抓住引导舆论的先机，获得公众对政府行为的理解支持和消除偏见，最大程度地维护政府的公信力。

政府在应对突发的公共卫生事件的信息公开问题上，有种观点认为，因为信息的公开透明和迅速传播会使民众出现心理恐慌和秩序混乱，社会不得安定，而保守信息秘密才更有利于稳定民众不安的情绪。然而，现代社会的信息传播技术迅猛发展，信息传播的速度迅捷和传播渠道丰富多样，使得任何控制和封锁信息的管控措施事实上都难以奏效。如果信息封锁失败，或者出现单向的信息不对称传递情形，容易形成因为信息的片面性引发的信息恐慌，致使公众感觉生活在不安全的环境之中，从而进一步加深了公共卫生事件引发的信息混乱和社会失序危机，此时唯有政府选择及时公开信息的策略才能堵住谣言流播的通道，稳定公共秩序和提升政府的公信力。2002 年 SARS 疫情在广东初起时，由于公众在一段时间内不能从主流媒体上获知有关信息，而 SARS 病毒的流行成为无法躲避遮掩的事实，民众在主流媒体和政府公开信息中得不到信息，就会转而接受非主流的谣传消息，结果是谣言流播，人心惶惶，引发一些地方出现了抢购药品食物的风潮。直到 4 月份，政府开始利用媒体发布公开信息，政府部门、专家学者纷纷通过大众传媒解释疫情疑虑，传授预防传染知识和应当采取的防范措施，此时尽管在全国的许多省份都出现了 SARS 疫情，但是在政府疫情信公开后，人心反而稳定下来，社会秩序才逐渐回归到正常有序的轨道之中。SARS 疫情发生之初出现的信息公开延滞和后来信息管理改进收到实效的经验表明，政府坚持应对突发公共卫生事件的信息及时公开原则，对于提升健康管理和应对公共卫生危机的能力和公信力，以及实现公共卫生健康管理促进的目标，有着重要的积极作用。

第四章 公共卫生健康责任伦理

公共卫生健康伦理具有责任伦理的属性。人们通常将责任理解为公共卫生健康系列伦理问题的中心线索："责任伦理是公共健康伦理研究最集中的问题，涉及政府、公共健康专业人员及每一位公民的责任，贯穿在公共健康实践的各个方面和各个环节。从这个意义上说，公共健康伦理就是对政府、公共健康专业人员及公民个人责任的伦理要求，责任伦理是公共健康伦理的实质和核心。"①

公共卫生健康领域追求的两个目标是提高人民群众的健康水平和公平地分配公共卫生健康资源。维护这两个目标的行动不仅涉及政府、企业、公众、专业人员等利益相关者的道德责任问题，还涉及环境卫生，人们的生活方式，以及社会经济发展的治理模式问题。而责任伦理正是作为公共卫生健康伦理研究的一个视角，在处理公共卫生实践的各种问题，如评估极其复杂的行为目的与结果间的因果联系、解决因缺乏价值共识而引发的对抗性冲突方面，可以为公共卫生事业的发展提供重要的伦理支持。

一、卫生健康责任伦理

研究责任问题的弗雷德里克·莫舍(Frederick Mosher)说过："责任很可能是行政——无论是公共行政还是私人行政——的词汇表中最重要的词语。"②而且肯定地说，公共卫生健康伦理研究特别看重责任的价值和在伦理体系中的地位。重点对公共健康责任问题进行伦理学研究的喻文德和李伦就明确提出："公共健康伦理是在公共健康实践中逐渐形成的相关

---

① 朱海林.公共健康伦理:关于公共健康问题的伦理解读[J].河南师范大学学报,2012(1).

① 朱海林.公共健康伦理:关于公共健康问题的伦理解读[J].河南师范大学学报,2012(1).

② [美]珍妮特·V.登哈特,罗伯特·B.登哈特.新公共服务:服务,而不是掌舵[M].丁煌,译.北京:中国人民大学出版社,2004:116.

责任主体为促进公共公众健康、预防疾病和伤害所必须遵守的价值原则和行为规范。公共健康伦理学则是一门研究与公共健康相关的伦理问题的应用伦理学学科。责任是应用伦理学的核心范畴。因此，从理论实质上来看，公共健康伦理是一种责任伦理。"①

(一) 责任与责任伦理

1. 责任的内涵

如同伦理学中的许多概念一样，责任是一个多义词，人们往往根据研究问题的需要，对其做出不同的解释并赋以具体内涵。在西方词汇中，责任的本意是指：对于一个人的职务或角色而言，做他或她应该做的事，这种应该做的事又可分成应该做的或有义务做的（obligatory）事、不应该做的或禁止做的（prohibitive）事、允许做的或可做可不做的（permissive）事，等等。在英语词组中，还有预防性责任 Vorsorgeverantwortung、前瞻性责任 Vorausverantwortung、关护性责任 Fuersorglichkeitsverantwortung 等等说法，有时人们还喜欢用字符串组成的词组来表示责任的内涵，比如responsibility、accountability、answerability、liability 等等，内中都含有责任的意思。由于这些词组在现实生活中应用频率较高且深入到许多新的公共生活领域，以至于我们将其译成汉语时，有时很难选择较为恰当的汉语词汇与其对应。就此而言，可以表明责任组成为合成词组所反映出来的是不同责任类型的差异，如根据责任内含的社会与自我属性分析，有自我责任与社会责任之间的相统一关系。它要求从事行为活动的主体既应向社会负责，也应向自我负责；还可以按照责任的认定程序划分，有追溯性责任（因果的过失行为责任）与前瞻性责任（未来的关护性责任）的事前与事后责任定性的不同；以行为主体与其所担之责的程度差异界定，可有能力责任与角色任务性责任之别。

责任问题历来为人们广泛关注。西方历史上的责任一词常常被指向主体品性，即作为人的一种德性存在来解释，此时的责任被人们理解为是个人对他人、个人对社会所表现出来的品行责任。如古希腊时期著名的思想家柏拉图所追求的理想国就是一个存在正义的城邦，城邦里的每个公民能够做到尽自己所能而"各司其职"，就是在承担维护城邦的正义责任。柏拉图的学生亚里士多德支持老师的责任说，认为责任就是指每个公民在道德上对自己所做出的行为或品格负有必然责任。他明确指出："如果一个

---

① 喻文德，李伦.论公共健康伦理的理论实质[J].社会科学辑刊，2008(6).

人在某种意义上对他的品质负有责任,他也在某种意义上要自己对其善的观念负有责任。如果一个人对自己的善的观念不负有责任,就没有人对他所作的恶负有责任……他追求其目的的行为也就不是出于选择的行为。"①责任后来逐渐成为伦理学领域的重要研究内容,但是在具体内涵上,却存在着义务伦理和功利伦理对其不同的解释和争论,如义务伦理学特别看重责任的价值禀赋,认为人的行为必须按照某种道德原则的要求和自己内心世界产生的某种"善良意志"的正当性动机去行动,这即是遵循人的道德责任去行动。著名的哲学家康德在他的《道德形而上学原理》一书中就特别强调责任"这一概念就是善良意志的体现",指出人的"道德行为不能出于爱好,而只能出于责任";而且认为"只有出于责任的行为才具有道德价值"。②与义务论的责任观强调责任源于人的内心"善良意志"生成德性的观点不同,传统的功利主义责任伦理观认为责任主要是人的外在功利追求的产物,人们承担的责任行为选择目标就是其行动能否带来大多数人的"普遍幸福"功利的满足或实现。

在中国文化语境中,责任是一种职责和任务,是身处社会的个体成员必须遵守的带有强制性的规则和条例要求。"责"有索取、负责、责罚之意,"任"有任务、担负、任职之意。责任二字组词所表达的意思是作为行动主体的个人因为处在社会关系之中,所以就应承担应尽责任和未应尽的过失责任。如果进一步分析责任的内涵,我们还可以进一步挖掘出三种含义。其一是指人在社会关系中所产生的角色责任,即在角色共性规则下应该做、必须做的事情,是承担一定角色的人应做的份内之事,如职业领域的"岗位责任",此时责任与职责的概念接近。其二是没有在角色责任限定范围内的义务责任,可以理解为行为主体可做可不做的事情。是一个人对特定事项的发生、发展和变化及其结果自己认为应当负有的积极义务,即从事维持或者构建社会关系过程中形成和保持必须承担的,并为之付出相应努力的行为,如履行合同的"担保责任"就是一种法律规定的当事人所需承担的主动责任。其三是指一个人不得不做的或没有做好自己工作而应承担的后果责任。这时的责任与义务是一个意思,如同研究伦理学的王海明教授所说的:"任何义务,当其被义务人违反时,该义务人便成为责任人,而他所违反的义务,便成为他的责任。"③这时的责任就有谴责、惩罚当事人之义,因而体现为一种消极责任。

---

① [古希腊]亚里士多德.尼各马可伦理学[M].廖申白,译注.北京:商务印书馆,2003:75.
② [德]伊努曼尔·康德.道德形而上学原理[M].苗力田,译.上海:世纪出版集团,2005:36.
③ 王海明.公正　平等　人道:社会治理的道德原则体系[M].北京:北京大学出版社,2000:27.

2. 责任伦理

责任产生于社会关系中的相互承诺,人们在社会舞台上扮演某种角色,意味着承担着某种伦理责任。责任伦理即是指人们在履行伦理原则和规范的行为过程中对他人、对社会所承担的责任。这一责任伦理系统由五项基本要素构成:一是行为主体(受法律保障的具备自由意志的和认知能力的个体、团体);二是行为对象(人或物或事件或任务)及行为后果;三是为履行责任而向监督组织或体系主动提供有效保障的责任;四是根据具体情境提出的完成任务的标准;五是产生行为的某一领域。

责任伦理主要是研究伦理行为主体在履行伦理原则、道德实践的后果方面所承担的责任,它不是相对于经济责任、政治责任、行政责任、人际责任的道德实践而言的,而是针对伦理原则、规范的道德实践而言的。这意味着"道德所规定的主体应当履行的责任,是主体出于道德这一主体力量来选择和履行的责任"。①这种责任伦理自然属于伦理的责任范畴。这一"伦理的责任"还是道德主体出于对伦理的选择,是对其履行伦理原则、规范后果的责任反思,是伦理所规定的对行为主体的自我控制。由此可以认为,这种伦理主体对伦理责任关注的意义在于:"不仅仅是限于检查某一伦理行为的后果,而在于培养崇尚道德的人或集体;主体对于伦理责任的承担,就意味着对道德目标和道德价值的坚守;主体对于伦理责任的承担,同时也是养成自己良好的道德品质的通道。"②

责任伦理作为一个新的道德价值观念被人们所认同,与德国社会科学家和行政伦理学家马克斯·韦伯有着重要关系。马克斯·韦伯在一次题为《作为职业的政治》的演讲中,针对当时的政治家只讲权利运用而不考虑行为后果的现象,将原来人们所理解的责任概念做了"责任伦理"与"信念伦理"的区分。信念伦理是按照信念或信仰去做事,不管结果;责任伦理是要对事情的结果负责,体现的是一种严肃生活的价值尺度。韦伯做这种区分的目的是呼吁人类社会应当倡导一种超越信念伦理的责任伦理,应当在具体的实践中积极关注主体行为产生的后果并诉求主体为其承担责任,进而推动主体以负责任的态度与观念来从事公共活动。在马克斯·韦伯看来,责任伦理与职业道德规范的性质一样,其实也就是一种"突出地表现于职业道德领域,它利用行业、职业规定将责任内化为规范性制度化的伦理

---

① 彭定光.论责任、道德责任与政府道德责任[J].湖南师范大学社会科学学报,2016,45(6).
② 杜治政.有关责任伦理几个问题的认识[J].医学与哲学,2020(6).

条款,并强制加以推行,具有极强的可操作性和现实意义"。①由此主张人们应当在坚持"信念伦理"的善良信念指引下,责无旁贷地承担起自身应尽的责任。

马克斯·韦伯关于责任伦理的思想是适应工业化时代进程的社会发展需要而提出来的一种责任伦理观,其思想观点包含着一定的符合伦理价值要求的合理成分。但是,他在研究责任伦理问题时,主要将其放在职业工作的领域,其实只能是部分地解决了职业领域的一些道德规范问题,并不能解决超越于职业之外的更为广阔领域的道德问题。而且研究责任伦理,是有必要区分人们工作的责任与伦理责任的,不应将一般的工作责任代替伦理责任,尽管任何工作都具有一定的伦理意义。比如我们在工作上常常提出"对谁负责、对什么负责、谁来负责"的一些伦理问题,但是这些问题实质上是属于工作性质的而不是伦理性质的道德问题,更不是面对整个时代所提出的和需要解决的伦理问题。

为了回应"人类行为之变化了的特性要求伦理学也发生变化"②的实践挑战,德裔美籍学者汉斯·忧那思(Hans Jonas)在更为广阔的范围提出了人类有责任关注人类命运的"责任伦理"新概念。忧那思有关责任的基本观点是:现代社会,由于学科技术的创造能力得以在人类生活的各个领域极大地发挥,发展之快已经远远超越于这个时代的伦理思维的价值取向,从而产生出许多这一时代无法解决而又必须面对的生存难题,例如对生态空间环境摧毁性的破坏引发的全球气候环境的恶化、人类获取食物所依赖的土地沙漠化现象严重、动植物生存空间的破坏和食物链断裂所带来的物种灭绝和消失等等。由于当代科技文明所产生的全球生态危机以及"人类行为之变化了的特性要求伦理学也发生变化"③,迫使人类需要面对严酷的现实树立起一种新的人类责任伦理共识:即人类需要通过对自己力量"进行自愿的责任限制,不允许我们已经变得如此巨大的力量最终摧毁我们自己(或者我们的后代)"。④或者说,现今人类生存环境不断地恶化并没有因为科学技术快速发展得到缓解,无数的环保努力也没能换来人类对生态自然的重视和担忧。这使得人类被迫需要道德价值取向上的转向,人类的道德行为责任和根本任务已经不是在寻求生产和生活实践的某种最

①　[美]马克斯·韦伯.韦伯作品集:中国宗教·宗教与世界:第5卷[M].康乐,简惠美,译.桂林:广西师范大学出版社,2004:45.
②③　[德]忧那思.责任之原则:工业技术文明之伦理的一种尝试[M].美因河畔法兰克福,1984:15.
④　甘绍平.应用伦理学前沿问题研究[M].南昌:江西人民出版社,2002:137.

大的善，而在于克服和阻止人类自身行为所产生的一种最大的恶，以此实现和达成拯救濒危者和保护受害者的人类发展目标。忧那思认为这是一种新的人类道德义务，其中体现出来的是人群不是作为个体而是作为社会整体的责任。从而"推动整个社会建立起一种防范意识，预防人类不负责的行为后果给人类本身带来的威胁，阻止罪恶与痛苦，维护生命个体及生命种类的延续。而这样一种关护意识和责任的感觉，是作为行为主体的我们主动提出来的，它并不以被关护者的回报为前提，也无需以同样权能的理性主体之间的关系为前提"。①

分析忧那思的一些责任伦理思想，可以看出他在研究问题时，是把具体的道德实践情景作为理论推理的起点，从当下所处的境遇出发，提示人类本身在已经具备了摧毁未来力量的境况下，选择伦理学为此承担拯救自身的使命。他的责任伦理思想及其独特的和重要之处在其特别强调科技时代对于他人以及后人的伦理责任，意味着个体对环境所发生的行为不仅关系到当下自己的生存和发展，而且关系到人类整体的持续性存在。认真分析忧那思的这种思想，虽然未必能做到系统而深刻，但是对于学界在公共卫生健康领域推进责任伦理研究却有着重要的启示与唤醒作用。

(二) 公共健康的主体责任

1. 公共健康责任

众所周知，社会是由一个个"个体"的人组成的，个体存在总是一种社会规定性的存在。任何的社会系统又不是由独立的个体元素简单相加而成的整体，而是由个体责任与义务相互联系组成的有机统一体。在西方的伦理文化传统中，关于责任伦理之说以及人们强调的普适性的道德规则几乎都与个体行为相关，如人们说善良即是指个人善良，说到义务也是指个体所负担的义务。但是进入工业化、城市化的现代社会后，面对越来越复杂的巨大社会系统，其实个人的行为影响空间已越来越小，谁也无法对事物的变化发展起本质性的作用。在这种情况下，传统上所指的个体（我），事实上已经无法仅指一个人的个体，而多半被指为扩大了的个体（我们）。于是，责任伦理研究对象所指向的主体，就成为既包括被认为具有认识和实践能力的主体（个人），又包括抽象的行为主体（政府、各种组织）在内的主体（法人）。

---

① ［德］忧那思.责任之原则：工业技术文明之伦理的一种尝试［M］.美因河畔法兰克福，1984：18.

公共卫生健康伦理追求的是大多数人的健康目标,对于传统的功利主义伦理有着天然倾向性的价值诉求,而"功利主义的价值取向表明,公共健康伦理十分重视行为的后果。对行为后果的重视,也就是对责任的重视。因此,公共健康伦理是以对人口健康的社会责任为归宿的"。①由此,对大多数人的卫生健康责任伦理也就成为公共卫生健康伦理研究中需要重点关照、集中解决的主要问题。按照研究责任伦理的喻文德博士的说法,责任问题应当成为公共健康伦理研究的实质和核心。

公共卫生健康的责任概念也可以从权利与责任紧密相关的角度加以理解。通常,人们将权利与义务或者责任关系理解为一种相互依存而存在的关系:"没有无义务的权利,也没有无权利的义务。"②关于健康的权利与义务关系也具有同样的属性。一般说来,健康权利主体主要是指符合健康权法律规定,享有一定权利承担相应义务的所有自然人、拟制人或组织群体。健康权利的一般主体享受来自公共社会的综合卫生健康制度服务的权利。通常理解为一项获得可及、易用、可支付、适当质量与健康有关的各种服务、设施、用品的权利。而且这一权利主体行使的权利是其他一切权利的基础。这是因为一个自然人作为权利主体,如果没有了健康,就不可能从事物质文化和精神文化生产,也就在社会中失去了存在和发展的价值意义,自身上所具有的其他一切权利也就随之受到极大的削弱,甚至随之失去了存在价值。因此,健康主体作为对健康权利要求的回应而产生了维护权利的义务责任,即"人的健康权利产生出一个确保足量水平健康所必要的社会条件到位的义务"。③因为维护人的健康权利的需要,必然会对参与公共卫生健康领域行动的主体提出义务责任要求,特别是对政府主体提出健康需要的基本诉求。正是在此意义上,强调责任伦理的学者喻文德说:"公共健康是一种集体人权,人权的实现离不开责任的履行。只有每一种社会角色充分履行自己的责任,公共健康的目标才能实现……从理论实质上看,公共健康伦理是一种责任伦理。"④

在公共卫生与健康领域,参与其中活动的主体是公共卫生组织与社会各阶层群体和个人。因而,这些主体所承担的社会角色应当成为各种特定的组织、集体或个人在特定社会关系中的坐标定位。如在国家领域,最重要的责任主体即是政府及公共卫生健康组织,而它们的责任主体资格即来

① 喻文德.公共健康伦理探究[M].长沙:湖南大学出版社,2015:37.
② [意]葛兰西.狱中札记[M].曹雷雨,等,译.北京:中国社会科学出版社,2000:7.
③ 翟晓梅,邱仁宗.公共卫生伦理学[M].北京:中国社会科学出版社,2016:42.
④ 喻文德,李伦.论公共健康伦理的理论实质[J].社会科学辑刊,2008(6).

源于一个契约社会的公权力授予;在市场领域,参与其中活动的最重要责任主体是那些从事公共卫生健康产品生产和服务的企业,它们的责任主体资格来源于市场经济活动中卫生健康企业制度建设和企业自身追逐利润的原动力;在公民社会领域,其责任主体是享有一定健康权利和承担相应义务的公民与社会组织,他们作为责任主体的资格依赖于公共卫生健康事务管理的社会合作机制和为社会共同体所认同的参与其中活动的义务。

2. 主体的伦理责任

公共卫生健康责任伦理一般说来是人作为主体所主动承担的一种道德责任的自觉行动,这与法律责任的强制作用完全不同。在公共事务管理领域所有人类共同生活的规则体系中,法律秩序拥有着特殊地位。法律秩序是由法所确立和维护的,通过国家执法机关采取强制手段来保证行为主体对其承担责任的封闭反馈系统,这一规范行为主体的处罚机制属于消极责任,其所带来的结果也会一定程度上抑制行为主体承担责任的自觉性,从而在履行岗位责任的过程中,难以做到使法律责任的缺陷和不充分性得到纠正和补充,就这点上说,法律责任的履行又有着难以克服的不足。与法律责任不同,公共卫生健康伦理责任主要指向的是一种道德责任,这种具有伦理意蕴的道德责任体现为维护公共健康利益所具有的自觉自愿的一种积极主动的心态,主要通过信念、价值观、良心等行使道德律令,是行为主体的一种积极道德承诺的自觉约束机制,而不是依靠外在力量强迫行为主体遵守的刚性强制机制,因而能够充分发挥积极承担责任的主观能动作用。

公共卫生健康是关于人口健康的一种集体行动,这种集体行动内含着对行动参与者的责任伦理要求。公共卫生健康责任伦理事实上关系到政府、社会组织、健康医疗服务业和产品生产企业、公众等共生共存问题,也是所有社会成员不能置身其外而需要广泛参与才能解决的共同发展问题。意味着公共卫生健康伦理是建立在保护和促进人口健康的社会责任基础之上的一种责任体系,而维护公共卫生健康必然成为全体社会成员共同承担的责任,这种共同责任不仅需要由国家政策与法律加以明确规定,而且还要确定道德规范对利益相关者的道德责任作出相应的规定,以确证不同的社会角色与所承担责任之间的内在联系以及履约方式,并且为公共卫生健康伦理具有责任伦理的属性提供理论依据。如健康保障责任包括评估健康状况,及早发现疾病,干预疾病影响因素和控制疾病风险等许多具体要求。健康保障体系的主体责任包括政府责任、机构责任、社会责任、企业责任、个人责任。在这一责任保障体系中,作为责任主体的个人、社区、医疗单位、生产企业、政府等等都是健康利益相关方,同时也构成健康责任相关方,不同的健康利益主体之间又应承担不同的伦理责任。

公共卫生健康保障责任体系中最为突出的是政府主体为民众谋求健康福利和管理公共卫生健康的义务责任。这是因为公共卫生健康本质上是全体公民共享的公共健康利益,就此而言,"对于现代社会的经济组织来说,国家需要的已经不再是发布命令的权力,而是满足的义务。我们承认统治阶级仍然保有着一定的权力;但是,他们如今保有权力的根据不再是他们所享有的权利,而是他们所必须履行的义务"。①

公共卫生健康本质上是一种全体公民共享的公共健康利益,决定了管理公共事务的政府在维护公共卫生健康利益过程中,应当以公共的整体利益为目标来实现公共卫生健康利益的最大化。由此可以推论:公共卫生健康这一伦理目标与功利主义所强调的"最大多数人的最大幸福"观点十分相似,或者可说"公共健康实践有着强烈的目的性,即保护和促进公众的健康,这种目的性决定了它与功利主义这种典型的目的论存在着千丝万缕的联系"。②我国伦理学界的领军人物万俊人也认为"仅仅就公共社会的福利目标而言,功利主义伦理学的所谓'最大多数人的最大幸福'原则并无不妥"。③这也正如公共卫生健康研究学者阿曼达·伯尔斯所指出的那样:"许多公共健康人员都认为,既然他们的工作是代表人口的利益,为了创造最大的健康收益,那么功利主义原则就理应成为指导他们决策的基本伦理理论。"④

如同功利主义者的观点一样,人类所以组成社会和国家并以此维护和支持自己的公共生活,通常可以认为主要出于人的自由、福利和安全的目的。政府存在的最大理由就是公共健康利益是一切公共卫生政策的出发点和最终目的,它的作用在于最优地维持对每个社会成员健康有利的条件并达到对每个人健康有利的目标,而健康福利和安全都与公共卫生健康服务条件与水平发生直接的联系,如一个健康的个体对于公众或社区环境中的其他个体而言,并无碍于他人健康。然而,当某个个体患有某种传染性疾病,个体的不健康与公共的健康就会产生一种紧张关系,甚至对公共卫

①　[法]莱昂·狄骥.公法的变迁·法律与国家[M].郑戈,冷静,译.辽海出版社,春风文艺出版社,1999:导论.

②　史军.公艺健康实践的伦理原则探析[J].科学技术与辩证法,2007(7).

③　万俊人.现代公共管理伦理导论[M].北京:人民出版社,2005:28.

④　Burls, Public Participation in Public Health Decision[A]. In Peter Bradely and Amanda Burs, Ethics in Public and Community Health[C]. London: Routledge, 2000.

生健康构成严重威胁。而此时社会以公共卫生健康之名对个人自由权利进行干预与限制就具有了合理性,从中可以看出政府对于公共卫生健康管理的首要伦理责任自然就是为公共社会的全体成员谋求优先的健康福利,即维护公共社会的整体健康利益至上。

公共卫生健康伦理的集体行动主要以道德自律的形式创造出社会性与安全性的价值统一,这是因为公共卫生健康本质上是一种公共健康的"善",其实质体现出来的是一种不可分割的与公共卫生健康利益发生密切相关的各种要素的健康生产能力的集合。包括经济发展、生产安全、交通安全、产品质量、环境保护、收入分配、人们的行为和生活方式、流行病、医疗卫生体制、医疗保健资源的分配等,公共卫生健康与社会联系的广泛性充分表明它是一个国家的公共卫生健康政策议题,决定了政府必须采取积极的措施和使用健康治权来维护公共卫生健康利益,如果政府缺位或者在位而不作为,那就等于对公共卫生健康利益的实质侵犯。英国哲学家和社会学家鲍桑葵就一再坚持这种公共健康领域国家至上的观点,认为国家是公共健康意志的体现,是一种至高无上的权力,为此主张面对公共卫生健康利益,个人应当小我服从大我。这是因为公共卫生健康"权利是得到社会承认并由国家加以维护的要求"。[1]国家实施公共卫生健康管理的基础是因为各种特殊利益系统中出现了全体公民对共同健康利益的需求,由此要求国家行使健康治理权力来扫除所有障碍以保护共同体健康利益的责任。因此,因为国家维护公共卫生健康利益权力与责任的正当性,决定了社会成员在公共卫生健康领域必须服从于维护共同健康利益的需要,自觉接受公共卫生健康规制的约束,这种健康主体的自律行为是一种为社会所普遍认同的道德选择。

公共卫生健康伦理作为一种重视责任的伦理体系,除了政府有必要承担责任,还涉及社会组织、生产与健康有关产品和开展公共卫生健康服务的企业,涉及活动在公共卫生健康领域的每一位专业人员以及享有健康权利的每一位社会成员的责任问题。也就是说,面对公共卫生健康领域的各种事关公众健康的问题,每个公民、每个社会团体,各级政府都要按照一定的伦理规范来行事,承担一定的道德责任。公共卫生健康责任就贯穿在公共卫生实践以及克服公共卫生健康危机的各个方面和各个环节之中,需要政府、健康企业、媒体和专业医护人员等多元主体共同承担。

---

① [英]鲍桑葵.关于国家的哲学理论[M].汪淑钧,译.北京:商务印书馆,2010:207.

二、政府的健康管理责任

(一) 维护全民健康的政府责任

维护公共健康是政府必然承担的责任,这一责任是作为公民具有天然的不可剥夺的健康权利而产生的,甚至是不需要自证就可以成立的伦理命题。我国著名的公共卫生伦理学家邱仁宗说:"作为一个伦理问题,这个问题的提法应该是:政府是否应该对公共卫生负有责任? 但这个问题可以换一种提法,就是公民有没有健康的权利? 如果承认公民有健康权利,那么理所当然,政府对公民的健康就负有义务以及相应的责任。"①

1. 行政责任是健康管理的核心

政府是掌握公共权力的进行社会活动的主体,其行政责任包含着对内进行组织管理和对外服务于公民两个方面的内容,即政府"负责任的管理模式……既承认对组织的义务也承认对公民的义务……当这两种义务发生冲突时,更为根本的义务是对公民的义务"②。

在公共卫生健康领域,政府对其内部的管理责任就是管理理念、管理制度和正常运转所必须做的事或者必须履行的义务,其管理健康的职能就体现在政府"如何做事"的行政责任上,即源于法律的、社会组织的、广大民众的等等那些外在主体赋予政府作为公共管理责任主体的岗位要求、角色期待和制度安排,其核心之处在于服从并落实上级的指令或者所规定的职业责任。从这个角度来看,我国的各级卫生健康行政部门(卫健委)和公共卫生机构作为健康管理的行政主体,要积极地对社会民众的要求做出回应,为此而在行政岗位上承担起服务于公众的角色责任。

政府的行政责任主要体现在三个方面:

(1) 规划责任

规划责任是指政府制定实施健康战略与公共卫生政策的分内工作,即政府制定实施国家和地区的健康发展战略,组织实施健康促进的规划和行动,将健康理念融入各项政策及其制定过程的责任。对我国来说,通过政府制定各类长期发展规划及相应的法律法规,促进公共卫生服务均等化,

---

① 邱仁宗.公共卫生伦理学与传染病控制中的伦理问题[A].曾光.中国公共卫生与健康新思维[C].北京:人民出版社,2006:237.

② [美]特里·L.库珀.行政伦理学:实现行政责任的途径[M].张秀琴,译.北京:中国人民大学出版社,2001:227.

是保障全体人民共享基本卫生医疗服务的发展成果,维护社会公平正义的客观体现,也是公共卫生服务发展的重要战略目标。为此,政府通过建设健康管理制度,制定公共卫生健康政策,甚至制定一些卫生健康法律法规等多种措施,运用对策、方式和方法的合力,构建适应我国公共卫生服务均等化要求的有效治理机制,以保障全体公民均等享有基本的公共卫生健康服务。

（2）财政责任

财政责任是指政府通过财政手段公平而有效率地配置公共卫生资源。

共享公共卫生健康是全体社会成员的一项积极权利,全民共享的公共卫生健康目标的实现需要政府在分配公共卫生资源方面发挥作用。"如果政府的政策和措施促进了公共健康水平的提高以及公共资源的公平分配,那么政府履行了自己应尽的责任,是一个负责任的政府,在道德上是善的。"[①]对我国来说,政府的公共财政投入是公共卫生健康服务最重要的经费来源,因为财政制度的完善直接决定了国家公共卫生健康服务领域的发展水平,决定了政府必须在优化和完善公共卫生健康服务和多元筹资等方面,承担起对公共卫生健康资源可及性服务的责任。

（3）监管责任

监管责任是指政府通过实行强有力的监督和管理来完成计划目标。

在公共卫生健康服务多元供给过程中,政府应当运用自身的公共权力制定并实施保证公共卫生健康服务的供给效率,实现对多元参与主体的行为进行监督和管理。各级政府应当根据地方公共体育服务的具体内容,制定清晰详尽的公共卫生健康服务监管的内容体系,政府应当对公共卫生健康服务供给的目标落实、服务标准执行、服务过程的程序与效率等具体内容进行监管,对公共卫生健康服务监管过程中出现的问题对负责管理的人员进行问责,以实现公平而有效率的公共卫生健康服务和供给。

2. 健康管理的责任原则

在公共卫生健康保护的责任体系中,政府是公共卫生健康条件的创造者和保护者,也是公共卫生资源的主要分配者和服务者,因此而承担社会上其他责任主体不可能承担的主导健康管理的责任。

在公共卫生健康责任体系中,政府在公共卫生健康领域所承担的角色范围广泛而且责任繁重,包括制定公共卫生健康政策与一些条例来管理和促进公共卫生健康事业的发展,对公共卫生健康产品和服务进行市场监

---

① 喻文德,李伦.论公共健康伦理的理论实质[J].社会科学辑刊,2008(6).

督、检查、检测以维护公共卫生健康领域的秩序,进行公共卫生健康资源分配;在应对突发公共卫生事件和传染病流行时动员、组织全社会力量参与防疫救灾和防御灾害风险;对公众进行健康教育,减少健康不平等和促进健康公平,保护社会脆弱人群的健康,培训公共卫生健康专业技术人员;在国际公共卫生与健康领域代表国家为构建人类卫生健康命运共同体而采取积极行动等方面。

就公共卫生健康管理来说,一个具有道德自觉和为民负责的政府,应当坚持公共卫生健康的伦理原则,积极回应社会成员向政府提出的公共卫生健康产品和服务要求。政府有责任制定公共卫生政策以实现对公共卫生健康管理的主导作用,公正而有效率地向民众提供公共卫生产品和服务,优化产品服务并维护民众的健康利益。

政府坚持公共卫生健康伦理原则应当包括四个方面:

(1) 整体健康功利原则

整体健康功利原则是公共卫生健康伦理的核心价值体现,与政府的关系最为密切。现代政府行政管理职能之一在于为人民群众创造整体福祉,公共卫生健康自然是公共卫生政策必须关注和保护的对象,这就使得"一切以人民健康为中心"的核心价值理念必然成为政府维护整体健康利益的首要责任。而政府作为公共领域活动的主体,其参与程度和方式决定着公共健康利益实现的水平和程度。政府制定的公共卫生政策需要最大限度地满足全体社会成员对健康的需要,有责任加强对公共卫生体系特别是重大疾病的防控体系建设的投入,并且力求最大限度地实现使"最大多数人受益"的整体目标。而且基于这种战略责任的考虑,"公共健康之所以将有限的医疗资源优先用于整体健康人群的疾病预防,而不是优先用于个体患者的治疗,是因为'预防'的成本在绝大多数情况下都低于治疗。用于整体预防通常可以产生更大的健康收益"。①

(2) 最小利益侵害原则

整体功利原则要求整个社会实现公共卫生健康福利的最大化,这意味着在公共卫生实践中不得不采取侵害一部分人利益的措施和手段来实现整体利益。此时政府所要坚持的最小侵害原则实际上就是对受到侵害和做出牺牲的健康利益方尽可能降到最低程度的侵害。健康权利是每个人都应享有的基本人权,作为政府既有维护公共健康利益的最高健康权利的责任,也必须尊重和维护每个公民享有的健康权利,而且公民的这一健康

---

① 史军.权利与善:公共健康的伦理研究[M].北京:中国社会科学出版社,2010:177.

权利不能因为居民所在地区、医疗资源供给的差异或其他人为因素而被忽视或者受到否定。如在传染病流行时期,为了维护公共卫生健康利益和安全,就有必要对疾病感染者采取限制自由、强制检查、隔离等措施,此时对个人隐私权的适当侵入和个人行动自由权利的必要限制就具有了合理性,意味着处在公共卫生危机状态下的个人权益与公共健康权益之间发生冲突时,最小利益侵害原则所寻求的是"用最小的个人权利侵害换取最大的公共健康收益,这实际上是要求一种功利主义式的成本——收益平衡计算'两利相权取其重、两害相衡取其轻',在各种方案中选择成本——收益率最高的方案"。①

（3）促进健康公平原则

公共卫生健康是一种需要全体成员共同努力才能实现的"共同善",由此决定了公共卫生健康是由所有社会成员参与并为所有社会成员所共同享有的公平健康。如果现有的公共卫生资源不能做到使全社会成员都受益,或者说体现在公共卫生经费上的不足,使得基本公共卫生服务受到限制,无法满足对全体社会成员的广泛覆盖和实现公平目标的情况下,就需要政府坚持以健康公平原则为优先考虑来制定公共卫生政策,此时政府实现公共健康公平的出发点和落脚点是看哪一种卫生健康资源分配和制度安排能够使那些处境最不利者,那些处在不利的健康状况之中且最需要社会关照的底层群体。至少在基本的公共卫生服务方面加大投入以保证实现基本公共卫生健康服务上的公平。如果这种投入地方政府无力承担,就应由中央财政来统筹考虑,体现"低收入人口优先受益"的基本公共卫生服务均等化原则,从而保证无论是贫困地区还是富裕地区的每个社会成员都能平等地享受到基本的公共卫生服务,实现健康利益均等化。

（4）补偿正义原则

在公共卫生健康实践中,政府因为实行某种公共卫生政策和实施对个人最小侵害的原则,从而给个人健康权益带来损失的,有义务对健康权益受到侵害或付出牺牲的部分权益做出补偿。这是因为"正义的一个重要作用就是对个体造成的不正义进行矫正,而矫正的一个重要途径就是补偿。在公共健康实践中,当个体的自由、隐私、财产等权利为了公众的健康利益而受到牺牲时,社会就有义务对他们的这种牺牲做出补偿"。②

补偿正义原则在伦理上是调整公共利益与个人利益之间关系的社会

---

① 史军.权利与善:公共健康的伦理研究[M].北京:中国社会科学出版社,2010:187.
② 史军.权利与善:公共健康的伦理研究[M].北京:中国社会科学出版社,2010:191.

基本制度,可以通过政府制定符合正义伦理原则的公共卫生政策体现出来。如我国的《传染病防治法》第十一条就有体现补偿正义原则的规定:病患者"在隔离期间,实施隔离措施的人民政府应当对被隔离人员提供生活保障;被隔离人员有工作单位的,所在单位不得停止支付其隔离期间的工作报酬"。第四十五条规定:"传染病暴发、流行时……紧急调集人员的,应当按照规定给予合理报酬。临时征用房屋,交通工具以及相关设施、设备的,应当依法给予补偿。"

(二) 政府的行政责任伦理

1. 客观责任与主观责任

从政府健康管理的行政责任来源角度分析,政府承担公共卫生健康的管理责任有内在的主观责任与外在的客观责任之别。

客观责任,是指那些由外在于责任主体的社会、组织或他人通过法律的、制度的、契约的形式所施加给公共卫生健康行政主体的义务和责任。美国行政伦理学教授库里·L.库珀认为:"客观责任源于法律、组织机构、社会对行政人员的角色期待。"[①]从库珀理解的角度来看卫生健康领域的行政主体所承担的客观责任问题,可以认为主体承担的客观责任是源于社会对健康管理的行政职业岗位需求考虑,要求政府及其公共卫生人员如何做好公共卫生以保障全体社会成员的健康。这就是说,公共卫生健康部门的行政人员一旦接受了政府安排的某一职位,就等于接受了民众对公共卫生健康的行政角色期望与约束管理的责任。这其中的直接责任显然就是卫生健康行政岗位上的责任,它要求经过法定程序进入这一公共卫生健康体系中的行政管理人员一经确立其职务和角色关系,就必须履行其相应的职责。这意味着行政人员在一定的法规制度适用范围内,需要对职务负责也就等同于对法律负责,社会对卫生健康行政人员的依法行政行为要求也由此产生。

在公共卫生健康管理体系中,政府作为行政主体所坚持的客观责任是依法行政所必需的。然而在公共卫生实践领域、尤其是在突发的公共卫生事件应急响应的特殊时期,这种硬性的制度安排与解决复杂的实际问题有时很难做到合理对接,致使其行政责任的有效履行受到限制。为了克服健康管理中客观责任的不足,需要确认公共卫生健康行政管理中主观责任的

---

① [美]特里·L.库珀.行政伦理学:实现行政责任的途径[M].张秀琴,译.北京:中国人民大学出版社,2001:79.

存在价值并重视其作用的发挥。

主观责任是指作为行政主体出于忠诚、良知、信念等个性心理特征的内部力量，以及由于对自己职业角色责任期待而形成的一种责任意识。库珀认为，行政的主观责任源于行政领导内在的道德操守和对真善美的行政行为的追求，其中的价值观是信念系统的核心，并且对行政主体的行为产生重要的影响。心理因素也会对行政主体的行动起到影响作用。但它表现为一种动态的变化过程，并没有一种固定的行为模式，随机应变性较大，且因人而异，或者理解为"自己感受到并因此而采取行动的责任"。①应当说，这是一种行政人员根植于自己对忠诚与良知的伦理自觉的道德责任。行政人员在履行公务活动中，常常会遇到多样的、充满歧义的、有时甚至是尖锐的矛盾与伦理冲突。这时，就需要进行合伦理性的主观价值判断和运用行政主体的道德自主性选择机制来平衡矛盾和冲突，需要行政主体有内在的良好的道德品质以确保选择的合伦理性，于是有了发挥主观责任作用的必要。

在公共卫生健康伦理的责任体系中，政府及其行政人员在公共卫生健康管理领域的主观责任意识在解决公共卫生实践中的伦理冲突是十分重要的。长期以来，公共卫生健康管理的客观角色责任缺失和履行不到位问题的存在，使行政主体逐渐意识到主观道德责任存在的必要，健康管理伦理需要确立主观责任的伦理原则。这是因为公共卫生健康管理中政府主体的"主观责任不仅是人类活动的一个不可避免的方面，它从我们的社会化过程和其他角色中产生出来，而且，需要履行客观责任，其连续性和内部控制力量能够使行政人员以一种相对可预测的方式形成自由裁量权，公众也因此会对行政人员产生一种信任感。伦理过程就是这样的一种手段，通过它，这些主观责任的内部与外部要求得以联系起来，最终使行政责任行为得以产生"。②

2. 积极责任与消极责任

一般说来，公共行政人员的行政责任来源于职权，职权是宪法、法律授予行政机关及其行政人员管理社会的权力，它与公民的权利不同，公民的权利是可以行使也可以放弃的，而行政人员的职权是必须有所作为并发挥作用而不可放弃的。这是因为法律授予公共行政主体的职权，实际上也就是赋予公共行政主体以义务和责任，客观上要求行政人员必须积极去履

---

① ［美］特里·L.库珀.行政伦理学：实现行政责任的途径［M］.张秀琴，译.北京：中国人民大学出版社，2001：79.

② 王文科.公共行政的伦理精神［M］.哈尔滨.黑龙江人民出版社，2005：307.

行。积极的行政责任意味着政府及其行政人员不仅要"正确地做事",即不做法律禁止的事;而且还要"做正确的事",即促使社会环境和人们生活得更为健康,不做有损社会和人的健康的事,这便是积极责任。与此相反,政府因为不依法行使职权,或者滥用职权,或者行政人员因为没有能力承担行政责任,或者无为行政、失职与过失而需要承担后果责任。这种责任与责任者的"不作为"或者"违约"相联系,是因未做好"分内应做之事"而必须承担的责任。出现上述情况时,行政人员要对自己的违法失职行为及其后果负责,有关部门或行政机关必然会追究其行政责任,给予必要的处罚。正是从这个意义上说,公共行政责任实际上等同于一种与监督、管制和制裁行为紧密相关的消极责任。

行政责任伦理关注政府消极责任问题,是因为政府的责任缺失或不作为以及行政人员滥用职权、腐败行为,特别是在公共卫生健康领域出现政府及行政人员的消极责任问题,不仅会给公共卫生健康和人民群众的生命安全带来政治的、经济的、道德的等等方面严重影响,而且对政府的治理能力有着不可低估的破坏力。因此,除了根据问题的性质来决定是否政治问责和法律追究外,还要在行政责任领域进行必要的消极责任追究。包括政府的政策责任追究、政府的执行责任追究,如果因为行政过失而使当事人的权益受到侵害,就需要制定和实行国家行政赔偿制度以体现公平,进而促使行政人员能做到谨慎地责任行政。

三、企业主体的社会责任

当代社会的生态环境恶化和突发公共卫生事件的风险存在,要求现代企业,特别是主要生产公共卫生健康产品的健康企业,在人类生存的物质条件改善和维护公共卫生健康环境,如减少碳排放污染等方面必须承担社会责任。现代企业的生产和经营活动应当是促进而不是破坏人类生产和生活的公共卫生环境,这种美德既是企业发展软实力的象征,也是适应时代需要产生的社会责任价值观在企业生产经营活动的集中体现。

企业社会责任思想起源于亚当·斯密的古典经济学理论,亚当·斯密认为市场有一只"看不见的手"在影响企业的生产经营活动,如果企业尽可能高效率地使用资源以提供社会需要的产品和服务,并以消费者愿意支付的价格销售它们,企业其实就是尽到了自己的社会责任。现代企业社会责任观念的产生与欧美发达国家逐渐兴起的环保、劳工和人权等社会责任运动有着重要关系。是经济社会的全球化发展和国际社会文明发展的产物，也是社会在走向健康与文明过程中落实给企业的一种义务。特别是那些直接向社会提供公共卫生健康产品生产与服务的健康企业，如医药用品、保健食品、卫生保健用品、绿色食品、绿色环保产品、体育健身用品、体育健身场所、医疗康复机构，以及与人们身心健康息息相关的各个生产企业和服务组织，它们通过开展生产和服务活动来满足民众对健康安全的公共卫生环境的期待和健康产品的需要。其生产经营与卫生服务活动与全社会的公共卫生健康发展和进步状况密切相关。

（一）企业社会责任及其实质

1. 企业的社会责任

现代企业是专门从事生产、流通、服务等经济活动，以满足社会需要的实行自主经营、独立核算的，主要以盈利为目的的经济组织。在现代社会分工体系下，企业作为社会经济体系中的重要组成部分，因为创立与发展都离不开公共基础设施建设、产业发展和市场发育等社会提供的外部性条件，由此产生了企业需要承担相应的社会责任问题。然而，关于如何定义企业的社会责任（Corporate social responsibility，简称 CSR），目前还没有形成得到普遍认同的观念意识。一种观点认为企业的社会责任是各种企业发展的综合性要求，其中包括"赚钱的经济责任、守法的法律责任，守德的道德责任和支持项目的慈善责任"。[①]还有一种企业利益本位主义的社会责任观点，认为企业为股东赚钱，发展企业自身是天经地义的，发展企业就是向社会提供产品和满足民众需要，就是为更多的人创造就业机会，因而发展企业就是最大的社会责任。还有一种为大多数企业所认同的社会责任观点，强调现代企业发展必须超越把利润作为唯一目标的传统观念，他们认为那种把赚钱和发展企业作为企业最大的社会责任的观点，其实是对企业社会责任的错误解读，甚至是对企业社会责任本身的一种否定。正确的企业社会责任观点是企业在生产过程中必须重视对人力资源发展价值的关注，强调企业对生态环境、消费者、社会的贡献。至少"在最低的水平上，企业必须承担三种责任：（1）对消费者的关心，比如能否满足使用方便、产品安全等要求；（2）对环境的关心；（3）对最低工作条件的关心"。[②]基于这种观点，可知现代企业通过生产经营活动而承担创造产值和利润的经

①　Bent Egberg Mikkelsen, Declining role of governments in promoting healthy: time to rethingking the role of the rood industry[J]. Scandinavian Journal of Nutrition, 2005, 49(3).

②　[美]P.普拉利.商业伦理[M].洪成文,译.北京:中信出版社,1999:98.

济责任,承担维护企业员工的合法权益的法律责任,同样重要的是企业要承担为产品消费群体、企业所在社区和维持企业经济运行的生态环境做出贡献的社会责任。这是因为从公共行政管理这一方面说,现代社会里的任何企业的成长与走向成功,都不可能游离于社会公共生活的体系和逃避一定的社会秩序规制,决定了企业的社会责任实质是社会针对企业生产经营活动在法律与道德层面提出的期望和要求。

从公共卫生健康伦理研究的视角分析,企业的社会责任即是指社会针对企业因为企业开展生产经营活动而对公共卫生健康环境产生影响的结果,需要在法律与道德层面向企业提出要求承担企业法人的义务。从企业内生的道德基础领域进一步探讨责任伦理的要求,"企业应该承担的社会责任包括:第一,对消费者、企业职工、社会公众应该承担的社会责任;第二,对公共设施、卫生资源和生态环境应该承担的社会责任;第三,对社会慈善事业应该承担的社会责任"。①

企业社会责任的实质应是实现公共利益的最大化,为此内含着企业对社会的法律与道德两种责任。企业的法律责任是指企业依法成立并使自身具有了"法人"身份,因而必须依法开展生产和经营活动并接受法律的强制性约束。这种责任以国家的法律与法规作为其履行的保障。企业作为通过为消费者提供产品和服务来获取利润的组织,对消费者承担提供物美价廉、安全、舒适、耐用的商品和服务,满足消费者的物质和精神需求。企业的道德责任则是指未经法定而由企业自愿履行的义务责任,其本质是社会向企业提出的超出法律与法规之外的道德要求,如企业自行进行的向社会提供扶贫、助残、养老之类的慈善捐助等活动。

2. 企业承担社会责任的自觉意识

就其企业的属性来说,传统的企业是在一定的社会分工体系下的从事生产、流通和服务等活动的有机构成的经济实体。企业一般以营利为目的,以实现投资人、客户、员工和社会大众的利益最大化为使命。"现代企业行为以'致富'为首要动机(价值)。它的经营哲学,是企业运作的神圣的三位一体:经济增长、技术进步和自由贸易。"②有些经济学家也一再坚持这种观点,认为,"公司有且仅有一个社会责任——在社会制定的竞争规则内利用其资源从事创造利润的活动,没有什么趋势能像公司的经营者接受社会责任,而非尽最大可能为股东们赚钱那样,能够从根本上破坏

---

① 喻文德.公共健康伦理探究[M].长沙:湖南大学出版社,2015:120.
② 余谋昌.生态伦理学:从理论走向实践[M].北京:首都师范大学出版社,1999:242.

我们自由社会所赖以存在的基础"。①这种企业是赚钱的机器观点曾在市场经济占绝对优势地位的环境下,被奉为企业存在和发展进行理论辩护的护身法宝。

现代社会对企业的本质认识有所不同,人们已意识到企业作为逐利性的经济实体,在与外部各种利益主体或利益相关方进行互动的过程中,同样需要在相互间存在履行道德义务与责任的约定和默契。任何企业的生存和发展都离不开社会,其组织存在的根本是从社会中汲取资源又通过创造财富服务于社会。因而,企业任何的经济经营活动都不可能脱离社会而独立进行,总要与政府管理部门、各类企业、企业产品的消费者等发生联系,企业一旦进入与人类共同生活的相互作用的社会系统之中,社会现实存在的共同规则与秩序附加在企业组织身上的那种责任就自行启动了。企业的存在和发展都不可能脱离这一社会预先设定出来的社会秩序框架之外,只能在持续追求利润目标的同时,承担起服务于社会的责任。而且企业的产生、生存和发展也总是与一定的社会资源环境等外部条件紧密相关的,只有适应社会环境的变化和发展的需要才能得以生存和发展。特别是在市场竞争越来越激烈的情况下,企业的经营环境已经从传统的投资—生产—销售—赚取利润的单向循环环境转变为受企业利益相关方多元因素影响的复杂环境存在。这意味着企业自身利益与社会利益已经十分紧密地联系在一起,不可分割。对于企业来说,为社会做贡献提供消费品和捐赠赞助等活动,不仅仅只是为公益和慈善事业做出付出和贡献,其内在的更大价值是由此构成了企业发展、创新和增长企业竞争力的源泉。这样一来,企业便产生了履行社会责任的自觉意识。

(二) 成为负责任的企业主体

1. 向社会提供健康产品

企业在经济活动中承担社会责任的依据,是企业在拥有使用自然资源和社会资源权利的同时,也对等地产生了对自然界与人类社会负有的责任义务。企业是市场经济运行中的经济实体,也是市场经济领域活动的道德主体。一些成功的企业实践表明,企业履行社会责任并以实际行动真诚地服务于社会,对外有助于树立企业的形象,对内则会增强员工对企业的忠诚度和信任感,有助于提升企业在市场竞争中的核心竞争力和长远发展。

---

① Milton Friedman. The Social Responsibility of Business Is to Increase Its Profits, The New York Times Magazine, Sept.13, 1970.

　　企业有向社会提供健康安全产品的责任,其生产的产品要保证质量,不能放弃社会责任,甚至以污染环境和危害人的健康为代价来谋取利润。从公共卫生健康伦理的视角分析,保证产品质量应是企业的第一社会责任,也是企业对社会健康所应承担的道德责任,这是因为企业的产品质量往往对公共卫生健康环境产生影响,由此决定了企业不能为了赚钱而生产对消费者的生命和健康造成伤害的劣质和有害产品。保护生态环境,实现人与自然的和谐相处也是企业应当履行的社会责任。这是因为企业的生产经营活动过程必然要与自然环境发生关系,它在利用自然资源创造财富的同时,也会生产出一些垃圾和废弃物,因此而污染和破坏生态环境。举例来说,"一个企业的烟囱里排放的污染物质,如二氧化硫和氮氧化物,在大气中形成酸性物质,随着大气环流吹到别的国家,在别人的土地上下酸雨;一个企业排放的氟里昂,破坏整个地球的臭氧层;一个企业排放的二氧化碳,使地球增温;一个企业排放的其他废物,影响全球的生态平衡,造成全球环境的损害"。由此决定了企业有保护生态环境健康的责任,不能以过度开采的方式破坏自然界的生态系统,也不能排放超过环境承载能力的废弃物。企业的生产和经营活动要考虑企业以外主体的正当权益,在不损害社会利益、后代利益、生命和自然界利益的前提下来谋取企业利润和寻求企业发展的未来。

2. 自觉承担社会责任

　　企业在市场经济环境下合法生产,依法经营,其经营的理念应当是让企业管理者和投资人、员工和顾客等利益相关方都得到利益回报。对此,应当合理追求个人和集体的成果,不能为一种成果而牺牲另一成果。即使在充满激烈竞争的市场上,作为自主经营的市场主体,企业在追求利润为企业盈利负责的同时,也要对消费者的健康安全负责。企业的发展离不开社会资源,要从社会生产活动中谋取利益,就必然应当承担一定的社会责任和道义。近年来,一些企业在经营中存在着有违社会公德和国家法律的损害他人和社会利益的行为,如制造和销售假冒伪劣、有毒有害商品的不正义行为和欺行霸市、强买强卖的不公平竞争行为,甚至一些"无良"企业因为急功近利和铤而走险,出现逃避国家监督和法律约束的逃税、走私、黑市行为,甚至制造出令人震惊的"苏丹红"、毒大米、地沟油、"多宝鱼"等重大人身伤害事件。这些事件折射出的企业伦理失范和违法犯罪问题令人担忧。企业只追求利益而不顾社会责任,视消费者的健康甚至生命于不顾,害了消费者,也害了企业自己,最终会受到法律惩罚和失信于消费者而被淘汰出局。

企业道德责任的存在依据源于诸种社会关系所形成的利益关联,同时也会受到企业追逐经济功利的影响,企业作为一个逐利性的经济组织,在与外部各种利益主体的互动过程中,必然需要在相关道德义务与责任的规约下对企业的行为加以约束,才能有助于社会公序良俗的形成。所谓有道德良心的企业,意味着企业的整体行为被社会普遍认可与接受。相反,道德责任缺失的企业则会受到社会舆论的谴责和诟病,破坏了企业在公众心目中的形象。现代社会的生产经营等经济活动实践表明,企业要得以发展,必须要树立正确的道德观,起码以不损害消费者的利益为道德底线,也不能损害包括员工、债权人、供应商等利益相关方的利益。

四、医疗卫生服务主体责任

(一) 医疗卫生机构的服务责任

1. 医疗卫生机构的组成

医疗卫生机构和医学专业人员是为维护民众健康而从事公共卫生与医疗服务活动的责任主体。在我国现行的医疗体制模式下,医疗卫生服务的责任体系是以医疗、预防、保健、医疗教育等不同层次的医疗卫生机构所组成的为服务对象提供连续性服务的相互联系的整体,可分为医疗机构、公共卫生机构两个大类:

(1) 医疗机构

医疗机构是专门从事医疗服务的社会组织,是医疗产业链的主体,也是实现医疗服务的关键部分。在我国医疗机构的行政管理模式下,医疗机构主要指医院,或者说医院即是以提供医疗护理服务为主要目的的医疗机构。医疗机构的构成复杂,如果从投资运营的角度分类:一是由政府投资或控股的公立医院、卫生院、急救站等,这类机构大多由政府投资,具有非盈利性特征;二是由民营资本投资控股的医院,属于社会资本投入的以盈利为目的的医疗服务;三是具有医疗属性的第三方医疗机构,如负责健康管理、健康咨询、康复医疗、中医保健、医学美容、医疗体检机构等。在三类医疗机构中,公立医院是医疗机构的主要形式和从事医疗服务体系的主体,是医疗卫生组织系统的主力军与核心力量,除了承担服务于人民健康的职责外,还要承担政治的、社会的等等责任,在医疗服务、急危重症和疑难病症诊疗等方面起着骨干作用,承担着医疗卫生机构人才培养、医学科研、医疗教学等医学与公共卫生事业发展任务,同时还承担政府指定的公共卫生服务、突发事件紧急医疗救援、援外、国防卫生动员、支农支边和支援社区等公共卫生服务的责任。

（2）公共卫生机构

在我国，广义的公共卫生机构是指政府领导下的一切能够促进健康、预防疾病，保护健康的机构。国务院2009年发布新医改意见中界定的各级卫生行政机构、疾病控制机构，卫生监督机构、妇幼保健机构、慢性病防治机构、社区卫生服务机构及公共卫生研究机构都属公共卫生机构的范畴。大体上可以分为两类：第一，专业公共卫生机构，包括疾病预防控制中心、专科疾病防治机构、健康教育机构、妇幼保健机构、急救中心、采供血、卫生监督等机构、是向辖区内提供包括疾病预防控制、健康教育、妇幼保健、精神卫生、急救、食品安全风险监测评估与标准管理、出生缺陷防治等专业公共卫生服务并承担相应管理工作的机构；第二，基层的卫生保健服务机构，如农村乡镇卫生院所和城市中的社区卫生服务机构，包括社区卫生服务中心、乡镇街道所属的卫生院、卫生所、村卫生室、门诊部等。上述这些卫生机构属于我国公共卫生事业发展的重要组成部分，其主要职责是向所属的社会成员提供预防、保健、健康教育、健康促进等基本公共卫生服务和常见病、多发病的诊疗服务以及部分疾病的康复、护理服务。

2. 机构的责任主体角色

在我国的公共卫生服务体系中，医疗卫生机构的价值追求就是确保患者和公众的健康。医疗卫生机构面对人民群众的健康需要，在维护公共卫生环境健康，保证医疗质量、完成政府指令性任务及其提高社会效益方面承担着重要的医疗技术保证责任。医疗卫生机构服务于人民健康，意味着作为我国"健康中国"治理中"国家战略"和公共卫生政策的组成部分，需要承担伦理体系建设上的道德责任主体的角色。这就是说，"作为落实卫生政策的枢纽，医疗服务的提供方和发生地，医疗卫生机构既是相关伦理问题和冲突的'发生地'——治理对象，又是相关问题治理的'行动者'——责任主体。正是在这样一种'治理'与'被治理'的双重角色中，医疗卫生机构伦理治理尤其要强调'机构'的责任主体角色"。[①]

从责任伦理认识和评价医疗卫生机构的职业责任，医疗卫生机构需要处理好两个方面的问题。一方面，解决与医疗服务技术本身有关的问题，如医院是救死扶伤的重要场所，主要体现在既要能够合理地运用医疗技术资源来努力满足患者的寻医治病需求，又要避免错误地使用医疗技术，包括进行不必要的检查和过度医疗给患者带来的伤害风险。这就是说，医疗

---

① 张海洪.伦理治理：医疗卫生机构的角色和责任[J].医学与哲学，2020(7).

卫生机构在追求确保患者和公众健康这个根本目标的问题上,对医疗卫生服务的技术质量方面需要承担医术职业责任。另一方面是对前来就医求助者解决与医疗服务有直接联系的医疗服务公平性与可及性问题。医疗卫生服务所要解决的是人的生理健康问题,但是因为服务对象是人,所以不同的医疗服务提供方式会在很大程度上影响着医疗服务的质量,涉及对人的心理抚慰和伦理关怀问题。而且,医疗卫生服务机构所提供的医疗服务方式也会在很大程度上影响着医疗卫生服务质量的提高与在民众的信任程度与社会影响力。这就要求医务人员面对前来就医问诊的患者,应当遵守医务人员职业道德规范,做到"医者仁心",真诚对待每一位患者,尊重他们的自主性和尊严,保护他们的健康信息隐私。

(二) 医疗卫生服务责任

1. 医疗卫生的服务责任

公共卫生健康领域的医疗卫生机构及其专业人员和其他社会组织及其工作人员,如医疗防疫人员、药剂人员、护理人员和其他技术人员等,(可统称为医疗卫生技术人员:medical personnel),在公共卫生健康中承担着重要的为目标人群服务的职业角色责任。

医院作为医疗机构,是向民众开展必要的医学检查、治疗措施、护理技术、接诊服务、康复设备、救治运输等医疗卫生服务的主要场所,是以救死扶伤为主要目的的医疗机构。在医院工作的经过专业训练的医疗卫生专业人员作为医疗卫生服务的主体,是疾病预防和治疗的基本力量,其所承担的最基本的服务责任就是向前来寻诊就医的患者(目标人群)提供良好的医疗卫生服务,最大限度地满足不同层次的目标人群对医疗保健的需求。就其医疗卫生体系来说,我国当下实行的采用医疗联合体等组织机构改革(这一改革仍然在进行中)措施其实一定程度上是在努力优化权责体系架构,尽量取得供需平衡以满足人民群众对医疗保健的需求。现在的做法是政府将原来地方卫计部门和医保部门的某些业务管理责任外放到医院集团或医共体中,基层医院和公共卫生机构和大医院相互之间形成分工协作的业务衔接联系,合力为民众提供健康卫生医疗一体化的专业服务。各类医疗卫生机构无论如何开展医疗卫生技术服务,都需要承担道德责任。而且因为从事于维护生命健康的医疗卫生事业特殊性,决定了医疗卫生专业人员的职业道德责任远高于其他行业的普通服务交易的维护契约责任。医疗卫生专业人员在救治病人的过程中,既要有维护和发挥医术治病的专业技能与职业道德操守,这一道德律令要求他们所从事的职业活动应当一切从病人的利益出发,合理地选择最佳诊疗手段,使诊治中的不良影响减少到最小程度,应以技术运用的合理性维护病人的利益;又必须有职业道德操守,做到"医者仁心",一视同仁地尊重病人的人格与权利,同情、关心和体贴病人,对病人实行保护性医疗,不泄露个人健康隐私与秘密;还要正确处理同行同仁间的关系,做到互学互尊,团结协作,使服务团队形成精益求精、不断更新知识和提高技术水平合力。

医疗卫生专业人员在职业活动领域,除了承担职业责任的治病救人、尊重病人的人格等积极责任,作为社会成员,也需要承担职业责任以外的范围广泛的社会责任,如参与社会组织的公共医疗卫生服务活动,积极应对和处理突发的公共卫生事件,公共卫生健康服务中的人群预防、健康宣传和健康教育、救助社会中的弱势人群,保护生态环境和合理利用自然资源等等方面的责任。比如医学科学研究和国际社会的控烟实践已经确证吸烟有害人体健康,由此决定了医疗卫生专业人员应遵从职业道德要求的特殊性,承担本人不吸烟和劝阻他人不吸烟的社会责任。医疗卫生专业人员还有在社会发生重大的传染病疫情时参与抗疫救灾行动等维护公共卫生健康的责任。还需要承担科学研究的责任。这是因为一个社会公共卫生健康状况和水平的提高不仅需要公共卫生健康服务专业技术的进步,而且需要全社会相关疾病特别是重大传染病预防和治疗水平的进步提高。因此需要医疗卫生专业人员通过开展医学科学研究来促进医学科技进步,提高公共卫生健康服务的专业水准,增强人类抵御疾病、促进健康的能力。

2. 承担责任与责任追究

责任的本质内涵是指主体来承担的分内之事的积极责任,但是也需要有因没有做好分内之事(没有履行角色义务)或没有履行助长义务,承担产生不利后果或强制性义务的消极责任,即过失责任、违约责任、侵权责任。这种过失责任以根据事故产生后果的严重程度来确定责任并追究主体的事故责任,是指医务卫生专业人员在从事医疗卫生服务行为时,因未遵循生物医学伦理的知情同意原则,没有履行对病患充分告知或者说明其病情义务,未向患者提供解除病患的合理、及时、有用的医疗方案和建议,未遵守保守患者病情以及与病情有关的身份及健康信息秘密的承诺,或未取得病患者同意就单方采取某种自认为对患者有利的合理有效的医疗措施或对患者停止继续医学研究和治疗行为等,从而导致因为医疗行为的失误,或者因为对医疗卫生服务的对象带来实质性伤害,甚至发生医疗事故而产生的消极过失责任。这些过失责任的现实存在及其纠正,其实是现代社会对医护人员的职业道德、技术水平及服务质量等提出的新的伦理要求。从而也反证出医疗卫生机构伦理委员会存在的必要和医疗卫生人员坚守医疗卫生职业道德规范的重要价值。

五、个体健康道德责任

(一) 维护自己健康的责任

1. 自己是健康第一责任人

在谁对于个人健康承担主要责任的问题上，"每个人对自己的健康负有责任，这大概是没有人反对的。如果我们好好照顾自己，我们可能会比不照顾自己的人更为健康，更为长寿，尤其是我们注意采取一种更为健康的生活方式的话。因此从通常的公共卫生视角来看，避免因个人选择而引起的疾病和失能，应该是一个重要的目标……对于许多病，更为有效的行动者是个人，不是国家，于是一个人的生活方式成为维持和改善健康的关键"。①可是，人们对健康最容易出现的错误恰恰就是这个常识性问题，比如说："我们听任自己成为无所作为的旁观者，不仅把医疗机构所胜任的责任——治疗创伤和严重疾病的责任——交给了它，而且把事实上只属于我们自己的责任——照顾自己的健康和安适的责任——也交给它。"②基于此，在个人健康问题上，我们应当首先在道德上有个人自觉的责任意识。应当明确：我们每一个人身上存在的关于健康的道德思想、价值观念与行为，其实会影响到整个社会公共健康环境的状态或者状态的改变。这正如美国哲学伦理学者诺兰所指出的那样："人的健康，在很大范围内选择的一个重大问题，而不是命定的事情：精神和肉体的健康是一个道德义务的问题，而不是可采取个人主义态度任意对待的、或道德上中性的事情……一个人精神和肉体的健康对于个人并且对于社会都具有重要意义。"③

在社会公共生活领域，社会成员作为具有独立人格的个体，在自己身上所展示出来的生活方式与习惯化的各种行为方式，其实是一定社会意识形态与社会现象在人身上最为直接的反映。作为公共卫生领域所表现出来的各种社会现象和社会问题，很大程度上都与个体思想意识和对待健康的价值取向发生着直接和必然的联系。因为人们对于健康重要性的认识

---

① 翟晓梅，邱仁宗.公共卫生伦理学[M].北京：中国社会科学出版社，2016：81.

② [美]约翰·奈斯比特.大趋势——改变我们生活的十个新方向[M].孙道章，译.北京：新华出版社，1984：45.

③ [美]R. T.诺兰，等.伦理学与现实生活[M].姚新中，译.北京：华夏出版社，1988：200.

多是明确而现实的。而且,从人的思想意识和生活中的体验和感受来说,也只有活生生的现实存在的个人才会真正体会到具体的健康道德感。因此,当我们讨论公共卫生健康的伦理责任的主体性问题时,就不应当刻意回避个体的健康道德责任问题,制定公共卫生健康伦理原则也不可能离开对个体健康道德问题的研究和因此提出具体要求。

健康是人作为主体必须具有的一项最为基本的自由权利基础,这是因为健康对一个人的生命自由和生命价值存在的意义是不言而喻的。比如一个健康的人可以通过参加活动、积极从事职业活动等选择有意义的行动,以求实现个人价值和社会价值的协调统一,而一个不健康的人则有可能不具备起码的保证人的生存行动或者活动能力,从而也就容易失去保证人的生存权利和活动自由的基础条件。

2. 健康权利的平等性

健康是一项能够维护人的生存与生命发展最为基本的权利。然而还应知道道德权利不仅仅属于个体的生命存在,它隐含的意思是社会公共生活领域中每一个生命体的存在,其实都与另一个生命体的存在处于平等的健康需求基准线上。这意味着基于权利责任相统一的原则,人的健康权利需求又是与健康责任(义务)联系在一起的,即权利与义务在一定程度上是以对方的存在为存在前提的相互联系的范畴。这就是说,面对同一项健康利益,对于获得者而言就是权利,对于给予和付出者便是义务。因此,一方有什么利益,他方就有什么义务,这正如同伦理学者凯尔森所坚持的观点:"一个人以一定方式行为的权利,便是另一个人对这个人以一定方式行为的义务。"①由此体现了权利与义务平等存在的逻辑相关性和平等性。

一个人的健康权利与他人的健康权利之间同样存在平等的伦理要求,这意味着一个社会共同体为了共同的健康利益的满足,有必要公平地把健康权利分摊到每一个社会成员身上,以此维护人的健康权利。实际上,健康道德权利的平等原则存在正是健康的道德正义的本质所在。对等意味着正义,只有对等的行动才是道德的,不对等的健康权利分配和行使是不道德的,"人对人的权利只有在相等的时候,其权利才具有道德感"。②对于承担健康责任的主体来说,也正是因为有人的自主性健康权利的存在,才有可能必须为自己的行为是否产生影响健康的结果负责任,甚至为不可预测的后果负责。这就是说,一个人有个人健康权利的同时,也就同时有了

① 凯尔森.法与国家的一般理论[M].北京:大百科全书出版社,1994:116.
② 唐代兴.利益伦理[M].北京:北京大学出版社,2002:211.

对个人健康负责的义务。而且作为健康责任主体,既然每个人对自己健康有必须承担的责任,意味着不可能也不应当将自己的健康责任完全交给医护人员、医疗与公共卫生组织。"道德的第一要务便是捍卫和争取个人的主体权利,但属于个人基本权利的责任也是不可推卸的,责任与权利彼此是相辅相成的。"①

由于我们每个生命个体都是需要自然的、社会的公共卫生健康环境的生存者,是其直接的和具体的受益者。因此,社会生活中的每一个人都应意识到在维护自己健康权利的同时,是否会加重他人的负担和责任? 或者更进一步说,为了实现人人需要的健康平等,作为社会成员的每个个体都有责任去关心自己健康的同时,也有关心他人健康和公共健康的义务。同时也意味着一个人侵犯他人的生存权利的行为其实是违背人类健康与生命道德责任的行为。因此,公共卫生健康伦理必须强调每个社会成员都要自觉采取行动,努力禁止这种不道德行为的发生,或者阻止由此产生的负面影响在社会公共生活中蔓延。

3. 对自己的健康负责

由于公共健康的责任主体是多元的存在,决定了在这些多元责任主体中,公民个体作为责任主体需要承担最基本的和最主要的责任。一方面,许多疾病都直接发生在个体身上,克服疾病最好的医生是自己,每个人都应当成为自己健康的第一责任人。于是,一个人选择什么样的生活方式就成为维持和改善自己健康状况的重要保障条件。另一方面,公民所应有的健康权利与义务是统一的。其本质要求是公民有义务维护自己的身心健康,却不容许将有意使自己罹患疾病当成自己决定的道德权利。一个人故意选择这种不利于自己健康的生活方式和行为模式的动机可能存在多种原因,可是认真分析原因形成的社会环境因素,总会发现社会需要承担或多或少的责任。"所以,完全由他们个人负责是不合理的。但是要求他们自己负一部分责任仍是合理的。"②

现实生活中,排除人们有意自我损害健康的心理问题存在,影响人的健康因素是多方面的。有的属于生物进化过程中的遗传因素,个体遗传基因如果有变异,可能导致后代患有先天遗传类疾病,如血友病、地中海贫血、白化症等单一基因缺陷的遗传疾病;有的属于生物学致病因素,各种致病性微生物如病毒、细菌和寄生虫等致病因子导致人体发病;有的来自环

---

① [法]吉尔·利波维茨基.责任的落寞:新民主时期的无痛伦理观[M].倪复生,方仁杰,译.北京:中国人民大学出版社,2007:3.

② 邱仁宗.生命伦理学[M].上海:上海人民出版社,1987:287.

境变化因素,如大气中的臭氧层被破坏,由此带来因为紫外线照射而发生白内障和皮肤癌的风险。上述关于影响人体健康和疾病的因素存在告诉我们,种种不利于健康的环境因素广泛地存在于每个人生活的周围,人们也不可能做到因此而与生活环境相隔绝,也不能选择待发病时,依赖医生和药物来治疗和维护健康。科学合理的应对手段就是学会增强自己的健康素养和养成良好的生活习惯和健康的生活方式。

从个体的角度分析,一个人能否具有良好的生活方式成为维持和改善自我健康体质的关键,决定了每个人都应当对自己的健康负责,比如可以通过养成保持清洁卫生的习惯来预防一些传染病;可以通过坚持定期体检及时了解自己的身体状况、及早发现疾病和采取措施治疗疾病;可以通过坚持合理膳食、适量运动、戒烟限酒和保持心理平衡的措施来预防和控制高血压、冠心病等一些老年慢性的非传染性疾病。如果人们能够做到为自己的健康负责,从尽可能地不让自己生病,到生病之后自己能够努力做到用很多办法进行调理,从自己心理心态到饮食结构的调整,从对运动健康的把握到药物和医生的选择,其实个人也可以成为自己健康的最好保证者,或者说每个人养成健康的生活方式就是对自己最好的人生投资,其效应还会扩散到对自己安康的基本层面以及他人的、社会的安康。

(二) 维护公共健康的责任

1. 个体与社会的健康联系

个人和社会的健康关系是相互联系并发生作用的关系。一方面,个人是社会组成的重要基础,社会的存在以个人的集合为前提;另一方面,个人又不可能离开社会而生存和发展,个人需要通过社会合作来避免各种风险和满足其生存健康利益的诉求。个人和社会健康的关系表明,如果在社会里的每个人能做到和保持身心健康,那么整个社会群体也容易实现健康。因此,社会应该尊重个人的主体地位并满足其需要。这即是说,"个体是各种社会行为、社会现象的最直接的主体,任何团体、国家所造成的社会关系、社会现象很大程度上与……个体有关。另外,也只有活生生的个人才真正具有道德感,因此讨论公共健康伦理责任主体主要讨论个体,制定公共健康伦理中各种责任主体的行为准则,主要是讨论个体责任主体的行为准则"。①从社会的角度说,个人又不能只强调自我而忽视社会的整体利益。对于个人而言,只有认识和履行维护社会整体的利益,才能最大限度

---

① 张福如.关于建立公共健康伦理的思考[J].江西社会科学,2004(12).

地依靠整体力量来避免风险和实现自我保全。基于这样的认识基础,每个人都有为群体社会承担公共健康的伦理责任,避免任何形式的互相伤害。

就个人健康与公共健康的关系说,实现一个社会的公共卫生健康,不仅涉及社会的医疗保健制度和健康治理体系以及医院与医生、医生与患者发挥积极作用,而且每个公民个体也都是维护公共健康的行动参与者和实践者,公共卫生健康的促进历来都是一种群体性行为,必须通过政府、社会和公民的共同努力来实现。而个体作为社会整体中的一员,决定了在一个社会共同体内,个人的健康与疾病问题会对他人与社会产生影响,如果每个人都能保持自身的健康,那么整个社会群体也容易实现健康。比如现代科学研究表明,吸烟对吸烟者本人的健康有害,也会影响被动吸烟者的健康。由此可以认为个人的吸烟行为并不是不受限制的自由权利而是公共卫生健康的道德问题。如果吸烟者自认为吸烟是自己的自由而在公共场所毫无顾忌地吞云吐雾,导致周围的人被动地接受尼古丁的侵害,那么就应当承担因自己的行为而伤害他人的过失责任。再如一个患有结核病或流感的病人在公共场所随意吐痰,一个艾滋病人或乙肝感染者与他人发生没有安全保护措施的性关系,因此而危害他人的健康和生命,甚至给公共健康安全带来威胁。这是因为一方面,个体不注意个人卫生的行为习惯有可能产生新的病毒,形成新的疾病,威胁公共健康安全。另一方面,也因为个体不注意个人卫生的行为习惯,有可能使人类社会增加新的病人,消耗人类社会更多的医疗资源,进而威胁公共健康安全。这就要求个人在维护自我健康的同时,也必须承担与自己的健康行为相联系的社会责任。意味着作为社会成员的个体,必须自觉接受公共卫生健康道德规范的约束。特别是当公民个人的自由权利与公共健康环境的要求发生冲突时,个人权利必须自觉服从公共卫生健康道德,甚至是法律法规的约束。

2. 参与维护公共健康的行动

公共健康的个体责任要求社会中的每一个成员都要做到在维护自身健康的同时,必须尊重他人的健康权利,不能为了满足自己的愿望或图方便而忽视或侵害他人的健康。比如在传染病流行时的接受检疫与主动隔离,即是一个人对自己活动自由的放弃。然而正是这种个人自由的放弃,社群总体也许得到拯救,作为社群一员的个体也因控制了疫情在社群中的传播而避免了疫病的感染,自己同样在其中受益。

社会中每一个成员对公共健康的责任不仅仅理解成为关注于自己的健康和维护公共卫生健康的道德责任,还应当理解其中具有承担一定政治责任的含义。这是因为对我国当下的国情来说,公共健康问题已成为国家发展战略问题。中共十八届五中全会明确提出推进健康中国建设,实现全民健康的新蓝图。习近平总书记强调,要把以治病为中心转变为以人民健康为中心,建立健全健康教育体系,提升全民健康素养。这其中就明确体现了"健康为大"的理念,更是传递了中央的健康发展战略中的"健康以预防为主,健康人人有责"的政治内涵,这就要求每个公民都应是政府制定公共健康政策活动的积极参与者,应当承担维护公共卫生健康与参与公共卫生健康决策活动的责任。

就政府管理层面说,实行民主决策是公共健康管理者及其机构实施有效公共卫生健康管理的一种手段,民主决策就是要求社会不同阶层的群体参与政府的政策管理活动,目的在于进一步强化政府民主管理行为合法性的基础。从社会成员的角度分析全民参与政府健康管理,这是个人作为负责任的社会公民表达自己健康利益诉求的重要渠道,同时也是公民通过参与民主决策,从而实现制约与监督政府权力的一个途径,其目的也是为了维护社会公共卫生健康利益和促进全社会的健康公平。其实,公民参与公共健康决策可以充分了解决策的理由,提高服从执行公共健康决策的自觉性。特别是涉及公民切身的健康利益来说,吸收公民代表参与政府的健康决策是政府管理必要的选择方式,也是公民在健康问题上的政治责任。公共卫生实践表明,公民参与公共卫生健康决策过程来表达自己的利益诉求,可以进一步促进健康公平。如果在公共健康问题上政府不重视公众的参与决策意识,就会因出现严重的利益冲突甚至使矛盾升级而产生严重的社会问题。

公民对公共健康的责任还体现在对公共权力的监督上,这是因为公民对公共权力的监督是保证把民众赋予政府的权力真正用来为民众谋利益,而公民责任不仅会影响到公共健康利益的实现,而且会影响公民自身健康利益的满足。现代社会存在各种政府治理的风险,公民积极主动的责任观念是克服政府治理风险的内在要求,而公民的不负责任会导致政府的政策难以实施,或使政府的努力事倍功半。

第五章　公共卫生健康资源

　　民众对健康需求无限性与公共卫生健康资源有限性的矛盾始终是公共卫生健康的基本问题,这一基本问题决定着公共卫生健康伦理冲突存在的必然性。生命健康不仅是人维持自身生存所必需的基本权利,而且是促进生命发展的基础条件,而公共卫生健康资源是保障健康的重要防线,也是政府开展公共卫生服务的基础。可是,公共卫生健康资源具有稀缺性的特点,事实上不可能无限地满足社会成员对公共卫生健康资源的需求。因此,合理分配相对稀缺的公共卫生健康资源来提高人们的健康水平,关系到一个国家或地区居民的生活质量以及公共卫生健康资源的利用效率。

　　公共卫生健康伦理特别重视公共卫生健康资源如何公平分配的问题,认为"卫生资源是稀缺资源,无论在国内还是在全世界,卫生资源的公平有效的配置,设定合适的优先次序,对于实现公共卫生和全球卫生都非常重要"。①政府组织或市场如何使公共卫生健康资源公平且有效率地在不同领域、地区、部门、项目、人群中分配,实现卫生健康资源的社会和经济效益最大化,这是公共卫生健康伦理需要关注的重要问题。

一、健康资源的含义与特征

　　在我国,政府管理和控制的公共卫生健康资源是公共卫生事业赖以生存和发展的生命线,如果没有足够的公共卫生健康资源用于保障民众的健康,就无法完成促进人人健康这一公共卫生所追求的价值目标和基本任务。有了公共卫生健康资源,如果配置得不合理、不公平正义,也会偏离公共卫生的发展方向。为了确保公共卫生成为真正的维护公共卫生健康的

---

① 翟晓梅,邱仁宗.公共卫生伦理学[M].北京:中国社会科学出版社,2016:139.

公益性事业,各级政府有责任代表国家充分保证公共卫生健康资源的筹集和合理配置。

（一）硬资源、软资源

公共卫生健康资源是指在一定时期内存在于公共卫生健康领域内部的各种物质要素的总和。从其所具有的功能和作用意义上说,广义的卫生健康资源作为一种可以分配的社会资源,是国家向社会提供公共卫生健康产品和开展公共卫生健康服务的物质基础。狭义的公共卫生健康资源是社会成员参与医疗卫生保健活动时所使用和消费的各种公共卫生健康要素的集合。包括用于公共卫生和医疗服务的人力、物力、财力和公共卫生信息技术资源。

公共卫生健康资源是人类健康生存所需的物质条件之一。这是因为:人类在这个地球上并不是独立存在的生物物种,人的生命维系,人类群体的生存与发展都要与保障生命健康的卫生健康资源发生直接或间接的联系,而且这种体现为人的健康需要和卫生健康资源满足之间的联系既十分紧密,又有冲突和矛盾,需要人类在不断追求生活质量的过程中通过政府组织的形式努力解决并寻求二者之间的平衡。

一般说来,公共卫生健康资源可以分为硬资源和软资源两类:

1. 硬资源

狭义的公共卫生健康资源一般属于硬资源,包括人力资源、物力资源、财力资源等有形的卫生健康资源的物质基础设备和物质条件,健康的生命主体和物质资料等。其中最具表现力的是那些具有外生性的以物质形态存在的公共卫生健康设施:如统计学统计出来的一定时期内卫生专业人员与卫生人力,以及卫生机构、卫生床位、卫生器械等满足医疗保健需要的健康设施数量及其与人口比例的关系等。这些作为主体的人与以物质形态存在的卫生健康资源是一国政府和卫生健康机构开展医疗卫生服务和卫生保健活动的物质基础。其主要特点:一是资源的有限性,即社会在一定时期内向全体成员提供的卫生健康资源是有限的,人们对医疗卫生健康需要与卫生健康资源对这种需要的满足之间总有一定的差距;二是资源需求的多样性,即人们的卫生健康保健需求具有多样性、随机性和差异性的特点,医疗、预防、妇幼保健、计划生育、环境保护、医学教育、医药科研、药品器械生产等都属这类范围;三是资源的稀缺与独占性,由于卫生资源的有限性和人们对卫生保健需求的多样性之间存在着冲突和矛盾,决定了卫生健康资源在实际使用过程中总会被有配置权的公共卫生管理部门有选择性地投入某个卫生服务领域,通常不会采取平均分配的方式来满足社会成员对卫生健康消费和服务需要。

2. 软资源

公共卫生健康软资源主要是指一个社会系统内部的包括医学科技、临床医学的人力资源、公共卫生信息与政策、公共卫生和医院管理的竞争力、健康促进、健康传播与健康教育活动等在内的各类公共卫生健康资源。这类围绕公共卫生健康管理与服务而展开的软资源管理与服务,依专事公共卫生循证研究的专家张鹭鹭博士所提出来的资源配置理论,应属于"内生性卫生资源"之列。公共卫生与医疗服务软资源的主要特点是"具有可分性、共享性、可扩散性和重复使用性,使得内生性卫生资源的配置范围扩大,可以拓展到医疗服务全过程,并可以重复多次在技术创新过程中的不同功能部门得到使用,充分实现整个医药卫生系统对内生性卫生资源的共享"。①

(二) 卫生产品和健康服务

公共卫生健康资源落实在具体的物质形态和服务方式上,即是用来满足社会成员健康需要的医疗保健的劳动产品和服务。从需求或者消费方式的社会角度看,按照竞争性与排他性两大区分指标对公共卫生和医疗领域提供的产品进行分类,可以分为纯粹的公共卫生健康产品和服务、准公共卫生健康产品和服务以及私人卫生健康产品和服务三种类型。

1. 纯公共卫生健康产品和服务

纯粹的公共卫生健康产品和服务主要是指一类具有消费或使用上的非竞争性和受益上的非排他性的公共卫生健康产品和医疗卫生服务,这类公共卫生健康产品和服务范围广泛,包括政府与公共卫生健康组织机构的依法行使卫生监督执法、计划免疫;对医疗卫生行业的食品和药品、职业劳动卫生、生态环境保护、学校和公共场所的卫生保障等监督监测;特别是对一类重大流行传染疾病的预防与控制、科学研究实验;等等。

纯公共卫生健康产品具有两方面的特点:

(1) 非排他性

排他性是指一个人因为实现了对产品和服务的消费而排除了其他潜

① 张鹭鹭.卫生资源配置论:基于二类卫生资源配置的实证研究[M].北京:科学出版社,2014:23.

在的用户对此产品的消费。与排他性不同,非排他性是指这类产品在消费过程中所产生的利益不能为其个人独享和专用,而且要想将其他人排斥在该产品的消费之外,不允许享受该产品的利益和服务是不可能的,或者说所有者如果一定要这样做的话,其所要付出的代价高昂和不值得,因而这种排他性是浪费的不经济的选择方式,所以人们在消费这类产品时,一般不能和不必要阻止具有"搭便车"行为的人来享用这类产品。例如海洋里指引航船方向的灯塔,市区的通行道路、广场建设的照明设施等,其投资建设方就无法排斥没有付费的借光消费者所获得的安全与便利,这类产品在技术上讲就具有非排他性。同时这类产品存在着分割过程排他性的技术性难题,人们在对这类产品消费过程中,无法把某些特定的个体排除在此类产品的消费之外,或者用于排他的成本远远高于排他行动所带来的收益。正是从这一意义上说,纯粹公共卫生健康产品可以被表述为不论个人是否愿意购买,都能使整个社会每一成员受益的物品。美国经济学家萨缪尔森认为:"纯粹的公共产品和劳务是指这样的产品和劳务,即每个人消费这种产品和劳务不会导致他人对该产品和劳务消费的减少。"①

(2)非竞争性

在市场经济中,竞争性是指一类人群接受服务时会减少他人接受这种服务的机会。非竞争性是指一个人对公共产品的享用,不会排斥其他人同时享用这类产品,也不会因此减少他们享用这类产品的数量和质量,即受益对象之间不存在拥挤成本的增加和利益的冲突。意味着当某类人群接受服务的人数增加时会带来生产成本或者非竞争能力性服务在增加数量的过程中,其所产生的边际成本和拥挤成本为零。这里所说的边际成本是指增加一个消费者给供给者带来的边际成本,例如健康教育和防疫宣传的电视观众数量的增加,并不会由此引起电视台播出此类节目制作成本的增加。这里所说的边际拥挤成本,本意是指在消费中存在拥挤现象,每个消费者的消费会影响其他消费者的消费数量和质量。而边际拥挤成本为零,意味着实际情形是每个消费者的消费都不影响其他消费者的消费数量和质量。如政府在环保健康、食品安全等行政管理以及从事行政管理的各部门所提供的公共卫生健康产品服务就属于这一类情形,此类公共卫生健康产品或服务不会因该时期增加或减少了一些人口消费这些产品而发生变化。增加消费者的数量不会因此减少消费者的消费量和增加该产品的成本耗费。

---

① 　[美]保罗·萨缪尔森.经济学[M].萧琛,等,译.北京:华夏出版社,2000:82.

纯粹的公共产品和服务总体上说,具有非竞争性的特点。而且这一特点决定了人们不用购买纯公共产品和服务就可以"免费搭车"消费,即这种服务消费不存在市场交易和价格。如涉及公共卫生的环境产品和服务一般具有非竞争性特征,如果在公共卫生健康领域按照公共卫生健康环境产品和服务的边际成本强制定价限制,那么私人部门为其提供的公共卫生健康环境产品就得不到所期望获得的最大利润,从而不愿意将自己的产品和服务投入该领域,而公共卫生健康环境产品和服务因为具有非排他性属性,又意味着这一消费领域存在着不会排除其他消费者"免费搭车"的消费需要。所以实际出现的情形是:个体生产者一般不愿意向社会提供公共卫生健康环境产品和服务,如果依靠市场价格自发调节,维护公共卫生健康环境产品的供给就会大大小于消费者需求。而且,市场调节不但无法提供充分的公共卫生服务,还会导致公共卫生资源的不合理配置。由此决定了公共卫生健康环境领域属于市场失灵领域,公共卫生健康环境产品和服务无法通过市场途径实现最优配置,弥补的办法是公共卫生环境产品和服务需要依靠政府提供。公共卫生健康产品和服务的非竞争性特点要求政府以财政投入的方式进行配置,或者在政府干预下进行配置,而且尽可能地在全体社会成员中实行均等分配和服务。

2. 准公共卫生健康产品和服务

准公共卫生健康产品和服务是指公共卫生健康产品服务与私人卫生健康产品服务之间,属于中间形态的一种公共卫生健康产品和服务形态。较之纯粹的公共卫生健康产品和服务,它是一类具有部分的排他性和竞争性的公共卫生产品或健康服务。这类公共卫生健康产品和服务具有直接的外部效应,如大多数城市的公用服务设施和医疗卫生保健服务、一些专科医院、医疗保健部门,应用卫生健康产品和服务的健康管理和科学研究机构、城市的社区和妇幼保健中心、体育运动和武术会馆等组织、生育健康技术服务等卫生事业单位,都属于向社会提供准公共卫生健康产品和服务的组织。还有一些从事社会公共事业服务的部门,诸如实行企业化管理方式的自来水、供电、城市公共交通设施等,通常也都包括在准公共卫生健康产品和服务的范围内。人们在消费这类准公共卫生健康产品和服务时,因这类产品和服务的利益具有一定的外溢性,从而使得这类产品和服务的价格不能真实地反映其全部成本或利益,符合准公共卫生健康产品和服务的特征。

关于公共卫生健康产品和服务的一种观点认为,人们对准公共卫生健康产品和服务领域的大多数医疗项目的需求既具有私人需求的属性,还同时具有公共卫生健康需求的性质,由此决定了这类产品所提供的生产和服务具有一定程度的竞争性和排他性特点。

（1）边际生产成本高

因为公共卫生健康产品数量的增加以追加资源投入为条件，决定了公共卫生健康产品的效率供给，必须满足公共产品的社会边际效益等于边际生产成本。因为公共卫生中的医疗服务市场是不完全竞争的市场，所以供需双方存在着信息严重不对称情形。准公共卫生健康产品和服务供应方所提供的产品和服务通常要耗费较高的人力、物力和智力，因而容易产生价格的自然垄断。例如由于医疗技术的复杂性和医疗服务领域的高风险性存在，造成准公共卫生健康产品和服务供应方实际进入市场的门槛过高现象，使得医疗卫生服务的竞争以及从事医疗卫生健康产品和服务组织的充分流动受到较大的限制。由于供方的价格垄断，其所形成的医疗卫生健康产品和服务的特殊购买、支付方式，更会使其价格远远偏离消费者个人所能够承受的边际成本，从而使供需双方提供和购买医疗卫生健康产品和服务的生产成本和消费成本的积累都会增加。

（2）边际拥挤成本高

由于医疗卫生健康产品和服务的供需双方存在着信息严重不对称的现象，供方的自然垄断和需求缺乏价格弹性等特殊原因，使得医疗卫生健康服务特别是优质资源的医疗卫生健康服务数量和范围极其有限，意味着每增加一个单位物品的消费，就可能会减少其他消费人群对该物品的消费（质量和数量）收益。即某卫生健康产品被某消费者消费了，其他的消费者就不能再满足消费需求。特别是那些优质的医疗卫生健康服务资源（如名医、专家）经常会处于供不应求的状态，伴随着接受服务人数的增加会带来边际生产成本过高或者拥挤成本的明显增加，如果缺乏及时的调控和必要的管制措施，将会导致服务质量下降或溢出价格上升，甚至出现诱导需求消费等一系列严重的市场失灵问题。然而，在准公共卫生健康产品和服务领域中还有另一类用于满足于公共卫生健康的医疗保健性质的服务，如大多数的疾病预防和健康体检项目，其实还具有不完全的医疗卫生健康产品的属性。这类公共卫生健康产品和服务的特点：一是产品的效用具有外溢性，使得保健的边际成本较低，物质耗费和人力资源占用比较少，如因为保健与疾病预防知识的教育促进所产生的对人口素质的影响，人们对医疗卫生健康资源利用和减少对医疗资源的消费方面更具科学性与合理性；二是因为其需要服务的对象有限，通常并不存在拥挤现象，像疫苗免疫接种，因为对病源和病因的预防比病后治疗在成本上要低很多，边际成本不会随服务对象的增加而明显增加。

卫生健康产品和服务分类

领域	产品属性	内容	机构	政府的管理与服务职能
公共卫生	纯公共卫生健康产品	卫生监督	卫生监督部门	政府授权并提供基本建设和发展经费,实行聘任制和岗位管理
		健康教育	疾病预防控制中心	政府购买提供基本建设和发展经费,实行聘任制和岗位管理
		疾病监控预防	疾病预防控制中心	
		妇幼保健	妇幼保健院	同上,需剥离临床服务
医疗服务	准公共卫生健康产品	疾病监控(卫生检查)	疾病预防控制中心	政府与受益者按项目购买服务,实施聘任和岗位管理
		基本医疗服务	公立非营利性医院	政府与受益者共同购买,签订服务合同,政府提供项目经费,基本建设和发展、贴息,免税
			其他非营利性医院	政府与受益者共同购买,签订服务合同,政府提供项目经费,免税,允许微利回报
			营利性医院	政府与受益者共同购买,签订服务合同
	私人卫生健康产品	非基本医疗服务	非营利性医院	私人购买,盈利部分用于事业发展
			营利性医院	自主定价,市场动作,照章纳税
医疗保障	纯公共卫生健康产品	特困医疗救助	民政与卫生	制度建设,政府购买为主,投入需方
	准公共卫生健康产品	基本医疗保险	城市劳动保障部门,卫生部门	制度建设,政府、集体个人共同购买,投入需方,特困救助对象实现政府为主社会筹资为辅,民政部门负责
	私人卫生健康产品	补充医疗保险,商业保险	商业保险公司	制度建设,规范市场,鼓励竞争
药品监督	纯公共卫生健康产品	药品安全	监督管理部门	政府授权,比照政府机关供给政策

注:本图表根据安徽省财政厅课题组发表在《江淮论坛》(2004 年第 3 期)《政府在卫生领域的职责及相关经济政策研究》一文中的"政府在卫生领域的职责与经济政策简表"整理。

3. 私人卫生健康产品和服务

私人卫生健康产品和服务是指能够利用市场机制来为个人提供的卫生健康产品或医疗保健服务的总称,这类卫生健康产品和服务因为具有排他性和竞争性特点而被划分为私人卫生健康服务的公益性产品一类。

私人卫生健康产品和服务的特性是在效用上具有弱分割性,即这类资源所有者可以占有其中的一部分,而非自愿所有者也可以占有另一部分。这类产品服务还具有相对弱的竞争性,即这类卫生健康资源在其消费过程中,能够在提供的功能和作用水平不变的条件下同时承载多个消费者。公共卫生健康资源还具有不完全的排他性。由于不同的主体对卫生健康资源的需求不同,这类卫生产品和健康服务主体对不同消费人群所产生的效用也不同,因此可以通过寻求市场竞争的高付费优势获得主体优先享用的资格。

通常,人们以为医疗卫生保健服务具有公益属性。"医者仁心",医疗卫生只有姓"公",才能使服务者公平地满足所有社会成员对卫生健康的需要。特别是在现代社会的公共卫生领域,为了人群生命健康和安全,政府的公共卫生健康资源政策总会尽可能地选择能够提供基本的生命安全保障的资源与条件。例如,政府需要维护全社会的公共卫生环境的健康和安全,特别是应对公共卫生危机、消除流行性传染病的致病源、隔离传染源等防止疫病流行,对处于危重状态的人给予帮助和安慰等方面。而且公共卫生健康所针对的服务对象就是具有生命健康权的生命体本身,生命又是人的最高价值存在,决定了社会成员中的每一个体不分高低贵贱,都应当受到共同体的保护,社会不能将任何一个有需要帮助的人排除在外,就这一点说,公共卫生健康的医疗服务就是具有非排他性特点的服务,应属于纯粹的或者准公共卫生健康产品和服务的范围。

医疗卫生健康服务具有明显的公益属性,只有姓"公",才能公平地满足所有社会成员的卫生健康需要。从公益角度说,公共卫生健康所追求的健康目标其实是追求目标人群更高的生存质量,如为了提高目标人群的健康水平、需要公共卫生组织搞好公共卫生以降低非传染性疾病的发病率,或者创造条件使患者获得更好的治疗和康复效果。然而生活中的实际情形并不是自然地存在这种公益性的医疗卫生活动的属性。因为医疗卫生服务对象是具体的独立的"个人",在大多数情况下,这些医疗卫生保健服务多是基于个体的个性化选择意愿而存在的,从而使得这种服务在经济上基本属于私人产品和服务的属性。这意味着此类产品和服务供给实质上并不完全属于公共卫生健康服务的范畴,甚至并不涉及救死扶伤的公共产品属性问题。在具体的医疗卫生服务过程中,包括疾病诊治以及用于治疗的药品和检查设备等,其实具有很强的消费排他性和成本的非共摊性。可以因为有意愿和有能力承担费用的人服务而将他人排除在外,因此这种医疗卫生保健服务又可以理解为属于排他性的服务,即私人卫生健康产品的供给和服务。如此而言,医疗卫生健康产品和服务其实可说是"具有社会公益性的经济私人品"的特殊产品或健康服务。或者说是具有可排他的私用品(Inexcludable private good)的属性。其服务的质量会因为服务对象数量的变化而提升或下降。甚至医生服务时间,病房数量的增加或减少,都会对医生的服务质量产生影响,其医疗卫生服务收费价格很容易受到市场需求状况所左右。美国的学者英吉·考尔(Inge Kaul)在对全球公共卫生健康产品进行归类时就坚持这种看法。他以此理由为据,将"基础教育、健康保健及食品安全"选择归于"关键性的私人产品"一类。①英国的霍华德·格伦内斯特教授也持同样的观点:"虽然人们所关注的人类服务也带有一些公共产品的性质,但基本上还是私人产品。"一些学者已经意识到并承认这样一个事实:医疗、住房等重要的生活资料资源是既可排他性的,也是具有竞争属性的私人产品。特别对临床医疗卫生健康服务来说,其消费性质是具有可以排他属性的产品供给和服务,其产品和服务价格需要依据市场的边际生产成本和分配成本的法则来确定。例如致力于客户健康维护与促进的私人健康顾问或管理师、私人医生,以及为私人医生提供丰富的诊疗帮助,为客户提供安全保障的专业健康管理服务和私人健康服务的健康管理平台等,就具有这样的特征。

二、资源配置的供需矛盾

在公共卫生健康领域,有许多问题与矛盾存在,最基本的问题是社会共同体内民众对健康需求的无限性与公共卫生健康资源供给有限性之间的矛盾。这一基本问题的存在与如何解决以及解决的效果如何,决定着与之相关的诸多公共卫生健康问题存在的形式与内容、作用与影响力的构成组合,人们对其问题在认识上的差异和应对态度上的不同,既会影响对健康权如何维护的价值取向选择,也会影响一个社会公共卫生健康资源的分配方式。

(一) 卫生健康资源的有限性

1. 绝对有限性

一定社会所需要的卫生健康资源(health resources)总是稀缺的或者说是不足和有限的,这种稀缺性或有限性存在两种情形,即绝对有限性和相对有限性。

卫生健康资源的绝对有限性是指自然卫生健康资源绝对的稀少和短缺。比如用来治疗疾病的一些珍稀药材来自自然界生长的动植物和一些矿物质原本就稀少,如中国医药卫生特别推崇的动物药材如虎骨、牛黄、麝香、羚羊角;植物药材如野天麻、藏红花、野人参;菌藻类药材如冬虫夏草、羊兜子、野灵子;矿物药材如龙骨、朱砂等,因为受到自然地理等条件限制

① 〔美〕英吉·考尔,全球化之道:全球公共产品的提供与管理[M].北京:人民出版社,2006:49.

而产量有限,无法满足人们维护健康、医治疾病的需要。

一定社会所需要的卫生健康资源总是稀缺的,这种稀缺性特点决定了任何公共卫生保健体系都不可能向需求者提供无限量的卫生健康资源,意味着现有的医药产品和医疗卫生服务只能满足人们健康消费需求的一部分。稀缺资源的排他性特征给社会带来的现实问题是,既然一些人占有和消费了这些资源,那么其他社会成员就有可能消费不到,如果对此问题重点强调每个人享有健康平等性,那么用强制的手段来平均分配这些卫生健康资源又存在是否具有合理性的问题。

回想我国建国初期实物短缺的计划经济时代,为了实现人人平等目标而坚持人人均等的物质资源分配形式。资源分配的历史实践表明,这种绝对化的、极端分配方式是平均主义的"大锅饭"而不是真正的公正分配,其实并不符合个人的健康需要和社会发展的要求,一定程度上存在着过度的医疗浪费或过度的医药消费现象,这是因为人与人之间因为年龄、健康、体力等不同而在健康上存在差异。这种天然差异并非依靠个人的努力就能解决。因此基于平等有限性,应当允许社会成员之间在医疗资源享有上的差异存在。

公共卫生资源的绝对有限性决定了只有部分社会成员能享有这种资源,那么社会成员中的哪一部分群体或者是"谁"具有对资源的占有与消费的优先权? 或者说社会是按什么标准使部分群体享有这种权利? 一般说来,只有需要的才能是应当享有的。因为"提供给医疗卫生的资源总是稀缺的,任何一个政府都面临资源分配方面的竞争,除了改善民众的健康外,还有其他社会目标,如教育、科技、社会保障、影响民生的基础设施建设等。由于资源稀缺,就不可避免要对某些医疗卫生资源产品和服务进行配给,配给是指分配医疗卫生健康资源时要拒绝给予一些人某种形式的医疗卫生服务,例如在医疗保险制度内,不属于基本医疗或基本药物范畴内的消费就不能进入报销之例,这实际上也是一种配给"。[1]公共卫生健康伦理需要研究和解决的,正是源于公共卫生资源短缺而引起的包括健康服务分配在内的各种公平公正问题。"在这个财政紧张和健康保健制度改革的时代,这个问题的重要性不容置疑。由于健康保健费用的上涨和资源的有限性,提供使每一个人都受益并仍旧可以照顾所有人的方案或预防措施是不可能的。"[2]由此,医疗卫生健康资源如何实现面向全体社会成员的公平配给,就成为解决其资源绝对有限性的重要伦理问题。

---

① 翟晓梅,邱仁宗.公共卫生伦理学[M].北京:中国社会科学出版社,2016:145.
② 肖巍,译序.公共健康伦理:任重而道远[Z].[美]斯蒂文·S.库格林,等.公共健康伦理学案例研究[M].肖巍,译.北京:人民出版社,2008:3.

2. 相对有限性

卫生健康资源相对有限性,是指公共卫生健康的产品供给部分因为产出与服务的增量投入不足,如优质的医疗卫生健康资源总会出现无法满足民众持续增长的健康需要的现象。这即是说,公共卫生健康资源的有限只是相对于人们对其需要的无限增长而产生的有限。

认真想来,卫生健康需求是人类的基本需求,人类对健康这一理想生存状态的需求既有多样性,又有无限性的特征。就多样性而言,对卫生保健需求的多样性体现在诸如医疗、预防、妇幼保健、计划生育、环境保护、医学教育、医药科研、药品器械生产、环境卫生等与健康有关的各个方面,而且人们的保健消费需求会随着社会发展和个人收入水平的提高而呈现出多样性和重叠性;就无限性而言,对卫生健康的无限需求往往体现在对健康与延长寿命的无止境追求上。就人的主观愿望而言,总期望医学能够做到消除一切病痛以保证人的健康,特别是在新医疗技术广泛地应用于医学实践时,会进一步强化人们对利用医学战胜疾病的期待。特别是随着老龄化社会的到来,人均寿命越来越长和老年性疾病越来越多,对卫生健康资源的需要会随着环境变化,不断地从低要求向高要求发展,而健康知识和素养的提升也会促使人们对疾病治疗、健康体检、运动锻炼等多样化的健康需求越来越强烈。从而造成全社会的公共卫生资源供给,包括实行全民计划免疫、传染病预防与控制、妇幼和生殖保健、职业环境卫生和健康教育和健康促进等问题,都会成为民众新增长的健康需要,进一步促成医疗卫生健康资源相对稀缺和供给不足的紧张趋势。

从供给与需求的平衡关系看,由于卫生健康资源的相对稀缺,就不可避免地需要对某些医疗卫生健康资源进行选择性配置。这种卫生健康资源的配置结构,反映出来的是各类卫生健康资源在不同区域、不同领域、不同阶层的分布状况及比例关系。由于卫生健康资源对需求群体可以做到部分满足与部分地不能满足,卫生健康资源配置的结构是否合理与公正,也就成为解决保障谁和保什么的伦理课题。

(二) 医疗卫生资源的供给不足

1. 资源供给绝对不足

医疗卫生资源是公共卫生产品和服务资源的重要组成部分。在我国,伦理分析卫生健康资源有限性问题必然反映在公共卫生实践领域的医疗卫生资源供给不足问题上。因为医疗卫生资源是卫生健康资源的重要内容。而且医疗资源总量不足、布局不合理、服务质量不高等,又是我国医药行业一直存在的问题。事实上,如果对卫生部门所公布的统计数据以及一些研究者收集出来的部分数据进行分析,不难发现供给不足问题的严重性和增加供给的重要性。

(1) 人均卫生费用

人均卫生费用是指用货币表示的,在一定时期内,社会卫生事业平均为每一社会成员所提供的卫生保健服务所耗费的医药卫生资源的量。这一人均消费指标是一个国家或地区在经济文化发展水平、卫生科学技术成就等在历史上形成的卫生条件、医疗保健制度的优劣以及卫生事业的经济效益水平等方面的综合反映。就我国的人均卫生费用指标看,随着医疗服务需求的持续增长,医疗服务市场规模的不断扩大,人均卫生费用事实上是逐年提高的,有些年份提高的幅度还很大。但是由于历史的欠账太多,且世界各国都在增加卫生健康投入,与欧美一些发达国家相比,我国的差距仍然很大。以 2015年为例,据公开资料统计,当年我国的财政医疗卫生总支出的情况是:占当年全国医疗总费用的 30.8%,财政总支出比重的7.1%,国内生产总值比重的1.84%,这些数据表明,当年我国在医疗卫生事业上的投入比例总体上滞后于社会经济增长的比例。如果将政府对公共卫生的投入变成物力资源配置水平指标,即每万人医疗机构床位数作为卫生资源配置水平来考量,可以统计出来的是,由 2007 年的 28—29 张/万人增长到 2015 年的 51—52 张/万人,年均增长率为 9%;说明全国每万人医疗机构床位数有明显的增长量和增长趋势。然而这样的增长速度,仍然无法满足因为历史欠账过多所带来的直接用于医疗卫生服务的资源绝对量不足问题。

(2) 技术人员增长率

公共卫生健康发展常用到人力资源的指标是一国拥有的医疗卫生技术人员数量指标,这一人力资源指标能较全面反映一个社会公共卫生事业发展中医疗卫生人力资源的配置水平。对我国来说,长期以来存在的医疗卫生专业技术人员不足问题是公共卫生行业发展的一个痛点。据清华大学国情研究专家胡鞍钢所提供的数据:"全国卫生人员总数从 1978 年的 788.3万人,而后,下降、再上升,直到 2010 年才超过 1978 年的总人数,到 2015 年提高至 1 069.4 万人,增长了 35.7%,而同期全国服务业从业人数从 4 890万人上升至 32 839 万人,相当于 1978 年的 6.7%倍,无论是在全国总就业人口中,还是在服务业就业人口中,卫生行业的比重都是持续下降的。"[①]再以住

① 胡鞍钢,创造健康红利　增强人民福祉[A].国家卫生计生委宣传司.健康中国 2030 热点问题专家谈[C].北京:中国人口出版社,2016:51.

院率统计指标为例,从"1980—2000 年 20 年间,我国住院率增加 2%,平均每十年增加 1%;但在 2000—2010 年的 10 年间,住院率却增加了 5.8%。近十年住院增长率比前期增加了 5 倍左右。而在同期,医疗服务体系中最重要的人力资源,却没有得到相应的增长,1980—2000 年,每千人口卫生技术人员增加了 27%,2000—2012 年,每千人口卫生技术人员增加了 36%"。①总体上说,我国医务专业人员的人力资源增速明显低于同时期的住院需求增长速度。

2. 资源供给相对不足

我国在城乡、地区、患病人群之间公共卫生资源配置存在着绝对供给不足的同时,又存在着供给不均衡问题,由此产生供给相对不足问题。医疗卫生服务利用效率、居民的健康水平之间还存在着明显的差异。有些地区其至"长期以来呈现出一种'倒三角形'的分布结构,重城轻乡、资源供给高度聚集于城市的情况未有较大改变,约有 80% 的优势医疗卫生资源,如高精尖医疗设备和高水平卫生技术人员分布在大城市的大医院,而在范围广大的农村,医疗卫生服务系统、基层医院和社区卫生服务资源相对匮乏,只拥有 20% 的卫生资源"。②从国际卫生体系研究会常务理事孟庆跃提供的一些基层医疗机构的住院份额和门诊份额的数据看,"住院医疗服务主要流向了县及县以上医院,基层医疗卫生机构改革提供的住院服务份额从 1985 年的 41% 下降到 2009 年的 31%,又下降到 2012 年的 24%。基层医疗机构门诊服务份额 1985 年到 2009 年增加了接近 10%(从 54% 增加到 63%),但 2009—2012 年却下降了 3%。基层医疗卫生机构不能有效分流日益增长的医疗服务,加深了供需矛盾"。③"这些来自不同系统的数据都在表明优质医疗在高度集中。以至于在城市医疗卫生系统中,一、二、三级医院的卫生资源占有比例呈现出明显的'倒三角'趋势。结果是大量优质资源(包括人力、床位、设备等)向三级医院高度集中,导致大型医院规模持续扩大,医疗机构忙闲不均,效率低下,资源浪费。"④尤其是一些特殊医疗人群对卫生资源的过度占用和消费问题严重。如据监察部、人事部的资料,我国几乎所有的三甲医院都设干部病房,与普通病房相比,有着三、六、

① 孟庆跃,重塑医疗卫生服务体系 推进健康中国建设[A].国家卫生计生委宣传司.健康中国 2030 热点问题专家谈[C].北京:中国人口出版社,2016:26—27.
② 李岳峰,吴明.对我国卫生资源配置的再认识[J].生产力研究,2009(10).
③ 孟庆跃,重塑医疗卫生服务体系 推进健康中国建设[A].国家卫生计生委宣传司.健康中国 2030 热点问题专家谈[C].北京:中国人口出版社,2016:27.
④ 张鹭鹭.卫生资源配置论:基于二类卫生资源配置的实证研究[M].北京:科学出版社,2014:23.

九等的干部病房最大特点是对医疗资源占有相对医疗特权优势,可以垄断相对优质的医疗设备和最好的医生护士资源,为干部提供等级不同的公费医疗服务。与此同时,农村人口虽然总体来说有合作医疗和医疗保险,统筹解决住院费及预防保健合同等等多种形式的医疗卫生服务,然而对高额的医药费还是难以承受,一旦得了需要花费十几万元的重病,就会拖垮全家,使这些脆弱人群因病返贫。

(三) 卫生资源配置的争议

用于健康保障的公共卫生健康资源在社会实现分配意义重大,能够起到维护人群身体健康,实现人力资源最佳使用效率的作用,也可以避免因为疾病伤害给民众健康造成的直接和间接的经济损失,从而有利于促进社会和谐和健康发展。然而,公共卫生健康资源的如何配置对维护民众健康是重要的,而由谁来负责或者主导公共卫生健康资源的配置,作为主导公共卫生健康资源配置的主体遵循什么伦理原则和如何配置公共卫生健康资源的问题尤为重要。

1. 政府主导与市场主导

在由谁主导卫生健康资源配置问题上,是选择政府主导卫生健康资源的配置以实现配置公平? 还是通过自由竞争的市场机制实现对卫生健康资源的配置以提高配置效率? 长期以来存在着不同的意见。

(1)"谁"可作为主导资源配置的主体?

在谁可作为主体对资源配置有主导权的问题上,一种观点强调政府主导公共卫生健康资源配置的合理性和必要性。认为政府作为国家管理的执行机关的行政主体,在公共卫生资源配置中的角色是决策者、出资者、组织动员者、服务提供者,以及政策执行者。是公共卫生健康服务的公益性质,决定了政府在其中活动的主导地位与多重作用。政府主导公共卫生健康资源的配置,其政策必须有承担维护公共卫生健康的内容,这是因为"公共健康的风险是影响全社会的问题,必须运用群体性手段,例如规则、政策和体制解决公共健康问题,建立新的规章制度和体制把公共健康永久性地制度化为各级政府部门,特别是政府和国家的责任"。①政府主导公共卫生健康资源配置是因为政府具有这种能力,政府具有代表国家实施卫生健康管理的行政职能。为了实现维护民众的健康权利和改善人口健康状况的国家健康治理目标,任何政府都要进行组织体制建设,通过制定公共卫生

---

① 肖巍.烟草危害与公共健康的伦理研究[J].中国医学伦理学,2005(2).

健康政策以持续改进和完善公共卫生和健康生活环境,有组织地预防和控制疾病,开展教育以提高民众的健康素养。凡此种种,说明政府具有其他社会组织不可替代的经济运行和市场监管干预的行政职能,由此决定了政府在公共卫生健康资源的配置领域的主导地位。世界卫生事业发展的历史实践也表明,公民享有基本卫生保健是一个国家政府秩序和社会可持续发展的需要,这种追求健康的平等权被尊为是人类的天赋权利。只有当国家和政府将全民健康问题提升为国家发展战略的高度,并且由政府代表国家作为行政管理主体在公共卫生健康领域起到主导作用时,那些与民众健康有直接关系的疾病预防控制、食品安全卫生、职业及妇幼保健等基本的公共卫生和健康问题才会引起关注并实现服务上的公平和持续改进,最终达成全民健康的国家战略发展目标。

强调市场主导的公共卫生资源配置的观点认为,公共卫生健康资源的配置应当是市场主体来主导。这是因为公共卫生健康资源配置的根本问题是供给不足和没有效率,解决的办法是通过运用经济杠杆和价值规律,通过竞争、价格、供求等市场机制来实现公共卫生健康资源在不同部门、不同卫生机构间的分配,以实现资源的配置效率。坚持市场主导资源配置的观点认为我国医疗卫生领域出现的资源配置不足问题的根本问题是政府主导和行政化垄断造成的。特别是公立医院控制了所有重要的医疗卫生资源,并且通过大型医院将各级医院、医务专业人员、处方药品的使用以及健康体检等重要的医疗系统的各类公共卫生资源捆绑在一起,又同时隶属于一个国家所有者主体。结果使政府主导的基本医疗卫生服务均等化的保障和弥补出现的短板问题在较长的时期内难以克服,形成公共医疗卫生资源的分配既不合理,也没有效率的局面。这一观点由此断言,只有市场主导的公共卫生资源配置才可以产生效率。

(2) 主体如何主导资源的配置?

政府主导卫生健康资源分配的观点强调资源分配的公平价值,认为要发挥好政府在公共卫生资源分配领域的主导作用,尽量避免出现健康不平等趋势扩大化问题。为此,政府应当加大对公共卫生资源的财政投入,实现全民医疗保障,使老百姓获得公共卫生健康服务的社会权利。在体制上让医疗事业重新回归到公益性和非营利性的轨道,保持公立医院占多数的现状。特别是"政府应该在继续做好基本公共卫生服务和覆盖全民的基本医疗保障制度基础上,重点关注特殊脆弱群体的医疗保障和服务可及性和缩小收入差距,鼓励基本医疗保险和其他商业保险同时发展,使不同社会阶层都能获得基本的公共卫生医疗服务,逐渐满足人民日益增长的美好生活需要"。①市场主导卫生健康资源分配的观点认为政府应把提供各类医疗卫生保健服务的责任留给市场的参与主体,以市场的价格和竞争机制调动市场主体积极参与卫生资源的供给热情,推动公共卫生健康服务市场的发展,鼓励更多的社会资本进入公共卫生健康领域,增加健康服务的供给总量,使其发挥和提高公共卫生健康资源配置的效率。

2. 公平优先与效率优先

公共卫生健康资源有限性与民众对健康需要的无限性之间存在的供需矛盾,反映在理论层面上,是公共卫生健康领域的公平与效率之间何者优先的争论。

关于效率,在经济学领域多指资源配置的效率,宏观经济学将其解释为稀缺资源在社会各部门之间合理配置和优化组合。在公共卫生健康领域里谈效率,是指公共卫生健康资源在不同医疗卫生机构或公共卫生服务项目之间的合理配置,从而在一定的经济资源和技术资源条件下,通过资源的最优配置来提供各种医疗卫生产品和服务,给社会带来最大的健康福利。相对于效率,公平即是指社会成员之间利益和权利分配的合理化和力求降低社会各类人群之间在健康和卫生服务利用上的不应有的社会差距。所谓公共卫生健康资源的配置公平,即是指按照健康利益需求原则来分配各种可以利用的公共卫生健康资源,从而使社会中的每个成员都能在社会创造相等的获得健康的机会中受益,使不同人群的健康差别降到最低水平。"健康中国"所提出的健康公平问题,则是政府希望努力缩小健康获得和健康产生的社会差距,让人民公平享受基本的公共卫生资源,公共服务和政策环境等健康福利。

在卫生健康资源分配问题上的争论,主要是公平优先还是效率优先的价值取向选择问题。坚持公平优先于效率的观点认为,公共卫生资源分配的公平性总是需要优先于效率的重要考量。如果一个社会强调效率优先,可能会使公共卫生健康资源配置中存在的城乡差异、区域差异、受益人群差异不断扩大,从而导致公共卫生健康资源配置问题的不公平。牺牲健康公平往往就意味着牺牲部分社会成员的健康权,使其受到伤害甚至丧失,从而激化社会矛盾和增加社会不安定因素,因而应当坚持公平优先于效率的伦理原则来进行公共卫生健康资源分配。坚持效率优先于公平的观点认为,在公共卫生领域强调以公平优先的方式进行公共卫生健康资源的配置会产生效率低下的情形。当一个社会的公共卫生健康服务体系的总量

---

① 杨磊,中国医改进程中健康不平等的演变趋势与反思[J].学习与探索,2020,(9).

和结构未能完全满足全体社会成员健康需要的条件下，由于医疗卫生资源数量、规模上的不足，迫使政府及公共卫生资源供给主体会产生提高投入产出效率来增加公共卫生健康资源供给，以实现公共卫生产品与服务体系最优化的冲动。

3. 配置供给与配置需求

公共卫生健康资源主要是各级财政按照国家和省的有关规定，保障具有公共产品和准公共产品的卫生健康资源在各部门之间如何分配的问题，即社会提供给卫生保健的那些资源如何在生物医学研究、预防、医疗、药品和仪器设备的研制等之间进行分配？这里涉及如何最佳地使用分配给卫生健康资源，使之能最大限度地促进公共卫生和社会成员的健康问题。宏观卫生健康资源分配还需要解决如下问题：如果政府负责公共卫生资源的供给服务项目的专项基金，体现在货币上即是将多少财政预算安排用于开展公共卫生？如何最有效地使用分配给医疗卫生事业的预算，如政府用于医疗卫生的公共支出在城市医院、社区医疗服务机构及乡村诊所之间保持何种比例进行分配才更为合理？从医疗卫生的成本效益看，事先预防比事后治疗成本小但收益大。为此财政预算中预防支出和治疗支出的比例保持多少才算合理？哪些疾病应优先得到卫生资源的分配。一定时期内重点的财政支出是集中于肾透析、器官移植、重症监护这些抢救设施与仪器设备上，还是集中于解决社会普遍存在的多发疾病的预防与治疗上？

公共卫生健康资源存在两类配置对象：一类属于公共卫生健康资源的供给方，如医疗卫生部门、医药卫生生产企业等；另一类属于卫生健康资源的需求方或消费方，如城乡居民的医保医疗、疗养机构等。那么公共卫生健康资源又如何在两类配置对象间实现合理的比例安排呢？政府主导公共卫生健康资源配置的观点认为政府的公共卫生资源供给服务具有公益属性，政府的财政支出应当直接服务于医疗卫生的供给方或者给医疗卫生部门和医药生产企业，由此增加公共卫生资源的供给能力，从而解决长期存在的供给不足难题。而市场主导卫生健康资源配置的观点认为，政府财政可以运用财政补贴的方式来增加对医疗卫生的投入，但是投入的主要对象应是医疗需求方。因为市场主导公共卫生资源的配置，容易出现提供量低于产生最大社会效益要求的提供量的情形，如果政府参与资源配置，可以通过免费或部分免费，或者对医疗保险和大病救助所需要的财政补贴方式，促进医疗供方的竞争；政府还可以通过控制医疗服务价格和医疗费用支付制度为医疗需求方提供公共卫生和基本医疗服务。

三、不同的资源分配理论

上述关于卫生健康资源配置问题的争论,最为根本的是两个问题:一是把公共卫生资源的分配交给市场还是必须由政府负责? 二是承担公共卫生资源分配的主体依据什么样的价值观和以什么方式进行分配? 而在两个争论问题的背后,支撑不同观点的理论基础都源于功利主义、自由主义、平等主义、社群主义等伦理观和价值判断体系。

(一) 功利主义资源分配论

在公共卫生健康资源分配上的功利主义价值观是资源总效用的最大化即是最大多数人的最大幸福,他们认为那些有助于社会成员整体健康状况改善的公共卫生医疗服务和资源分配能够收到满足大多数人的健康福利最大化的效果。基于这一功利主义偏好,倾向于实行由政府主导的公共卫生健康资源配置的观点"一般接受把政治规划和干预作为重新分配商品和财富的方法,以带来公共效用。许多西方国家的公共卫生政策是根据功利主义的理论制订的"。①总体上说,功利主义的观点认为由于公共卫生健康产品和服务的工具性价值特点,需要政府公平分配卫生资源,以确保公众的健康权和提高社会的健康总量。如果公共卫生资源分配出现不均衡的情形,就会出现部分人承担了原本不应由他们承担的卫生支出问题,加剧了他们的医疗卫生负担,这种实际产生的结果对个人而言是不公平的,同时也削弱了医疗卫生服务的公益性。基于这一考量,功利主义的卫生健康资源分配会偏向于那些处境困难的人以争取获得更大的功利效果。

在政府主导的具体的卫生健康资源配置上需要具体分析。因为公共卫生健康资源有不同种类,所以分配方式也应有所不同。纯粹的公共卫生健康产品和服务不可能由市场来提供和分配,只有靠政府提供和财力保证才是合理的;准公共卫生健康产品和服务产生的正效应对社会人群预防疾病流行,保护社会弱势人群,提高全社会人口素质等具有重要意义,也应以政府为主向民众提供此类公共卫生健康产品和服务;只是对于那些私人的医疗诊治服务,因为这类公共卫生健康资源实质上具有个人特殊需要的消

---

① [美]雷蒙德·埃居,约翰·兰德尔·格罗夫斯.卫生保健伦理学:临床实践指南[N].应向华,译.北京:北京大学医学出版社,2005:164.

费品特征,就应当由个人来支付。如果存在有私人的公共产品的需要的人群,而这一人群又出于经济原因没有能力获得此类服务,那么需要政府根据具体情况给予适当的健康补助。

在公共卫生实践领域,追求功利主义模式的卫生健康资源分配的价值目标是在优先考虑解决严重危害人类健康的常见病和多发病的成本和能力积累,势必选择预防先于治疗的医学价值观并且将其作为增加总人口健康的最佳途径。这种对群体健康优先关注的伦理价值观可以用最小成本获得最大卫生效果,也符合卫生资源分配的理性决策模式。但是,功利主义视角的公共卫生资源分配容易忽视少部分人群的健康生命权益,事实上造成对少部分人的伤害,过分平均主义的公共卫生资源分配也会产生公共卫生产品和服务供给效率低下的弊端。从解决现实问题的角度分析,在有限而且短缺的公共卫生健康资源供给不足的情况下,社会将医疗卫生资源集中于公共卫生的预防以便尽可能地扩大公平卫生服务范围的同时,允许有支付能力的个人和家庭来承担相关费用,以便满足他们的特殊医疗需求是符合伦理要求的。可是,从功利主义视角选择公共卫生资源分配的最大问题是在管理上因为存在操作难度过大的实际问题,必然带来效率低下的结果。

在理论界,不赞同功利主义的平等主义的公共卫生健康资源分配观认为,功利主义的资源分配模式强调的是人群整体收益的重要价值,但是这种忽略或者因此以放弃那些有疾病负担那一部分人的医疗卫生资源需求为代价其实是不合理的。这是因为在公共医疗卫生领域,实际存在着许多人存在"缺乏支付能力而又必须满足需求"的实际状况。这时按照功利主义的公共卫生健康资源的分配思路,社会救助机构应当对这一目标人群进行健康救助。但这样做的结果是那些本应平等地得到这份资源的人失掉了获得医疗服务的机会。基于这一问题的功利主义解决方式,坚持平等主义观点的美国哲学家德沃金批评道:"这一原则确实给美国人应当为保健花多少钱提供了一种回答:它说,我们应当尽量多花,直到再多花一美元也不能为健康或生命预期带来任何好处为止。任何健全的社会都不会遵守这一标准……一个社会如果把延长寿命视为不惜任何代价也应当获取的利益,即使这种代价只能延长已无多少价值的生命,这未免太荒谬了。"①

---

① [美]罗纳德·德沃金.至上的美德:平等的理论与实践[M].冯克利,译.江苏人民出版社,2012:325.

(二) 自由主义资源分配论

自由主义,或者说"经济自由主义""不干涉主义"的理论强调个人对社会经济自由的权利,认为国家坚持的最重要的原则就是确保个人权利和私有财产的自由,而不是干涉公民的相关权利,那种类似全民医保等任何形式的强制性分配资源形式是不道德的。

自由主义资源分配论的根源是古典经济学家亚当·斯密的市场经济理论,他在《国富论》中提出的经济市场自由主义观点认为:每个人在经济活动中都有利己的本性,集体的利益是个人利益的总和,市场中活动着的个人追求个人利益的结果能使整个社会受益,因此,任何集体利益的实现不应该以压制合理的个人利益为代价,充分的经济自由和资源配置是国民财富不断增长的首要条件和基石。斯密还认为用经济自由保证个人利益和社会利益的结合,为生产力无止境发展开创了巨大的可能性。"自由主义公正理论强调社会和经济自由权。这些理论认为,对于像公共健康研究一样具有可能利益的产品和服务分配最好留给市场。在现实自由市场中,所出现的每一件事都是个人和企业选择问题,而不是政府的社会规划问题。"[1]这便是一种依靠市场驱动来对卫生健康资源进行配置的方式。新自由主义经济学家则进一步认为,现代社会的一些国家实行的政府集中决策体制不可能有充分的信息和做出明智的决策来调节分配,从而破坏了经济自由和扼杀人的参与市场活动的积极性,降低了生产效率,也不可能实现稀缺的公共产品资源的有效配置。新自由主义在公共卫生健康资源分配问题上的主要观点是通过市场竞争来实现自我调节的资源分配模式,他们认为这种促进市场竞争的分配模式除了会调动人们参与市场的积极性和增加公共卫生健康资源的供给外,还会促使人们在健康价值观上"为自己健康负责"理念的真正形成,由于自由主义将个人行为责任融入分配的考量,从而使人们逐渐形成良好的健康生活方式,提高健康素养。如伦敦学派的代表人物哈耶克(Hayek)就明确主张自由化,强调自由市场、自由经营,并且坚持认为私有制是自由的根本前提,因此反对任何形式的经济计划和社会主义,认为垄断、计划化、国家干预始终与无效率相联系。

新自由主义的公共卫生健康资源配置观点也为平等主义、功利主义等所反对。这些学派反对新自由主义的观点是:选择市场供给的自由主义使

---

① [美]斯蒂文·S.库格林,等.公共健康伦理学案例研究[M].肖巍,译.北京:人民出版社,2008:126.

公共卫生健康资源完全市场化配置的理论其实会成为实现公共卫生资源公平配置的最大障碍。因为这个理论很少能为社会中处于最不利的社会和经济地位的人提供保护，"市场导向重视了一部分有能力和有经济实力的病人或求助于医学的人。市场满足了政府缓解经济压力的部分愿望，迫使病人和雇主承担更多的医疗保健费用。市场给予医疗保健更大的可能性与危险性。它扩大了个人选择的机会，刺激上技术的革新，满足了富人的需求；但却压制了预防系统的生长与发育，不能保证基本医疗保健，损害了政府的医学责任"。①举例来说，早在 20 世纪 40 年代，英国政府的卫生部门就意识到如果一个社会的医疗卫生服务完全由市场提供和私人主导，就会出现许多人享有健康权却付不起医疗费的困境。为此政府才建立了由国家支持的国民卫生服务体系（NHS），其核心理念就是为民众提供基于个人的临床需要而非患者就医支付能力的免费医疗卫生服务体系。实行这一卫生健康服务体系的政府健康管理实践亦表明，这一系统有效地保障了全民医疗的公平性，即使是失业或没有工作能力的人，也不会丧失享有医疗卫生服务的基本权利。

(三) 平等主义资源分配论

在公共卫生健康资源的分配上，坚持平等主义观点的学派也有他们坚持的观点和理由，平等主义理论强调对产品和服务的平等可及的重要价值，认为政府应当找到一种令大家都可接受的平等分配资源的方式来为民众提供服务。那么，面对现实存在的公共卫生健康资源稀缺和人们欲望无限这个不可回避的矛盾，理想的社会又该如何实现平等呢？坚持平等主义理论立场的人会把问题归结于社会制度与文化缺陷所带来的问题与障碍，而不是公共卫生健康资源的真正短缺，那么最合乎公平的解决方式是在公共卫生资源分配过程中重点考虑满足群体性健康目标的同时兼顾个体的卫生要求。对此，学界泰斗级人物罗尔斯在他的《正义论》一书中提出分配的机会平等和差别平等原则。他认为社会安排形式是一种大家都同意的，能促进社会中所有人利益的契约。在这种共同努力中，所有人都致力于商品和服务的平等分配，除非不平等的分配对每个人都有利。

罗纳德·德沃金（Ronald Dworkin）也是资源分配平等理论的坚持者。他的基本观点是："必须在平等基础上分配医疗服务，即使在财富非常不平等甚至藐视平等的社会里，也不能因为一个人太穷，无力支付费用，就不让

---

① 周海春.中国医德[M].成都：四川人民出版社，2002：247—248.

他得到他所需要的治疗。"①平等主义强调社会应当提供惠及全民、人人受益的公共卫生健康产品,保证在分配中人人享有最基本的医疗卫生保障服务的健康利益,这种基本的公共卫生资源分配制度应是国家意志的体现。由此,公共卫生健康资源应当属于国家所有的公共产品和服务,也应当是不可交易的。因而公共卫生资源也就成为纯公共产品。而且政府对于这种公共产品供给的目的是为了维护公共健康利益以实现公共卫生健康总福利的最大化,而不是以获利为最终目的,这就要求公共卫生健康产品必须寻求其分配的内在的公平属性,为社会中的所有人提供服务。

在坚持平等主义思想的理论阵营中,还有一些人提出了不同的平等主义的公共卫生资源分配观点,如库克(Cook)重点强调公共卫生健康资源在产出和供给方面的平等,特别关注的是公共卫生和医疗服务的可及性和政府对公共卫生和健康管理中所收获的公益效率。丹尼尔斯(Daniels)则继承了罗尔斯关于公平正义分配的思想,主张在公共卫生医疗服务领域的道德价值平等主义。他认为公共卫生医疗保健道德的重要性就是要重点保护人人平等受到健康尊重的机会,即无论人们处于什么样的社会经济地位,都应享受和获得最基本的医疗卫生保健的权利。但他认为对有不同健康保健需要的人应当采取不同的健康福利对待才更合乎社会公平正义的要求。柯亨(Cohen)则用比喻的方式,提出平等主义实质是正义的通货实现,即在一个人人享有平等权益的社会里,都应获得平等的基本健康人格的尊重。然而他的对于平等的基本尊重思想多倾向于定性的思辨分析而不是具体的资源分配量化标准的现实问题考量。

(四) 社群主义资源分配论

社群主义是当代最有影响的西方政治思潮之一.其思想哲学基础是新集体主义。社群主义一般是把社群看作是一个拥有某种共同的价值、规范和目标的实体,其中每个成员都把共同的目标当作自己的目标。由于社群是一个整体,个体就成为整体中的一员,而且都拥有一种成员资格。社群还是一种社会性的"善"或是现实社会生活中的公共利益。社群还是人类善良生活的基础。社群对其成员具有内在的吸引力,对成员提供个人行为无法实现的权益。

在卫生健康资源分配的问题上,社群主义并不关注目标人群中个别医疗需求或常见的疾病,但关注公共卫生健康利益的满足,重视社会依据特

---

① [美]罗纳德·德沃金.至上的美德:平等的理论与实践[M].冯克利,译.江苏人民出版社,2012:325.

定的价值观和标准所确立的基本的公共卫生医疗服务。他们的观点是：对于一个社会共同体来说，将共同体的健康安全福利实行共同分配是十分重要的，因为通过共同分配，可以使每个成员体会到自己作为共同体成员的价值。在公共卫生健康资源配置的价值选择上，社群主义认为公共卫生和医疗健康资源的分配主要不是满足某个人的医疗需要，而是需要将共同利益和社会健康放在首要地位，认为通过特定社会的价值观和标准来确定什么是社会认可的基本医疗保健需要，从而确保社会大部分人能够享受适宜的生活。如社群主义的代表人物迈克尔·沃尔泽(Michael Walzer)指出："共同体旨在提供供给，而供给则服务于共同体；这个过程是相互的，而可能就是它的关键特征。"①因为公共品需要共同体选择共同分配，所以这种分配应当是一种寻求正义的分配。这个公配正义的实质就是"共同体必须根据其成员集体理解的需要来致力于满足其成员的需要：所分配的物品必须分配得与需要相称"。②

与传统的社群主义观点不同，新社群主义在注意共同体公共利益的同时，给个人合理索取公共资源或利益留下一定的空间。他们力求在公共和个人之间选择和争取在利益上的平衡。如在公共卫生健康资源供给上，社群主义者要求每个社会成员应当为全社会的共同健康利益做出贡献，同时也要求个人对自己的健康行为负责，而对那些在健康上不负责任的行为，则需要对当事人施加压力和惩罚措施，以避免给公共卫生健康资源带来损失和浪费。

从卫生资源配置宏观效果来看，社群主义模式下正义的医疗分配不是满足某个人的医疗需要，而是需要通过特定社会的价值观和标准来确定什么是社会认可的基本医疗保健。个人自由主义往往追求最好和最长寿命，可能引发卫生成本趋升，而社群主义分配则可成为一种扭转增长趋势的方法，重在确保社会大部分人可以享受适宜的生活。将共同利益和社会健康放在首要地位，国家或社会可以要求个人展开负责任的健康行为，以促进这一共同利益。基于这一理念，社群主义可以合法化地扮演公共系统的监督者或控制者角色，对不负责任的个人或行为施加压力和惩罚措施，避免资源的浪费。

四、健康资源的优化配置

(一) 资源配置的优化选择

由于公共卫生健康资源的稀缺性和有限性与民众日益增长的卫生健

---

① [美]沃尔泽.正义诸领域[M].褚松燕,译.南京：译林出版社,2002：90.
② [美]沃尔泽.正义诸领域[M].褚松燕,译.南京：译林出版社,2002：105.

康资源需求之间的矛盾越来越突出,产生了政府如何将筹集到的公共卫生健康资源分配到不同的领域、地区、部门、项目和人群中去,使之实现公共卫生服务公平,同时提高公共卫生资源配置的利用效率问题。或者从根本上说,如何解决社会中的哪一部分人优先获得这些资源才是合理的、公平的问题。公共卫生健康事业的发展过程,其实就是政府不断追求实现公共卫生健康资源的优化配置,使有限的资源得到充分利用,最大限度地满足人类生存和发展需要的过程。研究公共健康的肖巍认为:"虽然一个社会健康保障资源的宏观分配是由它的资源所决定的,但这种分配是否具有伦理正当性的问题却并不取决于资源的多寡,而是取决于这些资源是否能够得到公正的分配。在资源有限的情况下,社会应当首先关注哪一部分人口的健康呢? 是把资金投向未出生的一代人呢,还是把它投向那些需要心脏移植的人? 这一类的问题实际上是对于一个社会的公共健康体制和政策提出的伦理挑战。"①

　　如何解决这公共卫生资源配置的优化选择问题? 一个可行的办法就是首先确定一些具体的伦理优化原则,然后对公共卫生健康资源的供给和需要服务的目标人群进行优化,从中选择合适的伦理原则来指导具体的公共卫生资源分配实践来解决问题。举一案例说,2020 年初,由 SARS-CoV-2 新型冠状病毒感染造成的 Covid-19 急性传染病席卷全球,各国医疗系统遭到前所未有的"挤兑"压力。在美国,急剧增加的病人数使得一些重要的防疫物资,例如口罩、检测试剂等供应十分紧张。就在 Covid-19 疫情迅猛发展之际,以依曼纽尔医生为首的欧美多国十位医学伦理专家联名在《新英格兰医学杂志》发文,对疫情稀缺医疗资源的分配原则进行重要阐述。②他们在这一文章中,将 Covid-19 流行病大暴发期间归纳出来的四种基本价值观(追求效益最大化、人人平等、促进并奖励工具价值、优先照顾拥有最少者)作为分配稀缺医疗卫生资源的基本依据,遇到具体问题时的解决方法是:摒弃那些有缺陷的原则,采用那些不足的原则,使之互相补充,组成一个综合体,称为"完整生命体系"。这个体系中整合了以下这些符合道德法则的单一原则:一是年幼者优先,二是疾病预后良好者优先,三是拯救最多生命,四是由命运决定的抽签。在遇到公共卫生紧急状况时,再加上工具价值原则,让那些有助于实现以上原则的特殊个人优先得到稀缺的预防或者治疗措施。此文认为,他们提出的这个优化原则体系充分反映了

---

　　① 肖巍.关于流行病的道德分析[J].河北学刊,2005(1).
　　② Emanuel EJ et al. Fair Allocation of Scarce Medical Resources in the Time of Covid-19. N Engl J Med. 2020 Mar 23. doi: 10.1056/NEJMsb2005114.

当今社会广泛接受的价值观,包括人人平等、照顾拥有最少者,以及实现总体利益最大化等方面。特别是面对新冠疫情的公共卫生危机,可以作为一个有效的伦理行动框架,在此基础上制定可操作性的执行细则,使之做到尽可能公正合理地分配稀缺的公共卫生健康资源。

(二) 原则的选择与平衡

1. 整体功利与最小侵害

政府制定和实施公共卫生政策涉及事关民生的方方面面,它所面对的始终是社会的各群体之间健康利益分配的伦理问题,涉及社会各个阶层之间眼前与长远、局部与整体之间的健康利益关系,包括国家和企业、公共卫生与健康服务提供者和消费者主体之间的健康权利与义务的关系问题,其中任何一个方面和环节发生变化,都会影响一个社会公共卫生健康福利的最大化。因此,政府在制定公共卫生健康政策时需要价值选择,既要兼顾个人能够承受的经济负担,又要综合考虑卫生资源的使用效率;既要尽可能保证人人平等享有健康服务的权利,又要顾及少数患者对新兴医疗技术的特殊需求;既要依靠市场调节稀缺的卫生资源,又要依靠政府的调控手段对卫生资源予以合理分配。但是无论如何,公共卫生政策需要最大限度地满足人们对健康的伦理诉求,并且力求最大限度地接近于使"最大多数人受益"的总目标。如我国的公共卫生机构(国家卫健委)依据"健康中国"战略的要求,在其制定的公共卫生政策中强调的"预防为主"方针,就是从根本上体现了公共卫生政策的整体功利原则。

公共卫生资源的配置既要强调整体功利原则,同时也要坚持最小侵害原则。因为整体功利原则要求的是公共卫生政策的实施要达到社会公共健康福利最大化,这意味着在公共卫生实践中为了整体利益或者防止危害的扩大而不得不采取必要的伤害或牺牲一部分人利益的措施和手段。此时最小伤害原则所要坚持的,就是对受到伤害和做出牺牲的健康利益方的伤害尽可能达到最低程度。最低的要求是对人权的侵害所造成的损失不能大于不实施公共健康政策所造成的损失。可以认为,只有那些公共健康效益越大而侵害人权的"成本"越低的措施,才能得到伦理上的有力支持。例如社会爆发流行性传染病的公共卫生安全危机时,为了防止更多的人受到传染病威胁,出于大多数人的公共健康利益考虑,就有必要对疾病感染者采取限制自由、强制检查监测等措施,此时对个人隐私权的适当介入、对个人行动自由权利的必要限制,就具有伦理上可以辩护的合理性。

最小伤害原则所反映出来的实质问题是在社会发生公共卫生事件时,

本质上体现出来的是权衡个人权益与公共权益之间冲突过程中,其伦理选择使用"舍小家保大家"的"没有办法"的办法,实在是在道德上找不着更好的替代方案的缘故,由此也就有了必要性与合理性。"用最小的个人权利侵害换取最大的公共健康收益,这实际上是要求一种功利主义式的成本——收益平衡计算,'两利相权取其重,两害相衡取其轻',在各种方案中选择成本——收益率最高的方案。"①这一价值选择放在公共卫生健康的资源分配实践中,虽然对个人权益侵害具有不可避免性,但是,并不等于说采取这种措施时对个体的伤害可以是无限制的。最小伤害原则的内涵是在公共健康利益与个人权利负担之间取得平衡,尽管在公共健康实践中为公共健康利益而侵害个人权利实属必要,也应将所有非必要的损害降至最低并以保护人的最为基本生存发展权益作为限度。譬如在传染病大流行的特殊时期,对患者的行动自由可以实行限制,但不能借此对患者的人格尊严和个人隐私权随意侵害,媒体在公布疫情时隐匿可辩明患者身份的个人信息,而仅报道跟病情、疫情及公共卫生形势有关方面的内容,就是对最小伤害原则的坚持。

2. 公平优先与兼顾效率

基于我国的社会性质和经济发展状况,在公共卫生资源配置问题上应当坚持公平优先,兼顾效率的伦理原则。

（1）资源分配的公平优先

为什么重视卫生健康资源分配公平优先的价值选择? 这是因为公平对每一个人的生存健康影响十分重要,世界卫生组织在《健康与卫生服务的公平性》②的报告中就指出:"公平意味着生存机会的分配应以需要为导向,而非取决于社会特权,卫生服务和健康公平性要求努力降低社会人群中在健康和卫生服务方面存在的不公平和不应有的社会差距,力求使每个社会成员均能达到基本生活标准。"③分析这一段话的内涵,可以知道出于社会保障的角度考虑,社会需要通过一系列干预措施来保护社会中的弱势群体,保证社会成员在包括卫生服务在内的各个领域都享有基本的公平。这是因为在一个社会存在公共卫生健康资源分配不公平的事实状态下,容易形成一部分人财富迅速增加和另一部分人财富减少的贫富分化结果,从而扩大了不同群体在基本医疗卫生服务的可及性差距,恶化了利益受损群

---

①　史军.权利与善:公共健康的伦理研究[M].北京:中国社会科学出版社,2010:187.

②　World Health Organization in health and health care[J]. a WHO/SIDA initiative.WHO. Geneva. 1996.

③　世界银行.2006 年世界发展报告——公平与发展[M].北京:清华大学出版社,2006.72.

体的健康状况和基本福利,使他们因为陷入困难的境地而不能自拔。如果这一问题久而不决,那么如何实现公平的渴望就会在积累中发酵,以至于形成对社会的敌视情绪,动摇社会稳定和公共安全的基础。

（2）资源分配的兼顾效率

在坚持公平优先的原则下,重视和提高卫生服务利用效率及效益也十分重要。这是因为卫生健康资源的配置一定程度上是依赖资源产品的产出效率来实现的,一个社会只有持续地积累和丰富卫生健康资源,提高公共卫生健康产品和服务的供给效率,才能确保卫生健康资源配置公平的目标实现并被进一步推向更高的水平。否则,没有效率的供给终会因资源持续性的枯竭而失去结果的公平。举例来说,我国公共卫生领域长期以来存在的问题是医疗卫生资源不足,为了增加这一资源的供给,仅靠政府举办公立医院和扩大规模显然力不从心,这就需要运用市场运行机制来吸引社会力量办医,以此增加卫生健康资源的供给。因此国务院才制定规划纲要,为社会办医院预留规划空间,放宽中外合资、合作办医条件,鼓励社会力量和国外的卫生健康资源能够进来,增加资源供给。那么,政府制定这一公共卫生政策的动机是什么？显然是要医疗卫生资源扩大供给带来的增量效率。

再如在重大公共卫生事件发生时,面对卫生健康资源紧张的现实境况,为了坚持公平原则,政府可以对医疗资源实行需要者的平均分配吗？这样的分配显然是不行的。公平原则意味着个体或群体在获得医疗资源方面的机会平等,而非个体均摊等级得到医疗卫生资源。由于每个人的身体状况不同,对健康的需要程度也会不同,此时不均等的卫生健康资源配置更反映出效率的重要价值。因为效用原则决定了分配机制应带来健康收益,即分配机制有助于疫情防控,有助于惠及更多人的生命健康福利。由于可能被疾病夺去生命的人数众多,医疗效益最大化的表现必然体现为利用有限的资源抢救最多生命的治病救命的价值选择策略。这就决定了在医疗资源短缺、救治成功率不可能是百分之百的情况下,医院和医生自然会选择利用有限的医疗资源尽可能拯救更多生命的医疗资源分配策略,其目标人群自然会指向那些能获得更多生存年以及更好的病后生活质量的人。

（3）重视公平也兼顾效率

为什么需要在公共卫生资源的配置上既讲公平,还要兼顾效率呢？依常识,公平与效率不是存在冲突关系的"公平效率悖论"吗？在公共卫生资源的分配上又是如何实现统一的呢？实际上,在公平和效率的问题上,尽管人们的认识并不统一,甚至难以分辨出它们属于经济问题还是属于伦理问题。我们仍然认为,效率多与经济直接发生联系,公平总是与人们的价值追求有关,因而公平问题必然属于伦理范畴。同时也认为,伦理上的道德总会与经济上的利益发生联系。因为效益是价值的体现,能充分发挥卫生资源的功能和作用,才决定了在谈分配卫生资源的时候,不能离开效率去空谈公平。

为了更好地说明公平与效率的关系,研究公共行政学者张康之曾用做大饼的范例来加以说明:我们如何做大饼? 第一,效率是做好大饼的前提,效率高,大饼就会做得又快又好。因而,大饼是讲求效率的结果;第二,公平涉及对效率的结果,即大饼的分配问题。只有存在大饼才能谈得上分配,没有这个基础条件,谈不上公平分配;第三,公平是效率的动力,只有在根据以前的经验有了实现大饼公平分配的预期后,大家才有动力去努力做这个大饼,有了积极性,才能提高做大饼的效率。对此,政府是先要效率,还是先从公平入手呢? 如何做优先选择也是一个重要的伦理问题。张康之认为:"公平与效率是相辅相成的。一方面,效率的提高是公平形态的物质基础,公平能够作为一种社会规范和价值判断一个首要的前提就是经济效率的提高。没有效率的提高,没有生产力的不断发展,也就不可能通过对公平的追求去解决问题,真正意义上的现代公平理念也就不会出现了……另一方面,公平构成了效率提高的基本保证。效率的提高并不是一个自发的过程,必须依靠公平的规范约束。这种公平的约束既包含在市场竞争过程之中,也包含在市场竞争之后的政府安排。"①

公共卫生健康伦理原则的基本出发点和发展目标是人人享有健康公平,从"正义是一种首要价值追求"的伦理目标角度说,健康公平显然是第一位的,这是因为追求效率固然能促进经济发展和提供给社会更多的公共卫生资源,但那是市场活动主体的使命。而每个人的基本医疗保障是必须优先考虑的,而且不以任何功利或效率的考虑为前提。政府为此需要建立基本的医疗卫生保障体系,让每一个公民都享有最为基本的卫生保健福利,特别对于那些处于贫困之中的弱势人群,政府主导的公共卫生服务体系应该给予更多的关照,这不仅仅是出于人道主义的考虑,也是卫生健康资源分配公平的内在要求。

总而言之,考虑到卫生资源的有限性,政府可以强调效率的重要性,却

①　张康之.处理公平与效率关系的公正途径[J].福建行政学院福建经济管理干部学院学报,2006(3).

不能将追求效率放在第一位。"如果市场行为是实现效率的主要手段,那么政府行为则是实现社会公平的手段,各级政府应当清醒地认识到,市场经济决不会自发地导致社会公平,政府的干预是维护和实现社会公平的基本手段,国家的法律、制度和政策则是维护和实现社会公平的基本保障,因此各级应当把维护和实现社会公平当作自己的主要任务和道义责任。"①

3. 均等服务与有限保障

公共卫生健康资源是一种稀缺资源,一个社会共同体的公共卫生健康资源的生产供给与医疗卫生服务总是有限的。是公共卫生健康资源的有限性制约了人们对健康的需求和政府对其实现承诺的困境。对共同体来说,如果要求救治一切大病的高昂的医疗费用都由政府负担,政府通常是承担不起的,结果会使满足全体社会成员的健康需求成为一个不可能实现的目标。从健康需求来说,公民的健康权是公民生活和生命发展中所需要的基本事物和条件的总和。每个人都有着天然的追求健康公平的权利,如果一个社会无法满足人维系生命健康的最基本需要,就等于剥夺了人的生存权,这是不道德的社会恶行。"没有人基于他不应得的优势获得社会福利,没有人应该因为他不应得的缺陷而被拒绝获得社会福利,在公平机会准则下,性别、种族、智商、国籍、性取向和社会地位都不应该作为对卫生保健进行分配的实质公正的标准。"②

作为回应每个公民都应有健康的权利和公平地获得健康服务的需要,政府应当向社会成员提供基本公共卫生的均等服务。即向社会成员提供合理需求的量。它的内涵是指对任何家庭和个人,无论其地区经济水平高低,也无论其经济收入如何,在财富、种族、性别,所处环境等方面有何差异,接受基本公共卫生服务的机会和条件是均等的,即公共卫生机构的设置,包括数量,活动距离和服务能力,应满足区域内居民公共卫生服务的需要。不能对社会的弱势群体有任何的歧视政策,让社会所有成员共享健康方面的重要成果。2009年,《中共中央国务院关于深化医药卫生体制改革的意见》中提出实现公共卫生服务均等化的目标,是全世界发达国家和发展中国家共同追求的卫生目标。

基本的公共卫生服务方面实现均等化,意味着政府在区分基本的公共卫生服务和非基本公共卫生服务的基础上。"首先必须确保每个人对基本医疗卫生服务的可及性。在公共卫生健康资源中,基本医疗卫生服务具有

---

① 余可平.社会公平与善治是建设和谐社会的基石[N].光明日报,2005-03-20.
② [美]雷蒙德·埃居,约翰·兰德尔·格罗夫斯.卫生保健伦理学:临床实践指南[N].应向华,译.北京:北京大学医学出版社,2005:162.

最明显的效益外溢作用,也是普适性最强的。保障基本医疗卫生服务在全体社会成员中的均等分配,可以有效降低疾病发生率。"①政府的责任是根据各自发展水平和资源制约条件,保障所有人最低的生活条件和享受由政府卫生支出而实现公共健康产品上的公平待遇。

均等服务与有限保障伦理原则的具体内容有以下几点。一是保证初级卫生保健的原则。因为初级卫生保健是实现健康中国战略提出的"人人享有卫生保健"的根本保证。二是照顾社会边缘人群原则。如贫困地区的人群生活困难而卫生服务不足,应当在卫生资源分配上给予"低收入人口优先受益"特殊的倾斜政策,以避免他们在分配过程中因处于不利地位而受到歧视。均等服务主张人人享有卫生保健的权利,但是不等于就是搞人人平均。在卫生资源的宏观和微观分配上要做到公平,就应该允许一定的差等分配存在。不过,这种差等分配应当是使那些最需要帮助、最困难的人得到较大的好处和较大的补偿,如实行向贫困人口提供医疗补贴制度。三是重视疾病预防原则。因为预防疾病不仅可以节省有限的卫生资源,而且可以减少患者因疾病所带来的痛苦和经济损失,从而提高卫生资源的利用效率,保护民众的生命健康,将民众群体患病率和死亡率降到最低水平。四是对后代负责原则。社会中的每一个人都应对世代生命延续负有责任,因此而承担卫生资源的可持续利用原则,以利于人类健康地生存、延续和发展。

4. 政府主导与多元参与

如何合理配置已有的卫生资源和提供卫生资源增量是公共卫生健康伦理最重要的课题。世界各国所开展的公共卫生实践表明,一国公共卫生健康资源如何配置,不只表现为政府组织机构在健康管理中所形成的统计学意义上的报表或经济学家眼中的一堆数据,而且是在不同的公共政策的选择背后,反映着一国政府在如何改善人民的生存状况和生活质量方面是否有决心和有能力承担为人民健康服务的道德责任。

当今世界,大多数国家在公共卫生服务上是政府主导,通过各级立法、行政机构对医疗、预防及有关研究所需要的人力、物力、财力情况,制定预算和落实政策。明确公共卫生健康资源配置中各部门职责和作用,培育引导其他主体实现医疗保健资源在生物医学研究、疾病预防、医疗、药品和仪器设备的研制开发等之间的公平分配。

(1)纯公共卫生健康产品供给和服务

从理论上说,纯公共卫生健康产品是社会全体成员享有的公益性产品

---

① 陈第华.公共卫生资源的分配正义:以共享发展为中心的考察[J].探索,2016(3).

和服务。公共卫生健康资源的公益属性要求对其配置首先必须考虑其公平性,以确保每一个公民享有平等的卫生保健权利。由于公共卫生健康资源供给的有限性,决定了政府必须运用制度和政策工具以确保医疗卫生资源在医疗卫生行业内分配和转移的公平。例如对社会重大疾病疫情的防范和控制,就直接关系到每个社会成员的根本利益,而且因为是公益,每个社会成员都有权利消费和使用此类产品并从中获益。为此,政府应该以目标人群的健康作为工作追求的最高目标,在区域间、部门间、社会人群阶层间提供健康保障,通过调节公共卫生健康资源的配置和收入分配格局,确保每个社会成员享有和获得基本的健康权益。

由于公共卫生健康资源供给的绝对与相对有限性,决定了政府不可能向社会全体成员提供全部足够的保健资源,只能为全体成员提供最基本的医疗卫生服务和纯粹的公共卫生健康产品,这就要求政府在公共卫生健康资源配置上主要是发挥筹资和分配功能,规划医疗卫生服务体系的建设和发展。具体地说,公共卫生健康机构应将收支全部纳入预算管理,并逐步提高政府卫生投入占卫生总费用的比重。专业公共卫生健康机构人员经费,发展建设经费、公用经费和业务经费由政府预算全额安排。在卫生资源硬件设施分配上,公共医疗卫生应当姓"公",因为只有坚持了公共医疗卫生健康的公益性质,才能实现全体居民在医疗卫生保健机会面前的平等,由此决定了政府设置的公立卫生服务机构不得有营利目标和行为。

(2)基本卫生服务方面的准公共卫生产品和服务

准公共卫生健康产品和纯粹公共卫生健康产品都属于公益性服务。在基本医疗卫生服务领域,基于个人疾病风险的不确定性及个人经济能力的差异,加上健康需求和创新技术需求的增长,使得公共卫生和医疗服务系统的可持续性受到影响。为了实现公共卫生产品和服务的可及性,引导全社会参与并优先保障所有社会成员的基本医疗卫生服务需求,由此决定政府筹资和承担主要的分配职能,包括以社会公共资源建设起来的公立医院、专科和全科医生以及具有专业分工的医护团队、由政府直接组建多数医疗卫生服务机构,特别是公共卫生和基本医疗服务机构承担绝大部分的常见病、多发病,包括孕产妇卫生服务、儿童预防保健、计划生育服务、小伤小病的治疗等一些基本的临床卫生服务,为社会成员提供所需药品和诊疗手段的基本医疗服务包,并且寻找更有效和公平的方法去分配资源,以达成满足基本的公共卫生健康产品和服务的社会需要,调和日益增长的健康需求与有限的公共卫生产品和服务供给之间的矛盾。

在准公共卫生产品和服务领域,为了避免因为政府自身对纯粹公共卫生健康产品和服务出现的供给能力不足导致的公共卫生产品和服务供给的效率低下、数量不足或权力腐败等带来的诸多风险,可以采取与社会资本共同向社会提供准公共卫生健康产品与服务。比如说,为满足一些特需服务的医疗卫生药品,器械和设备等医疗卫生资源所需投资大且资本有机构成高,而且医疗服务具有非排他性,特别是急诊急救存在无法收费的情况,这时就需要在政府主导下,坚持公立医疗机构面向城乡居民提供基本医疗服务的同时,支持企业、慈善机构、基金会、商业保险机构等营利性社会资本出资新建、参与改制、托管、公办民营等多种形式投资医疗卫生服务业,参与提供准公共产品与医疗卫生服务。

允许追求营利的社会资本进入到准公共卫生产品和服务领域开展医疗卫生服务,该如何解决社会资本的营利追求和准公共卫生产品的公益性矛盾?政府可以选择多种方式来解决具体问题。如允许一些社会资本与公立医院等医疗卫生服务组织合作,其所涉足的共有资源产品即为非营利性医院,此时的医院若产生收益,可以规定其收益只能用于自身发展不能用于股东分红,若有亏损,政府应当给予相应的补贴,使这类非营利性的医院享有与公立医疗同等的税收优惠。政府还可以充当购买者,采用购买社会资本的医疗卫生服务的方式向社会提供准公共卫生健康产品和服务,这意味着提供基本医疗服务的公立医疗机构运转费用来源可以选择服务收费和政府投入相结合的方式进行,营利可以有盈余,但盈余应当进入国家预算收入并用于推进医疗卫生事业发展,以此维系向社会提供公共健康产品的属性。而对于那些承担非基本医疗服务责任的公立医疗机构,可以在确保政府公共意志得到贯彻的前提下,给这些机构以更大的独立性,以满足社会对准公共健康产品与服务的需要。

政府主动将公共卫生健康服务的一部分供给责任转移给市场和社会,建立同时承担公共卫生健康服务和基本医疗服务职能的公立医疗卫生服务体系。因为有社会资本加入的医院集中了大量的稀缺资源,虽然产品数量有限,却有极强的营利性竞争的优势。那么又该如何实现政府因让渡一部分公共卫生管理职能亦能防止公共卫生资源的被滥用,不会失去基本的公共卫生健康服务的公平性?我们的回答是:实现公共卫生健康资源配置的均衡与公平是指每个社会成员在需要时均有相等的机会获得相等的公共卫生健康服务,满足社会福利的最大可能性和公共卫生健康资源分配的均衡性。对此唯一可行的制度安排是政府只能让渡管理职能而不能放弃自己的监管职能,政府不仅不能让渡监管职能,而且在职能转移之后,还要强化对职能承接主体的监管,确保让渡出去的职能切实得到履行。比如,政府对医疗机构实行监管,明确公立医疗机构的数量、规模和布局方面的要求,政府还可以对供方实施一定的价格管制或者补贴等经济手段进行管控,或者通过设立社会保险基金来完成资金的筹集和支付任务。

（3）满足个人需求的私人健康产品与服务

包括特殊的、非基本的公共卫生医疗需求的疾病治疗、超出健康需求以外的如对人体康复和整形等临床美容性质的医疗技术服务属于私人消费品,应当依靠市场化运作的方式,由追求利益的医疗供给方提供产品和服务,由为满足特殊需要的个人承担消费支出。

选择以市场化的方式供给私人公共卫生产品,如何解决私人公共卫生健康产品与服务的供给与需求的矛盾及其不公平障碍？应当指出,由于公共医疗卫生事业的特殊性,无论是基本保障目标选择还是医疗卫生干预的重点选择,仅仅依靠市场自发的作用都无法实现这一问题的合理解决。决定了政府不可能将全部非基本医疗服务都交给营利性机构去提供,具有可操作性的选择是政府除了对医疗卫生市场属性的私营主体进行监管外,还应直接组建医疗卫生服务机构,特别是承担公共卫生和基本医疗服务责任的机构从事这一领域的服务,这种组织方式确保了维护公共卫生健康利益的国家意志的实施。政府还可以选择一般性的税收筹资方式,为民众提供私人公共卫生产品的医疗卫生保障和组织实施社会医疗保险计划,对民众提供医疗保障、对诊疗新技术进行推广和新标准示范。政府也应借鉴国际经验,积极创造条件,有计划地参与和发展一些个人健康领域所需要的非营利性的特殊医疗服务机构,使之与营利性医疗机构、公立医疗机构一起,共同为部分民众提供非基本的医疗卫生服务。

第六章　大健康战略与产业

美国著名经济学家、曾两任总统经济顾问的保罗·皮尔泽在《财富第五波——未来十年世界与中国财富大趋势》一书中预言健康革命将是人类继土地革命、工业革命、商业革命、网络革命之后的财富第五波,[①]他在书中用大量翔实生动的案例分析和市场论证,向人们展示出即将到来的财富浪潮,称这一场财富革命是继 IT 产业之后的"新保健革命"。据相关报告研究,21 世纪之前,世界还没有健康产业概念,进入 21 世纪,不论是发达国家,还是发展中国家,健康问题都成为社会关注的焦点,由此促成健康产业在全球范围内爆发性地增长,成为世界经济中唯一"不缩水"和有无限广阔发展空间的新兴产业融合的集群。

在我国,伴随着"健康中国"成为国家的战略目标追求,政府的促进健康产业发展的公共卫生健康政策紧密出台,大量的投资开始涌入被视为是大健康的领域。与此同时,从事公共卫生健康产品生产的企业数量、产品种类不断增多,健康产业的整体容量、涵盖领域、服务范围正在不断地放大,呈现出市场与政策双轮驱动下迅速发展的格局,迎来前所未有的转型升级机遇和广阔的大健康产业发展前景。然而,大健康产业发展也面临着一系列挑战和许多重要的伦理问题。

一、大健康产业分类

(一)健康与大健康

进入 21 世纪,伴随着全球生态环境的恶化、现代人的生活方式向不健康演化,人类正面临着多重疾病威胁并存、多种健康影响因素交织的复杂

---

① ［美］保罗·皮尔泽.财富第五波——未来十年世界与中国财富大趋势［M］.路卫军,庄乐坤,译.北京:中国社会科学出版社,2018.

局面。公共卫生健康环境存在着不可持续的风险以及民众对健康消费需求趋向强烈的现实,逐渐促成了人类社会在追求高质量的生活过程中形成的重视人体保健的大健康概念。

1. 从健康到大健康理念

健康是人类永恒的生命关怀,对社会来说,公共健康是个人履行社会责任的基础条件;对生命个体来说,身心健康是生命处于良好状态的基础。然而在不同的社会历史时期,不同的医学进步与发展时代,人们对健康的理解是不同的,追求的健康目标也是不一致的。

传统观念上,人们通过"无病就是健康"的疾病和健康对立关系中认识了健康的重要性。随着对疾病的本质及其规律的认识逐步深化,在新的健康理念和新医学模式下,开始将人视为是一个受心理和社会因素影响的整体生命存在来对待。强调健康是指一个人在肉体、精神和社会等方面都处于良好的状态,也是围绕着人的衣食住行和生老病死问题所形成的一种适应心态和文化现象。进入 21 世纪的现代社会,更是将传统的健康观念意识上升为包括健康的生产与消费、个体与产业、保健与医疗等在内的全新的大健康观念。

大健康观念是随着人们对自然与社会环境影响认识的深化,深刻感受到现代公共卫生和医疗领域正面临着人类疾病谱系转变的事实存在。现代医学研究发现,诸如像高血压、糖尿病、脑卒中、癌症等这些老年慢性的功能退行性疾病,单纯依靠传统的医学手段无法做到根除和治愈。许多种因不良生活方式所引发的疾病,譬如吸烟、过量饮酒导致的神经系统和消化系统疾病,以及肺病、心脏病、肝病、癌症等,因破坏自然生态环境与野生动植物发生病毒感染所引发的疾病,如 SARS(非典型肺炎)、MERS(中东呼吸综合征)、和 COVID-19(新冠肺炎),等等,使得现代人正在遭受"复杂多变的健康威胁。医疗不再是唯一答案,可信赖的解决之道其实更多的是社会方案,譬如公共卫生和健康管理"。[①]基于这种健康观念的转变,原来的"没有疾病就是健康"的认识已经明显与"健康保健时代"的健康要求相悖,这就需要对传统的健康概念进行领域拓展和理念提升。于是,一种新的大健康观念应时代需要而产生。

新的健康观念中的"大健康"已经不是通常所指的个体的人的身心健康,而是指向包括全体社会成员在内的人人健康。不仅是指人的生命存在的健康,而是包括人的精神、心理和生理,还有受社会文化、环境和道德影

---

① 唐钧.大健康与大健康产业的概念、现状和前瞻——基于健康社会学的理论分析[J].山东社会科学,2020(9).

响的人的全生命周期健康。不仅是社会成员自觉地维护健康的活动,而且还涉及社会中各类与健康相关的信息、产品和服务,涉及各类社会组织为了满足社会成员需求所采取的健康生产和供给行动。随着社会需求与人类疾病谱系的改变,大健康所提倡的不仅是人们需要有科学的健康生活,更要有正确的健康消费观念。大健康观念要求人们关注各类影响健康的危险因素和误区,提倡自我健康管理,实现对生命的全过程、全方位的呵护。

2. 大健康概念的拓展和提升

大健康这一概念最先是由习近平总书记提出来的,在 2016 年召开的全国卫生和健康大会上,习近平指出:"树立大卫生、大健康的观念,把以治病为中心转变为以人民健康为中心。"①此后,大健康这一新概念在全国范围内得到广泛传播。

(1)大健康概念在传统概念上的拓展

传统上人们理解的健康是与医疗卫生服务相关的目标,解决的方法是剔除疾病。大健康则是传统的医疗卫生服务目标的拓展和服务范围的延伸,解决的方法是将原来人们治疗疾病环节的前移,注重对疾病未发作之前的预防努力,所做的工作是健康教育和医学常识的普及,还有通过健康管理使其治疗和康复环节尽量后延。而且使过去的只求治好病来保证健康,转变为健康服务不仅包括人的生、老、病、死的全周期和全过程,而且延伸到人们的衣、食、住、行全方位的活动与过程之中。

(2)大健康概念在认识深度上的提升

大健康概念不仅关注作为个体的人身体上的各种生物学意义上的客观指标的健康,更关注人的精神、心理和社会生活方式和价值观等方面的健康维护。大健康还需要重视人群的心灵自由和幸福指数等健康指标,主张人们应当将健康向社会化方向转变。要求民众深刻理解健康的内涵和意义,主要掌握基本的健康科学知识和健康保健的技能,以实现对自我的身心调适和体现人的健康素养。

(二)大健康战略

1."健康中国"大健康战略

随着经济发展和人们生活水平的迅速提高,人们在尽情享受现代文明成果的同时,现代生活方式所带来的亚健康人群越来越多,老年性疾病、慢

---

① 习近平.把人民健康放在优先发展战略地位努力全方位全周期保障人民健康[N].人民日报,2016-08-21.

性病等也严重影响了人群健康,致使生活条件的提高和生活质量的下降现象相并存在。从我国健康社会治理的角度说人民群众的健康状况关乎社会的稳定与和谐,而健康产业的发展程度对国民经济的持续发展产生重要的影响,这些因素成为国家制定和实施"健康中国"战略的背景而发生作用,进而推动中共中央、国务院印发《健康中国"2030"规划纲要》(简称"规划纲要"),提出国家层面的新的大健康发展战略。

"规划纲要"提出"健康中国"建设的大健康战略把我国政府重视全民健康的认识提升到一个历史上从未有过的高度,其强调的理念反映出国家的公共卫生健康政策不再是立足于过去一些公共卫生制度中存在缺陷的小修小补,或对某些局部的公共卫生健康问题的理论研究和修饰,而是一种以人民健康为中心,且将其放在优先发展战略地位上来进行全面布局的国家行动,这是我国公共卫生健康战略重大的根本性的转变。具体说来,大健康战略就体现在"规划纲要"的全面提高全民健康水平的国家大健康的发展战略之中,其所强调的是以基层为重点,以医疗卫生改革创新为发展动力,重视病前预防和中西医并重,把健康融入所有的公共卫生政策之中,让人民群众积极参与共建共享,推行健康生活方式,对疾病采取早诊断、早治疗、早康复的方式实现全民健康。

2. 将健康融入所有政策

在大健康时代背景之下,公共卫生健康政策的范式必须建构在全民参与、共同享有的基础之上,必须能反映其他系统的要素,如筹融资、信息、基础设施或人力资源等人、财、物要素,这些也是公共卫生健康政策得以贯彻的基础。这决定了在国家层面实施大健康战略需要"将健康融入所有政策"。对公共卫生健康政策的具体落实也不能是卫生部门一家之事,必须由政府各机构部门参与其中,协同推进,共建共享。

"将健康融入所有政策"(healthy public policy,缩写"HiAP")的提法最先出自世界卫生组织。2013 年,在第八届国际健康促进大会所发表的《赫尔辛基宣言》中,世界卫生组织将 HiAP 定义为一种以改善人群健康和健康公平为目标的公共政策制定方法,认为这一概念内涵是系统地考虑这些公共政策可能带来的健康结果,关键是国家的公共卫生部门开展跨部门的寻求沟通协作,避免因为政策失误而对健康造成不利影响。世界卫生组织倡导各国政府联合与共同制定政策、实施健康干预。将健康融入政府组织结构及决策程序,相应监督与评估机制的完善,树立维护健康是社会各界和每个人的共同责任,确保健康成果的可持续性及其对经济社会发展的重要保障作用。

在我国,"健康中国"上升为国家战略。但是促进健康的观念并不能直接创造生产力,它需要社会各个部门紧密合作互动,并且将健康融入所有政策,以实现各级政府的总要求,因为"公共健康的风险是影响全社会的问题,必须运用群体性手段,例如规则、政策和体制解决公共健康问题,建立新的规章制度和体制,把公共健康永久性地制度化为各级政府部门,特别是政府和国家的责任"。①所以,制定与实施公共卫生健康政策的主角一定是代表国家施政的政府。为了改善本国人口健康状况而实行大健康战略,政府通过制定卫生政策,促使各级行政机构和社会组织以及全民共同参与、共建共享大健康战略所带来的成果。而在公共卫生实践行动上,国家通过落实"将健康融入所有政策"的战略,运用健康政策扶持和战略布局,重点解决的问题是卫生部门开展跨部门活动,共同制定政策、实施干预。让大健康产业各参与方进行平台性的协作来达到精准医疗和提前预防,推进生物医学技术与全民健康、全民健身、康养文旅的深度融合,使全民整体的健康素养得到提高和医疗健康费用支出下降。

(三) 大健康产业

1. 传统健康产业的延伸

提及产业概念,人们常常是在产业集群的体系中去研读其产业、行业、企业之间的构成关系。宏观经济学理论中常常将产业集群中的基本单位确定为企业,企业是生产物质产品与服务人群的经营组织或提供劳务活动的人群集合体。从广泛的意义上说,农业、工业、交通运输业、邮电通讯业、商业、饮食服务业等部门都可视为企业性质的集合体。企业的延伸和概括性表述是行业,行业是企业的集合,或者说是多个同类企业构成了行业。概括说,行业的实质是指其按生产同类产品或具有相同工艺过程或提供同类劳动服务划分的经济活动类别,如饮食行业、机械行业、金融行业等,这意味着行业其实不是一个向社会提供产品和服务的经济实体,而是与产业内涵比较接近的一种分工体系的概念范畴。

传统的健康产业主要指医疗产业,而现代的健康产业边界不断拓展,逐渐成为大健康产业。大健康产业通常可以看作是一类与人的身心健康有关的维护和修复健康以及促进健康发展的产品生产和服务以及提供相关信息或信息传播等活动的总和。通常包括医疗卫生服务、医药保健产品、营养保健食品、医疗保健器械、休闲保健服务、健康咨询管理、健康教育等多个与人类健康紧密相关的生产和服务领域。现代社会,人们生活和工

---

① 肖巍.烟草危害与公共健康的伦理研究[J].中国医学伦理学,2005(2).

作在复杂的社会化大生产分工体系下的细分职业服务关系中,即使从事某种具体职业活动的人,也往往说不清楚自己的业态属性,以至于对什么企业属于大健康产业以及影响人们健康的社会供给因素的认识并不统一。这样的现实存在和发展业态也直接影响到理论研究中对健康产业范围的划分和对其内涵属性的理解。以至于目前在学界,对其概念的界定比较模糊甚至片面化。如有人将大健康产业理解为"凡是直接影响健康并能直接改善、促进或保障健康的产业或与健康紧密联系的服务及相关制造等产业均属于健康产业……包括直接影响健康水平的医疗服务业、为医疗服务等提供支持或保障的医疗器械、医药制造产业和保险业,也包括健康服务评价、健康预防以及休闲健身、健康旅游服务、调理康复和保障促进等为主体的健康旅游、健康养老等健康服务新业态"。①由张车伟主编的《中国大健康产业发展蓝皮书(2018)》一书中将中国大健康产业界定为:"以优化生态环境为基础,以健康产品制造业为支撑,以健康服务业为核心,通过产业融合发展满足社会健康需求的全产业链活动。涵盖有机农业和中草药种植业;健康食品业、医药制造业、健康装备器材制造业;医疗卫生服务业、环境和公共设施管理业、健康管理业、健康金融服务业等国民经济三大产业。"②《中国经营报》社的金碚概括出大健康产业所具有的独特属性。认为大健康产业既是满足人类底线需要,也是满足人类终极需要的产业。"从大健康产业要满足人的最底层需要和终极需要的角度来讲,其他所有产业都是中间产业,这是大健康产业区别于其他产业的特征。所以在运行机制上,人们对大健康产业的要求也不一样……通常是以形成一定'产品'或'服务'的供求关系的方式所进行的市场化的生产性经济活动。"③

通过上述一些关于大健康产业的描述和分析,可以看出目前学界对于什么是大健康产业这一概念并没有意见完全一致的表述。究其原因,是因为在现代社会中,健康产业属于人们对健康需求复杂、经济发展变化迅速和健康服务多样重叠的产业领域,其涵盖范围十分广泛,产业连接链长,具有既跨产业、又跨领域,与其他行业相互交叉、相互渗透的复合性特点。因为健康产业内涵的复杂性,使得健康产业之间形成结合越来越紧密、边界却越来越模糊的产业集群。

2. 大健康产业及产业链

从国家战略的广义角度来认识大健康产业,大健康产业是包含所有与

---

① 汤炎非:给健康产业发展找个"新标尺"[N].健康报.2018-12-18(7).

② 张伟伟,宋福兴.中国大健康产业发展报告(2018)[C].北京:社会科学文献出版社,2018.

③ 金碚.关于大健康产业的若干经济学理论问题[J].北京工业大学学报,2019(1).

健康有直接或间接关系的产业链和产业体系的综合性产业。这一产业连接的纽带和动力源是人们对于健康的关注和强大的健康消费需求意愿。与传统上人们理解的健康产业只是重在满足人们就医治病或者健身强体的体育活动而形成的消费观念不同,新的大健康产业是以人民健康为中心,以有利于全民健康利益最大化为目标,全面提升公共卫生健康服务水平,最终目的是尽可能提高全体社会成员的生命健康和生命质量,让人们生得优和活得长、不得病或少得病、病得晚及走得安。就此而论,可以将大健康产业围绕服务对象而形成的特点概括为三个方面。第一,面对人的生命发展的"全周期"开展生命全过程的卫生健康服务。依据生命历程理论,人的生命周期是从胎儿到生命终结的全生命发展周期,包括婴儿出生前后期,生殖胚胎期、胎儿期、儿童期、少年期、青年期、成年期、老年期等时间段。由此形成大健康产业对人的生命周期的全过程健康服务,以提升不同时期人群的健康水平和生命质量。第二,面对覆盖"全人群"而开展的人人享有的全民健康服务。为此健康产业服务集群应当涵盖不同类型的"全人群"生命周期过程,包括生殖健康、幼儿健康、少年儿童健康、中小学卫生健康、青年健康、妇女健康、老人健康、职业人群健康、少数民族人口健康、特殊人群健康、城乡人群健康,等等。第三,强调不仅是对人"治已病",更要"治未病"。重视和力求改善人的亚健康状态,从中提升或加强人的身体素质、减少因为患病所带来的身心痛苦,做好全过程全方位的健康保障,健康管理和健康维护。

大健康产业主要是围绕人的健康而开展的属于企业服务与人的活动,这就使得大健康产业具有明显的人本属性,决定了在大健康产业发展理念中必须把对人的健康放在产业发展的优先位置上,即以人的生命健康为中心。当下我国的大健康产业正在迅速发展,由此给人们的思想观念带来新的变化,医学领域的疾病治疗观从最初的生物疾病医学模式的以治病为中心向生态健康医学模式的以健康为中心转变,健康产品的生产领域由以疾病医疗产业为重点向健康养生的预防性治疗的产业转变。这些转变,构成了在"健康中国"战略实施过程中对新时代人类社会健康需求转变升级的最好诠释。也体现了新时代环境下国家对人的健康需要的人文关怀的最大满足。

大健康产业的产品和服务不是仅限于从解决人们身心疾病和损伤为唯一目的,而是将其扩展到人民群众日益增长的新的公共卫生健康需求领域。所影响的行业也不仅仅限于医疗卫生业,而是将其扩展到健康服务业、健康旅游业、运动健身业、保健养生业、文化娱乐业等传统的和多种新兴服务业。基于这种变化,可以将大健康产业分为以健康服务业为主导的大健康产业和以产品创造为主导的大健康产业两类。

（1）以健康服务为主导的大健康产业

进入 21 世纪,健康产业的总体规模迅速扩张和发展,使得这一产业已明显具有了覆盖面广、产业链长、融合性强的新特征,几乎涉及所有综合性产业,不仅包括传统的以医疗卫生为核心的健康服务产业,还涉及与其发生联系的上游、下游产业中的多个部门。如在第一产业中有为人的健康服务的有机农业、中草药种植业、生物养殖业等基础性产业。在第二产业中有健康食品加工制造业、生物医药制造业、健康装备器材制造业、卫生材料及医药用品制造等与健康相关联的产品研发、生产加工和贸易销售等支撑性产业。第三产业本身就是由服务产业构成的体系,因此与人的健康服务联系更为紧密,包括中医医疗在内的检验、检查、诊断、治疗等卫生健康服务业、卫生健康产品批发零售业、公共卫生设施管理业、健康管理服务业以及服务于健康的金融、保险、技术和信息系统,等等。这些都属于医疗健康服务产业。还有为保障人的健康而直接服务于人的公益事业和以此为基础的医养结合的养生服务业（健康体检、健康养老、健康养生、健康管理、健康护理、康复训练、临终关怀、健康教育）、生态休闲旅游业,等等。这些健康服务产业随着规模的不断扩大而逐渐形成新的健康服务业态,成为大健康产业的重要组成部分。

（2）以产品生产为主导的大健康产业

大健康产业作为一定社会经济运行的模式,在产业构成上是由相互联系的、具有不同分工的、由健康关联产业所组成的新业态的集合,它们的经营对象和经营范围是围绕着人民群众的全方位、大健康中心而展开的产品研究开发,由此形成健康管理与促进、疾病预防、医学治疗、康复护理的连续服务全新产业链。在这一产业链的各环节中,存在着两项重要的产业活动,即它或者是关于健康产品的生产（制造、生产和经营）的活动,如用于医学检测和治疗的各种器械产品和用于人体康复保健理疗的仪器产品、劳动保护用品、体育用品,或者是关于健康保健服务所需要的各种工作间和活动场所以及用于医疗服务的特殊包装建筑材料、设备,等等。

3. 大健康产业的发展趋势

大健康产业是随着社会健康理念的延伸而形成的健康关联产业的联合,它的发展战略思维倡导的是现代人应当追求一种健康的生活方式,所要构建的是一种呵护人的健康、以预防疾病为优先选择策略的新健康模式。受时代发展的潮流和大趋势的影响,大健康产业的规模扩大和价值增值是必然的和完全可以预期的。

（1）大健康产业是中国消费升级趋势下受益最大的产业

随着改革开放国策的落实，我国的经济正处于强劲的发展周期之中，但是日益严峻的健康问题也随之而来。这就使得我们不得不面对这样一个事实，目前我国有 70% 的人处于亚健康状态，15% 的人处于疾病状态，每年医院门诊量超过 30 亿人次，慢性病折磨着每一个家庭。健康营养状况也是处于较低水平，世界卫生组织提供的数据显示，直到进入 21 世纪，中国人均的健康支出仍不足美国人均的 5%，距离全球人均健康支出的差距为 1/5。就以营养食品供给方面说，营养保健品虽说并不能用于疾病治疗，但对身体素质的巩固和提高也起着重要的物质基础作用，然而营养健康品在我国的普及率不及 10%，美国却高达 70%。与此同时，我国正迅速迈入老龄化社会，这意味着未来将有更多的老人需要照顾。随着居民消费能力的提升和健康意识的增强，人们在生命健康方面的价值取向事实上已经不再满足于仅仅维持"活着"的生活状态，而是对好的生活质量与生命品质有了更高的和强烈的期待。上述这些健康问题的存在，决定了我国在健康产业领域会有较大的发展空间。在可以预见的未来，人们在健康营养物质上的需求增速势必大大超过维持基本生活需求的速度。

（2）大健康产业市场发展的空间巨大

大健康产业被认为是 21 世纪经济的核心产业，是其他产业突破困局的最有效的催化剂，是典型的高增速、大增量的蓝海市场，市场空间巨大，前景广阔。对我国来说，基于人口年龄结构、健康水平，以及公共卫生医疗政策的变化，大健康产业发展的战略和内容也在发生变化。就其发展的内容来说，如果把整个大健康产业比作海上的一座冰山，那么，过去强调治病救人的医药卫生事业只是浮在海面上的冰山，那么现在重视的"治未病"的健康保健事业管理就是沉在水面下的冰山部分。从全球角度认识健康产业，随着国际化程度的加快、需要中国的健康产业与全球产业链对接，使得中国的健康产业成为最具发展潜力的朝阳产业，其规模巨大。有关数据统计表明，我国 2017 年大健康产业规模大约是 4.4 万亿元，2019 年是 8.78 万亿元。以这个基础数据做估算，从 2019 年到 2023 年，五年周期，年均复合增长率约为 12.55%，意味着到 2023 年将达到 14.09 万亿元。而根据 2016 年《"健康中国 2030"规划纲要》明确提出的数据，健康服务业的总规模将会于 2030 年超过 16 万亿元，这还是一个比较保守的预估目标。显而易见，大健康产业有着十分巨大的市场发展潜力。

（3）大健康产业市场的增长趋势具有可持续性

健康是人的重要资本和财富，人们追求健康的意识，总会随着社会经济的发展和生活水平的提高而提升，由此决定了大健康产业一定会成为国家经济发展的重要领域，有着巨大的增量空间。以 2018 年的经济发展指标计算，在绝大多数发达国家，健康产业增加值已经占 GDP 比重超过十分之一以上。由于中国的大健康产业基本处于开发初期，巨大潜力尚待全面发掘，大健康产业自然会成为中国消费升级趋势下受益最大的产业。随着居民消费能力的提升和健康意识的增强，人们不再满足于基础的物质生活需求，进而追求更高的健康生活需要，可以设想未来，人们在健康上的投入增速势必大大超过基本需求投入，发展潜力无限。大健康产业市场的增长趋势还具有可持续性的特征。这是因为大健康产业是全生命周期产业，伴随着人们对健康需求的多样化和超前化趋势，随着人们的经济收入的稳定增长，健康需求趋势也会稳步上升，这种趋势具有不可逆的持续增长的需求特征。

二、医疗卫生健康服务业

根据服务方式不同，大健康产业可分为医疗性健康服务产业和非医疗性健康服务产业两个部分。"广义的大健康可分为狭义的大健康和大卫生（医疗卫生）。讨论这个问题的理论基础是 WHO 的健康定义中'健康不仅是不生病和不衰弱'的论断和习近平要'以人民健康为中心'的讲话精神。其次是在生产和实践领域，以上述理论观点来划分大健康产业，同样可以划分出医药产业和健康产业。"[①]

大健康产业中的医疗性健康服务部分主要以医疗服务为主导，包括个性化的身体健康检测评估、生殖健康和母婴护理、病后康复护理、药品医用品零售的健康商务服务、健康养生和服务文化、健康人力资源教育与技能培训等，属于非医疗性健康服务部分的大健康产业含有健康制造业和健康种养植业。含在健康制造业范畴内的，包括以医疗器械、康复辅助器具研制、生化药品及中医药等民族药品、医用耗材、卫生材料及其他耗材产销、保健用品、保健化妆品、劳动保护用品，保健食品、功能性饮品、营养品、有

---

① 唐钧.大健康与大健康产业的概念、现状和前瞻——基于健康社会学的理论分析[J].山东社会科学,2020(9).

机食品、体育用品、健康建筑业和医疗卫生服务建筑等。含在健康种养植业范畴内的,包括农、林、牧、渔业产品等。

在大健康产业领域,医疗服务业是医疗健康产业的重要组成部分,医疗健康产业的发展可以推动医疗服务业的发展,以医疗服务业为代表的现代健康服务业则是医疗健康产业的一支生力军和现代健康服务业的一个重要的经济增长点。

(一) 医疗卫生服务行业的属性

按照传统的对产业的划分方式,医疗卫生服务业无疑归属于第三产业,而且是第三产业中最为重要的组成部分。根据世界贸易组织的分类方法,现代服务业主要包括 11 大类,其中就有一类是与健康相关的服务和社会服务类。2003 年,我国将服务业划分为 15 大类,其中的一类是卫生、社会保障和社会福利业。因此,无论是按照国际的、还是国内的行业划分标准,医疗卫生都属于服务业,医护人员自然就属于服务业的从业人员。

我国医疗服务行业的参与主体包括医院、疾病控制中心、生殖健康与技术研究机构,以及医疗卫生研究机构等,其中最重要的组成部分是各级各类医院。这些具有疾病治疗和医学研究功能的医院作为医疗健康服务业的参与主体所开展的医疗卫生服务行为具有一定的特殊性。

(1) 医疗卫生服务的无形性

医疗卫生服务不能通过其自身的物理特征在消费者购买服务之前被评估和估价。只有当服务发生时,患者一方才能体验其服务质量。因此,患者一方在购买服务时,总感觉比购买有形产品时需要承担更多的风险。特别是患者在不熟悉医学专业知识的情况下,很难感知和判断其服务质量和效果。医疗服务的质量与效果都离不开患者的主观体验,患者为了减轻购买服务的风险,通常相信亲朋好友推荐的人选,或者是在社会上有声誉的医院及自己过去的医疗消费体验。

(2) 医疗与服务消费的不可分离性

有形的物质产品的生产和消费是两个分开过程。医疗卫生服务的生产和消费过程通常是在同时进行的,患者一方需要直接面对医护人员,直接参与医护人员提供医疗卫生服务的过程,健康活动的生产和消费在时间上不可分离。在整个提供医疗卫生护理的过程中,因为患者一方的直接参与,才使得医疗卫生护理的服务关系成立,这就使医疗卫生服务产生很大的差异性。诊治过程需要医护人员和相关人员参与,需要与患者互动,加上服务过程和结果的不可逆性,不同的人有不同的病状,治疗方案也不同,意味着即使是同一类医疗服务,其服务质量水平也会有很大差异,这些因素都决定了医疗卫生服务很难制定具体统一标准的事实。

（3）医疗卫生服务的易逝性

医疗卫生服务活动的特殊性是不能被贮存、运输。例如工厂里生产的汽车在没有被购买完时可以仓储,然后再销售,医疗卫生服务却无法这样做。由于医疗卫生服务的无形性,不可分离性及难以标准化等特征,决定了医疗卫生服务的全过程难以做到被存储和原样保存。面对每一个患者遭遇不同的疾病及病情轻重程度上的差异,医护人员永远都不可能重复提供以前提供过的服务,每一次医疗措施也都不会完全一样。

（4）医疗卫生服务的公益性

医疗卫生服务行业作为社会保障体系的一个方面,国家和政府给予一定的财政支持和特殊的行业政策,目的就是要保障社会成员享有基本医疗和健康水平的均等服务,使社会效益与经济效益实现有机统一。医院服务的公益属性决定了其必须坚持以社会公益公平为优先考虑因素的同时,为提高服务能力和寻求发展,也要讲经济效益和服务效率。同时,也正是因为医院的公益属性,决定了医院不能使用单一的最大化利润指标来评估医院的业绩,理想的医院产出指标是用较少的投入而能获得全社会的健康水平有较大提高的结果。

（5）医疗卫生服务对象的广泛性

医疗卫生服务面广,其服务对象来自四面八方,各行各业、男女老少,这些需求复杂的前来就医人群对医疗卫生服务选择具有多样性,对医疗服务最急迫的要求是正确诊断疾病后治好病。然而,医院治病是果,阻断致病之源才是根本。因此,医院的服务应当寻求"治未病",应尽量满足社会医疗的要求,主动面向社会开拓健康管理、健康体检等医疗卫生服务市场,同时医务卫生服务工作受到各种条件与环境的制约,也离不开社会各方面的支持。

（二）医疗卫生服务的公平与公益

1. 医疗领域问题及诟病

医疗卫生行业本身是一个面向服务对象开放的复杂系统,因为医疗卫生行业环境及医疗服务目标人群的动态变化,决定了这一特殊行业系统受不同社会、不同时代的环境制约和影响而发挥不同的医疗服务功能。

回顾我国在计划经济体制时期,医疗卫生事业的发展走的是一条公费医疗的路子。这一医疗服务、预防保健的特点注重公益性和寻求公平的医学发展战略,曾在建国初期公共卫生落后,医学缺医少药的背景下得以发展并取得很大成就,全国范围内的爱国卫生运动也在这一时期全面展开,从而使全社会基本公共卫生医疗服务的可及性大大增强。因为对这一公共卫生事业发展公益性道路的肯定,所以直至 1978 年以前,我国对医疗卫生性质的定位依然是一种公费医疗的健康福利事业,在公有体制下的患病者就医的费用主要由国家而不是个人负担,这就使得在人们普遍吃不饱饭的年代并没有出现大范围的因病致贫现象。只不过鉴于医疗服务业的特殊性,政府对医疗服务业实施较严格的控制政策,由政府实行行政化管理的医疗机构主要面向公有制内享受医疗福利的特定患病人群提供医疗服务。使得公有制下的医疗服务产业的范围也被限定在保证公费医疗医药需要的领域,其医疗服务的目标人群是以有疾病的人群为主,为前来就医的患者提供医疗服务。这一医疗卫生服务事业发展到一定时期后,因为追求公费医疗所带来的医疗资源一方面浪费严重,一方面供给不足和失衡,进而引发医生私自收费、医院选择病人治病,以及"一人公费开药,全家吃药"等医疗不正之风和行为腐败问题逐渐严重起来,受到全社会诟病,被迫需要进行医疗卫生体制改革。进入到计划经济体制向市场经济体制转变的改革开放时期,由医疗卫生领域开始进行医疗卫生体制的市场化改革,医疗领域面向社会资本开放,公费医疗开始转向收费医疗,私立医疗资源也被允许进入过去无法参与其中的公共医疗领域。结果又产生医疗市场化所带来的过度医疗和高额消费等问题,而且在医疗领域开放的情况下,已经具有一定规模的医疗技术、服务水平和基础设施建设等医疗卫生服务仍然无法满足庞大的人口健康需求,更是无法满足快速增长的老龄人口所带来的医疗卫生服务需求迅速增加,民众看病难、看病贵、医患矛盾突出等问题进一步显现,成为政府在公共卫生健康治理过程中所遇到的难以克服的新挑战。

医疗卫生服务业存在的主要问题有以下几个方面:

(1)医学目标方向的错位

在传统的医疗卫生服务领域,其服务目标追求"以治病为中心"而非以"健康为中心"。它的核心理念是针对患者的疾病进行防治,解决问题的重点是以不断加大医疗投入和提高医疗技术来解决疾病问题,解决的问题事实上离人们对健康的追求目标越来越远,随着疾病谱系的不断扩大,许多新生疾病和疑难杂症越来越多,给人类健康造成了极大的威胁。面对现代医学治疗技术虽然取得极大进步,却不能从根本上解决和消除或减少疾病的困境,人们开始怀疑现代医学诊治这些疑难病症的能力,但是又找不到解决问题的出路。有人指出存在这一问题的根本原因是"现代医疗体制还在无形中将患者不断地驱赶到医院,这其中有现代医学的疾病观念将患者'引'向医院,现代医疗体制及分级管理下的医院模式将患者'导'向医院,医保、新农合等相关保障制度将患者'逼'向医院。可是,患者到了医院,常常又得不到很有效的健康调养服务,而反复治疗有时可能会是雪上加霜。可不到医院,又无处可去".①

（2）医疗服务体系的结构失衡

政府在医疗卫生上的投入越来越高,但在解决延长寿命与维护健康的问题上所收到的效果并不明显。政府在医疗卫生事业上的投入虽然远远超过人口的增长速度,但是随着医疗服务需求快速增长,医疗服务体系的结构并没有得到根本性改变。增长的住院医疗服务主要流向了县及县以上医院,重要的医疗资源都集中到大城市、大医院,而县以下的基层医疗卫生机构难以维持正常运转,其为就医者提供的住院服务份额不断下降。城镇居民家庭用于住院医疗的开支费用也越来越不堪重负,看病难、看病贵的问题已是影响民生的一大社会难以承受的包袱。

（3）医疗市场化引起的"过度医疗"

因为医疗卫生领域存在着市场化的利益目标追求,从而导致医疗卫生领域出现一种"过度医疗"现象。这是因为在医院里,寻求治病的患者难以实现健康利益的最大化,而医院在医疗方式上却普遍存在追求经济利益最大化的过度医疗行为,使患者或者是因找病治病而再添新病,或者是"倾尽所有,因病返贫","看病贵,看病难"问题成为政府健康管理中的"死结",以至于"医学在近百年来已完全走上一条与疾病长期作斗争的防病治病的医疗卫生道路,这条医疗卫生路线虽然可以强有力地制服甚至消灭多种疾病,但是它对健康的作用或贡献并不大（只有 8%）,相反,它对人体自身的健康机能还会产生一种巨大的抑制、消耗或破坏的作用。"②

2. 从"医改"走向"新医改"

面对医疗卫生领域所存在的问题,为促进医疗服务业健康发展,政府开始不断探索和出台各种改革方案,从"医改"到"新医改",医疗卫生服务业的改革一直在曲折中前进。

回顾我国漫长的"医改"过程,新中国成立后,医疗服务被定为公益性和福利性事业,一方面,强调医疗服务补偿以政府财政补助为主,个人支付少量费用,医疗服务价格一直处于较低水平。另一方面,反映医疗技术劳务的部分因素一直被忽略,医疗卫生事业投入的效率不高。到 1985 年,原

---

① 黄开斌.健康中国:大医改　新思路[M].北京:红旗出版社,2017:45.

② 黄开斌.健康中国:大医改　新思路[M].北京:红旗出版社,2017:9—10.

来卫生部《关于卫生改革若干规定》揭开对医疗卫生体制进行探索性改革的序幕,具体行动是允许民营资本进入医疗行业。1998 年开始推行医疗保险制度、医疗卫生体制、药品生产流通体制的"三项改革"。在这一改革过程中,政府的卫生健康管理部门对医改的构成以及具体内容进行探讨,以期界定具有中国特色的"医改"范畴。1992 年,政府发表邓小平"南方谈话"后,中国掀起新一轮改革浪潮,医院和其他行业一样被要求改革开放,鼓励承包制、支持个体开业行医,于是,民营资本投资的各类专科医院、个体诊所以及大医院里的"院中院"现象开始大量涌现。

"新医改"开始于 2003 年,因为在遭遇 SARS 疫情的公共卫生危机中,公立医院服从国家需要,战斗在抗疫前线,发挥了绝对的主力军作用,公共卫生危机的实践证明医疗卫生事业重点服务于基本公共卫生和预防传染病的重要性。基于此,当时的卫生部提出医改的重心是回归公益性,重点建立"多层次、多样化"覆盖城乡居民的基本医疗卫生服务体系。为了全面满足人民群众对基本的公共卫生医疗服务的需求,"新医改"开始破除公立医院的逐利机制,发起进一步改善医疗服务行动。第一,优化患者就医体验。健全现代医院管理制度,提升医疗卫生服务机构的管理水平;将抗癌药和慢性病用药纳入医保范围,缓解民众就医费用负担。第二,国家基本公共卫生服务项目启动,开展服务项目所需资金主要由政府承担,城乡居民可直接受益,同时构建国家基本药物制度,目的是优先保证一部分药品公平可及、人人享有。第三,鼓励社会资本办医,推动第三方医疗服务发展,以此作为公立医疗体系的补充,通过集中设置第三方医疗服务机构,对基层医疗服务机构开放,在保证质量的同时,有利于集中有限的医疗资源,实现区域医药资源共享,以解决"看病难、看病贵"的问题。

2006 年,党的十六届六中全会进一步确立医改方向,其工作小组组织起草的《关于深化医药卫生体制改革的意见》开始强调在全社会促进"人人享有"的基本医疗卫生服务的公平可及性,进一步解决群众反应强烈的"看病难、看病贵"问题,不断提高全国人民的健康水平。2007 年,全国卫生工作会议又进一步提出建设四大基本制度的思路,即基本卫生保健制度、医疗保障体系、国家基本药物制度和公立医院管理制度。当年召开党的"十七大",习近平总书记在报告中又将原来的四大基本制度进一步完善,改成需要全面建设的我国公共卫生医疗领域的"四大体系",即"覆盖城乡居民的公共卫生服务体系、医疗服务体系、医疗保障体系、药品供应保障体系"。2009 年,中共中央、国务院公布《关于深化医药卫生体制改革的意见》,意见中提出"有效减轻居民就医费用负担,切实缓解'看病难、看病贵'"的近期目标,以及"建立健全覆盖城乡居民的基本医疗卫生制度,为群众提供安全、有效、方便、价廉的医疗卫生服务"的长远目标。

在 2016 年召开的全国卫生健康大会上,习近平总书记明确提出我国医疗卫生事业发展的总体目标是"要把人民健康放在优先发展的战略地位上,以普及健康生活、优化健康服务、完善健康保障、建设健康环境、发展健康产业为重点,加快推进健康中国建设,努力全方位、全周期保障人民健康"。与此相呼应,中共中央、国务院印发《"健康中国 2030"规划纲要》作为医疗卫生事业发展的新纲领,直至 2018 年国家医保局、卫健委、药监局相继成立。国家逐步放开医疗市场准入,机构投资者和产业资本纷纷涌入健康医疗服务产业,在技术、市场和投资的作用下,医疗健康产业也进入到从医疗为主到健康为主的快速成长期。适应这种转变,人民群众维护健康的积极意愿逐渐增强,强劲的健康需求刺激了健康体检、健康咨询、健康管理、健康美容护理等预防、康复类多元化的健康服务业发展。而且出现传统医疗服务产业链不断分解、重组的现象,一些传统医院里所设立的检验、血透、消毒等具有非医疗核心功能的身体检查养护机构开始逐渐脱离主体而独立,从而促进民营医院和诊所、健康管理中心、第三方独立医疗服务机构等新业态的迅速发展。随着更多的社会资本介入健康服务产业领域,医疗卫生领域逐渐形成了多元化、多层次的卫生健康服务的格局。

总结我国的医改过程,其所遇到的挑战是多方面的,但根本问题还是体制上的改革方向选择问题。为了追求医疗服务业发展的效率,就得以牺牲公平为代价而走向市场化的道路,若要寻求医疗服务对象在健康保障方面的公平可及,就得以牺牲一部分医疗卫生事业发展的效率为代价而进行公益性的价值取向选择。或者力求在公平与效率间取得平衡来求得稳步发展。"纵观我国 30 年来的医改,无非就是医疗改革、医药改革和医保改革,其具体的就是先期政府给政策、不给钱,医疗市场化初现;中期是政府主导,市场化收缩、由政府加大对公立医院的直接补贴、巨额投资县级公立医院,试探医生多点执业、基层医疗机构行政化;后期是医疗市场化曲线凸现且民营医院异军突起等一系列的医疗体制改革。还有就是由政府主导公立医疗机构药品集中采购和低价药政策的医药体制改革,以及将公费医疗和新农合与医保体制并轨,并连同城镇职工医保和城镇居民医保一起构成所谓的'全民医保护的体制改革'。"①几十年的医疗卫生体制改革的实践,表明医疗服务产业向全民参与、共建共享、实现人人健康的方向发展,

---

① 黄开斌.健康中国:大医改 新思路[M].北京:红旗出版社,2017:35.

似乎还需要经历一段艰难的攻克难关的"啃骨头"过程。

（三）"医改"市场化与公益性争论

伴随着医疗卫生服务业的改革推进与深入发展的进程，人们已经意识到医疗体制的改革是必需的，改革的方向选择却是根本问题，只有解决发展方向问题，才能选择改革内容并促进医疗卫生事业的长远发展。对此，理论界长期存在着追求市场化的效率与寻求公益性的公平之间的争论。

1. 医疗服务业市场化改革

坚持医疗卫生服务业走市场化改革路线的观点认为，我国改革开放以来所逐步确立起来的国家体制是符合时代发展要求的社会主义市场经济体制，是市场经济的体制要求决定了医疗卫生市场化发展方向。而且这一经济运行机制并不是任何人想取消就可以取消的，也不是任何部门和行业想改变就可以改变的。市场经济发展的事实表明，市场化的发展道路具有不可逆性，市场经济发展到今天，任何取消或禁止市场化的政策或行政手段都不可能真正消灭市场化，只会倒逼出隐性的市场化，或者是地下的市场化。如果在医疗服务领域选择市场化的改革方向，那么就必须承认医院在市场中独立的主体地位，让医院回归到医疗市场的企业主体身份之中。这样一来，只有少部分医院继续作为公立的满足全社会基本公共卫生和医疗服务的公共事业单位，因其没有外溢收入而需要依靠国家的财政投入或补贴来从事公共卫生健康服务活动，其服务领域是社会的初级卫生、目标人群则主要是为社会弱势群体提供医疗救助性服务。而大多数公立医院则作为走进医疗服务市场的主体，在编制、薪酬、定价等方面具有一定的政府指导下的自主决定权，通过独立核算、自负盈亏来开展医疗卫生服务活动。这类医疗服务机构一旦明确市场主体身份，则可以通过改制、重组、破产、出售等方式，以医疗市场新的主体身份寻求新的发展空间。同时，政府还应制定公共卫生政策，彻底放开对一些特殊的私立的医院和诊所的束缚，鼓励它们走进市场，以解决医疗领域的"看病难、看病贵"难题。

坚持医疗卫生服务市场化改革的观点主要是从现行体制下的公立医院难以再走回公益性老路的现实，从而做出向前推进市场化的选择。对于这种观点，需要从理论上分析其中存在问题的根源和寻求解决问题的出路。一般说来，我国的医院作为医疗卫生服务机构，根据其设立目的不同，可分为营利性和非营利性两类；根据其资金来源渠道不同，可分为公立与私立两类。而这种分类区分的医疗机构又存在着复杂的交叉关系，实际发生的事实是大多数由各级政府财政拨款建设起来的公立医院被核定为具有公益性质的非营利性医疗机构(尽管这些医院实际上也有创收渠道而不是完全公益),少数的医疗卫生服务机构根据公共卫生政策的规定,核定为非公益性的营利性医疗机构。至于私立医疗机构,自然就属于以营利为目的而成为医疗卫生市场的服务主体。

什么是医疗卫生服务机构的公益性? 从理论上说,医疗卫生服务机构的公益性质是由其向社会公众提供服务是公共利益还是个人利益的属性决定的:如果医疗卫生机构向目标人群提供服务的动机和目的是为了公共健康、或者是为了公众的健康利益而不是具有营利动机和目的的,并且带着这样的动机和目的付诸公益性的实践行动,就是公益性的行为体现,否则,该机构就不具有公益性。在市场经济条件下,每个商品生产经营者尽管生产经营满足社会、他人需要的商品,采取的是有利于他人和社会的手段,但其行为目的,都是为了自己赚取利润,为了实现利润最大化,都是为了实现自己利益最大化,显然,这些生产经营组织就不是公益机构,因此在实质上就不具有公益性质。如果以这一认识逻辑分析我国现行医疗体制下的所谓公立医院,不难发现,公立医院提供的医疗服务实际上已或多或少地具有商品生产经营行为的非公益性质。这是因为尽管名义上非营利性医疗机构是为社会公众健康利益服务而设立和运营的,是不以营利为目的的,纵使有些医疗收入也明确规定其医药卫生服务的收益是用于弥补服务成本,实际运营中的收支结余只能用于自身的发展,如改善医疗条件、引进技术、开展新的医疗项目等。然而在事实上并不是那么回事,公立医院其实很难做到真正的公益,现有的医疗体制受利益驱动,其所造成的商业化、市场化倾向,已使无论什么性质的医院,都在与药品和医疗设备分销商、生产厂商联手,通过医院有关部门或医生,向消费者兜售药品和器材,而药品和医疗器械在审核、定价及流通环节上出现的大量腐败现象,也直接导致医疗卫生服务领域追求利润最大化的倾向。显而易见,"公立医院,尽管也打着'非营利性'的大旗,享受着政府的财政拨款和免税优惠,还无需承担破产的风险,实质上却在药品销售和医疗检查服务中大肆谋取利润"。[①]有相当数量的医务人员在经济利益驱动或单位所下达的经济指标压力下,对消费者乱检查、乱开药,开大处方,使患者的医疗负担日渐加重,不堪承受,而病情在过度用药和不合理的诊治下变得越来越糟。这些事实说明,医疗机构并没有回归公益本位。那些试图让公立医院成为实现医疗卫生公益性行

---

① 刘美平.对我国医疗卫生体制市场化改革价值取向的批判[J].当代经济研究,2011(10).

为主体的"公立医疗回归公益性"的设计难以落实,或者说只是设计者的一厢情愿罢了。

从医疗卫生实践领域的运行形式看,医疗卫生服务由服务数量向服务价值付费过渡是世界范围内卫生事业的发展趋势。从"市场化"的观点批驳医疗卫生服务的公益论的"医疗不能市场化""医疗不能以盈利为目的"观点是没有实事求是。他们认为其实医疗活动就是患者交钱,医生提供医疗服务,患者得到医疗服务的过程,这一过程的本质就是生产和消费活动的交换,就是买卖,而医疗服务消费与买卖活动必然需要在市场规则的框架下寻求公平的解决方案,这是任何一个产品或者服务市场十分正常的交易现象。

强调"市场化"的观点还认为,在医疗市场,医疗服务的价格由市场定价是具有合理性的价格,因为"一切有价值的服务都是有价格的。这个价格不是哪个人规定的,也不是哪个机构和部门规定的,而是由市场供求决定的。医生的医疗价格也由市场供求决定;供求关系不变,价格就不会变。如果人为把明处的、合法的收入压低了,那么暗处的、非法的红包就会出现。红包的出现,只能说明一个问题,那就是医生的合法收入被人为压低了……红包不过是医技的市价与扭曲的价格之间的差额。医生不能无限要价,他必须接受需求定律的约束。为什么给医生1千元的红包,而不给1万元的红包? 患者一定是认为手术费加上1千元还是值得,而加上1万元就不值得了"。①我国研究经济问题的学者金碚也说过:"按照经济学原理,凡是难以获得的东西一定不很贵,而凡是很贵的东西要获得不会难(除非是绝对垄断性的稀缺之物,持有者拒绝出让)。市场中的物品,如果人们难以获得,则表明不够贵(供不应求),而且只要使其更贵,就一定会不难获得(只要你付得起价格)……按价格分层的市场机制逻辑,适用于大多数商品。"②从当今世界各国的情况看,在任何一个国家看病,都必须掏钱,即便是急诊,患者也不会就因此免单,账单照旧生成;同样,即便是在所谓"免费医疗"的国家或地区,医保全报,但本质上患者依然在支付费用。天底下没有免费的午餐,像欧美、日本,以及我国的台湾地区,都建立了体系完备的医疗保障体系,医保部门的职责就是代表患者向医院购买服务。国民要想享受医生或者医院提供的医疗服务都必须支付费用,只不过大部分费用由医保支付。从这一理论出发,可以看出医生和患者之间就是提供服务和购买服务的商业关系,而且作为医生正是靠赚患者的钱产生动力为患者提供

①　谢作诗,王亚男.医改10年轮回:医疗市场化之辩再起! [J].学术月刊,2015(10).
②　金碚.关于大健康产业的若干经济学理论问题[J].北京工业大学学报,2019(1).

服务,而医生之间相互竞争机制的形成也有利于患者获得性价比更好的服务。

医疗服务业进入市场化的竞争环境,以赚钱盈利为目的,实行服务收费就一定产生医患冲突吗?在坚持市场化发展方向的观点看来也不是的。他们强调说,在实行上述市场化医疗体制的国家很少有医患冲突,因为在自由执业的市场机制下,医生彼此之间存在着市场化的竞争关系,但这不是医生与患者之间的竞争,因而不但不会恶化医患关系,反而易形成良好的医患关系并容易解决看病难的难题。这是因为:其一,竞争环境压力迫使医生必须不断提高医疗技术水平去参与竞争,因为水平不高、服务不好而不是价格便宜就会失去患者,就像商人失去客户一样赚不到钱;其二,竞争让医疗水平差看病要价高的医生自然淘汰出局,从而大大降低了医疗事故的发生概率和服务收费额度高的问题。市场自身具有惩罚机制会促使医生必须把患者当上帝、或者衣食父母来对待,为此必须想办法提供高质量的医疗技术服务,而且还必须要有好的服务态度。

在坚持市场化观点的人看来,医疗卫生行业的改革趋势是实现真正的市场化,而不是离开社会主义市场经济运行轨道的搞不搞市场化问题。因为我国医疗卫生的实际状况是"一边是需求大幅增长,一边是供给被压制,'看病难、看病贵'于是产生。但这不是市场化的错,而是市场化不彻底的错;不是政府做少了,而是做多了,干预了市场的正常运行。全世界的公立医院或多或少都存在看病难的问题。在国外甚至有做个手术要预约等待好几个月的现象。私立医院看病可能贵,但是不会有看病难"。① 所以,只有实现真正的市场化,才能解决"看病难、看病贵"的难题。实现真正的医疗卫生服务市场化的核心正是将医疗费用的支付方和医疗服务的使用方整合为一体,使医疗定价以服务质量为基础,而不是根据医疗成本,用市场价格的工具调节医疗卫生服务的供给和需求,提升整体医疗卫生服务体系的效率,实现医疗卫生服务价值体系的重构,通过提供更低价和更优质的服务来满足人们对医疗卫生服务持续增长的需求。

持市场化观点的理论还认为,医疗卫生事业是攸关人生命的重要服务行业,其中也需要公平地使人们享有健康权利,但是,市场化并不是完全和公平原则相悖的医疗路线选择。市场参与主体也是在充分市场竞争环境下通过收费服务,从中体现医疗卫生服务的社会公平领域。即便医疗服务市场中容易存在供方诱导服务对象消费和过度消费的,甚至是有害的消费

---

① 谢作诗,王亚男.医改 10 年轮回:医疗市场化之辩再起! [J].学术月刊,2015(10).

行为,可是由此便怀疑甚至否定市场机制在这一领域内运作的功效,显然也是一种错误的绝对化的简单认识。这是因为市场经济环境下,其医疗卫生系统自身会创造有利于抑制市场恶意和不公平的竞争行为和实现市场公平伦理的制度安排,例如公共卫生健康管理机构可以利用审查和发放营业执照、监督评级证书、确立严格的医疗卫生监督和处罚手段等,来解决医疗卫生市场领域存在的一些不公平交易或服务的弊端。比如说,在医疗卫生市场化环境下选择合理有效的医疗费用支付方式,其实也能体现出其中存在的公平理性:一是基本医疗。实行基本医保费用由政府和企业来负担的制度。基本医疗保险主要针对中低收入人群,满足其常见病、多发病和慢性病的医疗需求。二是特需医疗。需要在人员、品牌、技术等优质资源和条件方面进行特殊服务的,因为特需医疗挤占了过多的医疗资源而对基本医疗资源服务失去公平性,所以通过医疗机构设置自费医疗项目和自主定价,既能增加医疗机构的服务收入和创收积极性,又通过特需医疗服务的对象承担相应费用而实现资源分配的公平。三是商业保险。商业保险是针对有支付能力人群的大病、重病、罕见病所实行的补充医疗保险,商业保险也是市场化医疗服务实现公平保障的体现。

2. 医疗服务业改革公益论

坚持医疗服务业公益性的观点认为,我国的经济体制是以公有制为主体的,公有制就需要公共利益至上,其实医院卫生服务机构本质上就是一种公益性机构,它存在的价值目标是保障和促进社会人群的健康和提高全社会的医疗保健水平。因此,在攻克医改难啃的硬骨头,究竟选择市场化还是公益性的问题上,习近平总书记提出的观点是:"无论社会发展到什么程度,我们都要毫不动摇地把公益性写在医疗卫生事业的旗帜上,不能走全盘市场化、商业化的路子。"[①]原卫生部部长陈竺也认为公立医院应当是体现其医疗体制下的公益属性,医疗机构不能只为追求收益而出现过度市场化倾向,而应以追求公益为根本目的,一些具有最优资源的大医院应当成为人民群众医治大病、重病和难病的医疗卫生服务平台。

坚持医疗卫生服务业公益属性的观点强调这一理论的依据是政府直接参与医疗服务活动并在其中承担重要的职责,由此决定在性质上应当都姓"公"。而大健康产业的突出特点之一就是医疗卫生健康服务机构由政府投资建立并发挥重要作用,公立医院坚持其公益属性是社会主义国家的

---

① 十二、带领人民创造更加幸福美好生活(习近平新时代中国特色社会主义思想学习纲要(13))——关于新时代中国特色社会主义社会建设[N].人民日报,2019-08-07.

医疗卫生事业的基本要求,也是医疗卫生事业顺利开展的最为有力的保障,随着社会的发展,公共医疗卫生服务机构的公益性不但不会改变,而且应当深入到公共医疗卫生服务领域的各个层面和各个环节中去。政府作为全社会公共健康利益的代表,应当参与其中或者直接主管公立医院和建立社会应急救援系统等,应该不以营利为目的。现在医疗服务业存在的看病难、看病贵问题也不是因为没有市场化,而是因为投入不足造成的。

坚持公益论的观点强调:由政府出资创办的非营利的公共医疗卫生服务机构必须遵循公益性与社会效益原则。坚持公益性,就是符合大多数人的卫生健康利益和福利,公共医疗卫生服务机构的公益性就是确保医疗服务的治疗及效率的前提下,体现医疗服务中的公平性和适宜性,担负起实现社会的基本医疗服务需求的责任与义务,完成救死扶伤的社会责任,进行医疗科研和公共卫生医学教育,免费或者低收费地为贫困地区的人们提供基本的医疗服务,对于突发公共卫生事件采取紧急救援,免费为基层医务人员提供进修岗位,提高社会医疗服务水平。坚持公益论的观点也承认在医疗卫生领域确实有许多问题不好解决。从理论上对医疗卫生服务业进行分析,不难理解公共医疗卫生服务的价值取向是为了广大民众的健康公益,非营利性的公共医疗服务机构或公共卫生性质的服务项目是由国家投资建立并履行公共服务的职能,这些公共卫生健康服务资源可以是国家投资建立的公共医疗服务机构,也可以是通过委托其他医疗法人机构,这些机构的存在,旨在保障民众的基本医疗权利,如公立医疗成立之初就明确不以财政收入为目标,政府也不会下达这样的创收指标,而且还会对其采取免税政策,这些都决定了公立医院的本质属性就是其公益性。然而从公共卫生实践领域存在的实际问题看,不得不承认现实存在的具有普遍性的公益性医疗卫生机构不公益的问题。这是因为从理论上说,"一个机构的公益性质是由其提供社会服务的伦理行为性质决定的:如果其提供服务的行为动机和目的是为了公共利益、公众利益和社会利益,行为效果和手段有利于公共利益、公众利益和社会利益,无疑,其提供服务行为就是公益性的伦理行为,否则,就不是公益性的伦理行为,该机构就不具有公益性"。[①]依此伦理判断,如今公共卫生实践领域里的许多应具有公益属性的医疗卫生机构实际上并没有真正回归公益性,由此产生了"公立医院回归公益性"的一个伦理难题。

---

① 曹永福."健康中国"国家战略的伦理意蕴——生命伦理学的视角[J].中国医学伦理学,2017,30(2).

　　回顾实行计划经济体制时期,政府通过严格的计划管理方式以及广泛开展带有政治动员性质的爱国主义卫生运动,逐步建立起一个基本覆盖城乡居民的公共卫生和医疗服务体系。然而,在医疗卫生服务领域长期存在的公共卫生健康资源投入不足的状况一旦改变,转向选择追求利益最大化的市场化改革方向,其价值取向就容易发生偏移,客观上会使医疗卫生机构、各级各类医院和医疗卫生专业人员产生过分关注经济利益而有差别地对待服务对象的情形,如有一些公立医院可能为了保证市场化运行和医疗卫生机构和专业人员收入的增加,会有选择地通过不同的进药途径来赚取药品差价,或者采取扩大病床数量,建立分院等方式,或者通过增加可用可不用的检查项目,过度治疗,开大处方等方式去谋取医疗营收的最大化,甚至放任医务人员"收红包"行为,从而影响医疗卫生机构的声誉。所以,正是因为政府的投入不足和医疗服务市场化,才使公立医院失去了公益性,进而腐蚀和瓦解医疗卫生服务行业的职业精神,同时也破坏了原有的医患之间的相互信任关系,造成了医院或医生因为谋取经济利益与病人的健康和经济利益之间发生对立和冲突。

　　上述公益性发展过程存在的问题表明,或者是因为医疗卫生机构的公益性追求的选择方向错误才出现了问题,或者是因为公益性的不完善使一些人产生了在医疗卫生市场逐利的冲动所带来的问题。无论哪一种原因,坚持医改公益性方向的观点都认为不能让市场化主张影响医改向全民健康发展的战略方向,更不允许医疗卫生的市场化发展模式。

　　分析当下医疗卫生服务市场医疗卫生资源不足、不公平和不健康所带来的民众因"看病难、看病贵"而不满意的现状,问题出在哪里,还有什么原因造成的呢? 有种观点认为,我国的公共医疗卫生服务的本质是为患者服务,公益至上的本身也不排斥通过市场化的医疗卫生资源供给方式来解决公共卫生资源不足的问题。然而,人们无法忽视医疗服务市场存在严重的疾病与健康信息不对称的现实问题。这是因为医学的专业性非常强,医学素养并不是每个身患疾病的人都具备的。所以遭遇疾病折磨的人不得不与医务人员形成必要的医患关系,然而处在这种信息不对称的关系之中,病人通过医检,可以知道自己得的什么病,但他会遇到不知道这个病到底有多严重、究竟该如何治疗、吃什么药、是否需要住院、得住多久的院、出院以后医保如何报销等问题,多数情况下只能被动地接受医疗服务供给方提出的要求或建议的治疗方案。这就使得每个就医环节都能让医务人员有足够的时间和空间产生机会主义行为。在利益的驱使下,医疗服务的供给方很容易凭借自己在信息方面的优势地位来"诱导"患者接受过度的医疗服务,致使患者因"过度需要"和"过度消费"而增加了经济负担。如果处在这种状态下的医院采取纯粹的市场化方式经营运作,将医院当商场,将医生当商人,医疗管理中也必然会设置绩效考核等级方式来获取收益,从而进一步刺激医务人员的营利动机和产生投机行为,就会造成医疗费用上涨的"看病贵"现象。所以,在公共卫生医疗领域政府不能放手不管,而应承担加大投入、严格监管的责任,不能让医疗卫生领域的市场逐利行为兴风作浪。否则,老百姓会蒙受人财两空的重大损失,国家的公共卫生医疗事业也会因为"公益性"不足而陷入停滞不前,甚至遭受公共卫生事件和危机的冲击和挑战。

坚持医疗卫生服务公益性的观点也认为社会办医并非不可,医疗服务资源也并非不能利用市场来增加供给,在国家放宽行业准入,完善社会力量要素保障并支持多元主体做大做强政策的鼓励下,许多民营资本涌进医疗卫生行业,以补充医疗服务领域医疗机构严重不足的短板问题,其本身并没有什么可指责之处。但是,医疗服务市场的资源配置的有效性问题不能完全由市场来解决,因为"市场能配置资源,是因为它有完全竞争的机制——以利润为导向、以消费者满足度为追求、供给双方在市场中博弈,最后达到均衡而有效地配置资源。但医疗市场结构不符合'完全竞争市场'的基本假设,由于公共品、外部性、不确定性、信息不对称、诱导需求、垄断等引起的市场失灵,医疗卫生市场不能有效地配置医疗卫生资源。"①认真分析这些民间资本涌入医疗卫生服务行业的目的,显然是基于市场利益驱动这一特性而来。然而医疗卫生的特殊性之一就是成本高昂,在这种情况下,医疗服务的价格在市场竞争中就自然分成三六九等,以质论价。具有高质量医疗水平的专家便只能为出价高的人服务,而穷人的健康就难以获得保障。从而使民众最基本的生命健康权利不能公平地享有。如果民营医院和公立医院在医疗卫生服务市场上提供同质的医疗服务,公立医院坚持公益性、民营医院坚持经营性,便会导致同质不同价,引发一系列医疗服务问题。因为对这些问题存在可能性的现实考量,坚持医疗服务行业回归公益的观点强调政府必须要注意对这些涌进医疗服务领域的民营资本进行合理的市场定位、控制在一定的市场化程度之内和进行严格的市场监管。

总体上说,坚持公益论的观点并没有对其采取绝对化和极端化的态度,而是赞同医疗服务业发展要坚持以公益性为主、市场化为辅的原则,这

---

① 李玲.医改评论:医疗卫生为什么不能完全市场化[N].中国青年报,2006-03-23.

是因为医疗卫生服务公益性为主,可能实现绝大部分人能看病,也看得起病的目的;市场化为辅,又可以一定程度解决医疗卫生资源供给不足的问题,同时也让一部分收入较高的人能购买到更为高端的医疗服务。因此,社会办医应当集中于高端或特殊的医疗服务市场,公立医院则应坚持公益性办医,提供普惠性的医疗服务。

(四) 从医疗服务到健康服务业

关于医改与新医改是深入市场化还是回归公益性的争论,从一定程度上反映出医疗卫生服务业发展方向问题的挑战与所处的困境。如何走出医疗困境,最有效的办法就是重塑医疗卫生服务战略发展的方向,将传统上的医疗服务业引入到更为广阔的健康服务领域。

什么是健康服务业? 健康服务业是当下作为热词的大健康概念的重要组成部分,其内涵是指政府和公共卫生健康机构以维护和促进民众身心健康为目标而组织开展的各种公共卫生和健康服务活动。概括起来,健康服务业主要包括:医疗卫生、健康管理、健康促进、健康保险和保障服务以及其他与健康相关的服务。根据 WHO 对健康服务业的定义,可以进一步将健康服务业细分为涉及疾病诊断和治疗、公共卫生预防和健康促进、健康维护与康复的所有服务。就医疗服务业与健康服务业的关系说,可以认为医疗服务业属于健康服务业的组成部分,但是处于健康服务业的核心地位上。需要强调的是,在我国关于"健康中国"建设的大健康战略背景下,传统的医疗服务业,包括各级各类医院、卫生院、门诊或诊所、医疗康复中心、药房、药店,以及疾病控制中心等,应当转化到健康服务业的中心体系中来。需要配套发展各类健康服务机构,如保健养生机构、健康体检中心、疗养院所、营养健康咨询机构、心理咨询机构、智慧健康教育机构等,这些健康服务机构的背后应以各自需要的支撑产业为基础,如医药、医疗器械、保健器材,保健食品、健康仪器等从事健康服务的支撑产业。

就健康服务业在市场产业发展链条来说,它的覆盖面广,产业链长。其市场主体通过市场竞争来均衡医疗卫生服务价格与增加卫生健康资源的供给,从而实现资源配置的公平和有效。但是在公共卫生实践领域,会存在不恰当的资源配置而导致的市场失灵问题。而公立医疗卫生机构作为医疗卫生服务的核心供给资源,因为坚持公益性,通过政府的投入来主导医疗卫生市场的资源配置,以满足不同地区、不同人群对医疗卫生服务的需求,使整个医疗卫生系统的运行达到公平和效率的均衡。这种市场化与公益性的相互博弈,使健康服务业在发展公益性和深入市场化的过程中协调和平衡发展，走出一条既注重公平又强调效率的发展道路来。基于这种认识，"健康中国"战略对此提出的要求是：一方面，坚持基本医疗卫生事业的公益性质。重点是保障人民群众得到基本医疗卫生服务的机会，必须着眼于为民众提供公平可及的全方位、全周期的健康服务，推动公共卫生健康事业发展模式的转变，通过不断缩小不同区域、不同人群之间的健康水平差距而实现健康利益公平。对此，政府的公共卫生政策应当在公共卫生健康资源市场进一步完善多层次的可持续性的医疗保障体系的建设，同时强调既不能全盘市场化，也需要推动形成公平公正、统一开放、竞争有序的健康市场体系。允许各种所有制、各类资本引入医疗卫生健康领域，进行市场运作，实行行业管理，由此需要正确处理好政府与市场的关系。政府通过制定完善支持政策、加强行业监管等措施促进健康服务业持续、健康发展，引导和鼓励社会力量以多种形式投入到健康服务业领域，扩大服务供给，有效提高服务质量和效率。还需要遵循市场规律，激发市场活力，如加快发展商业健康保险等，满足多样化的健康保障需求。

三、卫生健康产品制造业

(一) 健康产品制造业及其特征

卫生健康制造业是与健康相关联的通过投入原料、开展各种技术产品研发、进行生产制造一系列流程后，产出其卫生健康产品，通过进入流通领域销售而谋取利益的企业集合。我国实行改革开放的国策以来，在实施"健康中国"战略的背景下，卫生健康制造业的增长速度迅猛，已发展成在世界范围内产业链完整，制造规模巨量的对大健康产业整体效能起重要支撑性作用的"朝阳产业"。

现代社会的卫生健康产品制造企业有如下特征：

第一，在卫生健康产品生产领域活动的主体主要是自主经营、自负盈亏的经济组织。卫生健康产品制造企业作为商品的生产者和经营者，拥有一定的人力、物力、财力资源和独立经营自主权，追求经济效益并获取盈利。盈利是卫生健康企业生产经营活动取得成果的体现，也是卫生健康企业生存和发展的基础，它有别于作为政权组织的公安、检察、法院和机关单位，也有别于作为公共事业的学校、医院组织。

第二，是以生产制造产品的形式向社会提供卫生保健服务。与医疗卫生服务消费具有不可分离性的特征不同,卫生健康产品制造业只属于产品的生产领域而没有进入流通领域,有形的卫生健康物质产品的生产和消费是两个分开的过程。这些产品在生产领域完成制造任务,成为成品,并且从销售产品中获得收益。但是从产品的功能实现看,它还需要经过流通环节进入消费领域,才能满足消费者对卫生健康产品的消费需求。

第三,企业生产过程具有供应链长、环节复杂的特点。药品企业产品供应链是围绕核心企业的生产,包括药材种植、原辅材料加工、产品研发、药品生产、商业流通、医疗保健等不同领域在内的从原材料采购到产品销售的功能复杂的网链结构系统。由于医药企业具有高技术、高风险、高投入的特点,且因为医药品是人类用于同疾病作斗争的特殊工具,直接关系到消费者的健康质量和生命安全,世界各个国家都对药品的生产、管理、销售、进口等各环节实行特别严格地管控。医药企业产品生产所涉及的各个联系环节还十分复杂,包括对药品原辅料供应商的以原材料为对象的运输、仓储、装卸、搬运等物流活动,药品生产企业、批发企业、分销商、医院、药品零售商在各环节中的物流活动。这些复杂环节的衔接是否合理和具有持续性,对产品供应过程的质量和时间周期是否做到有效控制和安全保障,对药品企业的生存与发展都会产生重要影响。

第四,生产的产品必须具有健康、安全服务目标人群的品质。卫生健康产品制造企业与其他企业相互区别的一个重要特征就是所生产的产品直接关系到消费人群的身体健康和生命安全。因而社会对这类企业所生产的产品在质量保障上的要求会高于其他企业,不允许卫生健康产品制造企业在其生产过程中因为片面地追求产量而不科学、不道德和违反国家法律,如使用各种有害材料、饲料和添加剂等,以防止威胁人的生命健康和造成严重的环境污染。特别是在实施"健康中国"战略、全社会都在强调"低碳""节能""增效"的绿色制造背景下,卫生健康产品制造业作为卫生健康产品资源的供给者,需要发挥重要的作用。

(二) 利益追逐与伦理价值观

1. 企业的逐利禀赋

企业天然具有的追逐利润的禀赋决定了卫生健康企业从事生产和经营活动的趋利性,一些企业将获利最大化作为衡量企业发展的价值尺度和目标追求,甚至有些企业为了实现利润最大化而不惜损害消费者群体和企业利益相关者的利益。著名的英国古典经济学家亚当·斯密就这样评价与认识企业的本质,但是他并不认为企业具有逐利本质就是不道德的。在他看来,市场中活动的生产者、经营者和消费者,或者说是与企业发生联系的利益相关者都有自利的追求,而且惟有市场主体的互利行动才能使每个人的自利追求得以实现,这也成就了市场交易中最基本的道德准则。"不论是谁,如果要与旁人做买卖,他首先要这样提议,请给我所要的东西吧,同时你也可以得到你所要的东西,这句话是交易的通义……我们每天所需要的食料和饮料,不是出自屠夫、酿酒家或烙面师的恩惠,而是出自他们自利的打算。我们不说唤起他们利他心,而说唤起他们利己心的话。我们不说自己有需要,而说对他们有利。"①亚当·斯密认为人们在交换中的互利既是对自身的理性限制,又是实现自利的桥梁和纽带。"消费是一切生产的惟一目的,而生产者的利益,只能在促进消费者的利益时,才应当加以注意。这原则是完全自明的,简直用不着证明。"②

对投资于卫生健康产品生产和服务的企业来说,在市场经济条件下,为追求利益最大化和追逐赚钱效应,因此向健康利益相关者提供卫生健康产品和服务,应当说本就具有谋求经济利益的合理性,只是企业在追求经济利益的同时,如果将其作为唯一的目的和动力,无视消费者的健康和其他社会责任,甚至超越于对利益的合理诉求而采取损人利己方式谋求经济利益,就会产生严重的有损消费者健康和危害生命的严重后果,卫生健康产品制造企业也终将被市场淘汰而没有未来。

考察中国卫生健康品市场,许多卫生健康产品制造型企业最容易产生的问题是为了追求利润而存在"见利忘义"的企业行为。有些企业也会产生冒险的冲动,不顾及企业的长远发展而着眼于"短线操作",以至于滋生出一些假冒仿制、欺诈行骗、商业贿赂、行业垄断等违背生产与经营行为规范,甚至出现"图财害命"违法败德的企业,从而给公共健康带来直接的或间接的伤害。我国改革开放初期阶段进入市场的一批企业中有一部分涉足保健品的生产,由于对法律的漠视和商业道德规范的缺失,最终因为自己成为"道德不健康"的企业而走向衰亡。例如三鹿奶粉中毒事件引发的中国乳品全行业危机,就因为在多个国内知名品牌厂家生产的奶粉和液态奶中被检测出含有三聚氰胺,从而暴露出中国乳品行业长期以来添加有害化学品这一"业内公开的秘密",引发了中国乳品行业极其严重的信誉危机。国内相当多消费者开始转而相信洋品牌。

---

① [英]亚当·斯密.国民财富的性质和原因的研究,上卷[M].郭大力,王亚南,译.北京:商务印书馆,1972:14.

② [英]亚当·斯密.国民财富的性质和原因的研究,上卷[M].郭大力,王亚南,译.北京:商务印书馆,1972:277.

2. 企业的伦理价值观

企业的本质是兼具经济性与伦理性的协作利益集合体,对于卫生健康产品的制造生产与流通消费来说,一边是卫生健康产品与服务的供给方,必须通过自己向消费者提供卫生健康产品和服务来获取利润。另一边是健康产品的消费者,这一群体因为有着对健康产品和服务的特殊需求,才去购买生产者的产品与服务。如果这种产品和服务的质量无法满足卫生健康消费者的要求,就会选择竞争市场中的其他供给方,最终产生终止对该卫生健康产品的生产和服务的需求。因而,从事卫生健康产品生产和服务的企业必须要有正确的经营理念和服务于消费者健康的道德观,用高质量的产品和高水平的服务来满足消费者的需求,赢得信誉和企业发展。

一般来说,一个企业的长远发展离不开对伦理目标的追逐,因为企业的伦理目标强调企业行为不仅具有经济价值,还必须具有伦理价值,企业的经济目标需要伦理目标的调节和制约。这就是说,在市场经济环境下,企业在追逐营利目标的同时,也需要以一定的伦理准则来约束企业行为,而这需要企业有道德自律的意识和行动。对于卫生健康产品生产与服务企业的经营者来说,必须明确自己生存与发展的战略目标:即满足消费者对健康的需求和企业获取最大化利润的统一。

作为卫生健康产品制造企业,如何在"健康中国"建设过程中定位企业发展的价值取向并提升企业的社会影响力呢?

(1) 健康产品制造中"企业公民"人格的塑造

企业是人的组织集合。企业不是一个人,而是由多人集中一起的组织体,但是企业无论大与小,都具有人化特征。可以说,企业的实质是人格化的人的集合或者说是集体的个人。正是企业与自然人一样在社会中都具有公民身份,并为此而享有特定"法人"的权利和义务或责任,决定了虽然企业是以赢利为目的的生产经营组织,却有承担社会责任的道德义务,尤其是从事卫生健康产品生产和经营活动的企业更应承担做出符合伦理、道德的行动以回报社会的责任,依法规范地从事卫生健康产品的生产经营和服务应是经营者的从业底线。为人民健康负责任的道德要求使卫生健康产品生产经营企业需要始终关注人的价值、重视社会效益,把健康放在第一位,其身上必须流淌着道德的血液,向社会提供有"良心"的卫生健康产品和服务。

早在 20 世纪 80 年代,国际上盛行的用来表达企业责任的新术语便是"企业公民",最先提出这一术语的美国强生公司在公司制定的"我们的信条"中特别强调"企业公民"这个身份属性的重要性,认为公司就像社会中存在的公民一样求其生存和发展,因为公司的成功与社会的健康和福利密切相关,由此决定了在获取经济利益的时候,公司就必须做一个好公民,承担起对社会各方面的责任和义务,通过各种方式来回报社会,如公司为企业员工提供更好的工作环境和福利、为社会创造更多的就业机会,就等于是为社会发展做贡献。公司还要按照社会伦理规范要求来做事,遵纪守法、不骗人、不做假账、不生产伪劣产品、为消费者提供安全可靠的产品,依法纳税。为了促进社会医疗与教育的进步,这个"企业公民"还应当做到爱护自己所有的财产,同经营合作伙伴建立良好的关系、同时也要关注环境和社会公益事业,保护自己赖以生存的自然环境和自然资源。

从事卫生健康品生产和制造企业能否成为一个社会制度体系下合格的"企业公民",从中反映出来的是一个企业生产和经营的价值理念和对未来发展的长远追求理想,这是因为企业短期的繁荣可以通过许多方式获得,但是持续增长的力量却需要传承人类几千年积累下来的为社会负责的伦理价值观。具体地说,"企业公民"所承担的社会责任主要是针对企业的利益相关者(Stakeholder),即那些能够影响企业和受企业影响的个人或团体。就此而言,卫生健康产品制造企业若成为一个合格的"企业公民",应当做到:对国家遵守法律、规则及国际标准,防范腐败贿赂;对员工权益有保护责任,包括提供就业机会、保障薪酬公平;对环境有保护责任,包括减少污染物排放、废物回收再利用、使用清洁能源、减少能源消耗等;对社会公益事业给予支持,包括慈善事业捐助、社会灾害事件捐助、发起设立公益基金会等;为供应链伙伴提供公平的交易机会;对消费者权益给予必要的保护,包括对顾客满意度的评估和对顾客投诉的积极应对,对有质量缺陷的产品主动召回并给予顾客补偿,等等。

(2) 从制造企业向服务型制造企业转型

就现代社会的行业发展需求来说,从产品生产型制造企业向服务型制造企业转型升级是制造业发展的必然趋势。未来的服务型制造企业,一定具有制造业与服务业深度融合的特征。根据国际上一些先进制造业国家的经验,从生产品到消费品的时间过程看,一般是在制造企业的生产过程中停留的时间较短,处在流通领域的时间较长,而产品60%以上的增值业务发生在服务领域。由此决定了企业要获得更多的利润,就必然关注将产品制造型企业的产业链延伸到服务型制造企业的流通领域里去,需要将产品与服务融合形成一个产品服务系统,将一次性的产品销售收入转变为持续性的企业服务收入,这样一来,企业就可以通过向产品用户直接提供服务以获得源源不断的现金流,使之熨平由于经济周期的影响所带来的收益波动。

从健康产品制造企业向卫生健康产品服务型企业转型,这是资本为增殖而追逐利润的本性所决定的。然而公共卫生健康伦理所要关注的视角,不是从制造企业提高利润率的角度来说明这一转型升级的重要性,而是对卫生健康产品制造企业转型所带来的强化服务的公平机制的期待。

现代社会,随着人们生活环境的改善和生活水平的不断提高,健康越来越受到重视,人们对健康品需求在质量上有了更高的要求,产品如果不能达到消费者的要求,就会拒绝消费,从而使企业的产品滞销,无法走进消费领域。对于处于生产领域的制造企业来说,主要任务是产品生产而不是跨越流通环节直接服务于消费者,制造企业的这一特性容易使企业忽略对消费方健康利益的关注。这就需要企业有意识地克服这种认识倾向。使健康产品跟用户的健康消费需求紧密结合。为更好地满足用户需求、应当做到从卖产品到卖服务,使原来制造业的形态逐渐转变为产品加服务的服务型制造业新兴产业形态。此时服务型制造背景下服务的特性就会拉近顾客作为消费者与企业生产者之间的关系,顾客由产品的使用者演变为这一产品服务的接受者,企业也在整合各种生产与服务关系的过程中强化了服务于社会的责任和利益相关者共创价值的能力,也使得健康企业在增强健康产品制造业服务社会的动力和社会责任的同时,平衡了企业追逐利润与服务社会的关系,从而有利于企业的社会责任承担与为民众提供更健康的卫生健康服务。

第七章　健康传播与信息冲突

健康传播是公共卫生健康伦理体系的重要组成部分,具有促进健康公平、平衡"权利与善"关系、提升民众应对疫情能力的重要作用。政府与卫生健康机构有责任通过健康传播,向公众发布卫生健康政策和传递卫生健康信息,满足人民群众对健康信息的需求。而从问题意识角度分析,在新媒体、大数据和大健康时代背景下,公共卫生健康传播领域存在着复杂的信息冲突问题,特别是电脑、手机使用的普遍性与网络自媒体内容生产传播的便利性,使每个人都方便地成为信息的生产者和传播者,带动了医务卫生工作者开展健康科普信息传播,也吸引了大量以牟利为目的的伪健康信息的泛滥成灾,造成了公共卫生健康领域众声喧哗、鱼龙混杂的网络信息乱象,出现个人健康隐私保密与公共健康信息公开之间的安全问题与伦理冲突。为解决卫生健康传播中的一些伦理问题,需要明确符合健康信息传播要求的伦理原则。

一、健康传播及构成

新冠肺炎疫情的全球大流行,极大地刺激和提升了民众的公共卫生健康意识和对卫生健康信息的强烈需求。传播科技特别是网络传播技术的迅猛发展,也在极大地改变健康信息的生产和传播方式。使得公共卫生健康信息成为可以通过网络信息检索,媒体传播,以及多元化媒体传递的重要资源。

(一) 健康传播与信息流

1. 健康传播的概念

关于传播一词,我国学界最初译自英语的 Communication,该词的中文意思有十几种解释,比如交往、交流、交通、沟通、通讯、宣传等内容相似的概念。虽然传播概念有许多文字表述,但是其基本内涵却是一致的,即是指社会信息的传递或社会信息系统的运行过程。这一信息传递过程的运行机制是传播者(信源)向受传者(受众、个体或目标人群)发送信息,给受传者以信息刺激(信息内容),经受传者自行评价做出选择反应,再回传给传播者的信息(反馈)系统。将传播一词引申到公共卫生健康领域,产生了健康传播概念。所谓健康传播,是指在公共卫生健康领域,围绕公共卫生健康问题而产生的关于健康信息的人际交流活动,这种健康信息交流活动既有医学与公共卫生等自然科学的信息传播的数量、能量和技术性特征,又具有人类在公共生活领域从事公共健康活动的社会文化属性。

健康传播研究的范围广泛,如公共卫生健康领域所涉及的疾病救治与预防、医患关系研究;戒烟限酒、全民健身运动等健康生活方式研究;健康文化与健康教育等问题研究等等,都是健康传播的内容。因为研究内容繁杂和范围宽泛,学界对这一概念的明确界定较为困难,人们往往因为对其展开研究的视角不同而难以形成一致意见。而且一些新的拓展性的研究成果和结论也在不断地丰富这一概念的内涵,以至于在如何明确健康传播概念的问题上也有一些不同的意见。比如说,最先提出健康传播概念的美国学者杰克逊(Jackson)认为:健康传播就是大众传播媒介通过将医疗成果转化为大众健康知识加以传播、正确构建社会发展的未来图景以帮助受众预防疾病、促进健康观念等方面发挥作用。他给健康传播下的定义是"理解并引导传播与健康相关的观念、行为及产出之间的相互依赖性的一个领域,其中汇集了理论、研究、实践"。[①]美国另一位对健康传播学有过深入研究的学者埃弗雷特·罗杰斯(Everett M. Rogers)曾非常直接地解释健康传播:凡是涉及健康内容的信息传播,都可以被认为是健康传播。他从社会学研究角度给健康传播确定了一个相对完整的定义:"健康传播是一种将医学研究成果转化为大众的健康知识,并通过态度和行为的转变,以降低疾病的患病率和死亡率、有效提高一个社区或国家生活质量和健康水准为目的的行为。"[②]美国公共卫生专家詹姆斯·郝圣格解释健康传播是"利用面向不同人群的多层面、多学科结合方式,共享健康相关信息,旨在影响,吸引、支持个体、社区、公共卫生专家、特殊团体、政策制定者及公众,来支持、引入、采用或坚持能够最终提升健康水平的行为、实践或政策……是指利用主题传播和教育手段、告知并影响个人及公众做出影响健

---

① Cline R. American Public Health Association(APHA) Health Communication Working Group brochure. 2003. http://www.health communication.net/APHA/APHA.html.

② [美]罗杰斯.传播学史.殷晓梅译.上海:上海译文出版社,2002:20.

康决策的过程"。①在我国学界,台湾的徐美苓特别重视关于健康传播的主体、客体与媒介等健康构成要素的理解,认为"健康传播是以研究者的研究取向为主,或者称之为操作化的定义,其中使用最普遍者为情境以及主题来区分……例如可将健康传播定义为人们寻找、处理、共享医疗资讯的过程。其关心的范围不仅在个人寻求医疗资讯的过程,或医患之间的沟通,更在整个医疗体系内信息的流动与处理"。②

上述关于健康传播研究,可以看出不同的学者因为对其关注点不同,所以在概念表述上会存在差异。但是,这些不同的表述也有相对一致的地方,即都认为健康传播是为维护和促进公共卫生健康的目的而制作、传递、分享健康信息的过程,健康传播的核心内容是健康的知识与信息,是一般传播行为在公共卫生健康和医疗卫生领域的深化。其健康问题反映出来的都应当是正面的积极的维护健康的信息。基于这种认识,我们可以将健康传播定义为:将公共卫生健康问题研究的科学信息通过一定方式和渠道转化为大众的健康知识,通过受众态度和行为的改变,以有效提高目标人群生活质量和健康水准为目的的信息沟通与传递行为。健康传播概念的内涵包括以下几个方面:①健康传播活动传递的是作为宝贵的公共卫生健康资源的增进健康的信息;②健康传播的目的是希望达到改变个人和群体的知识、态度、行为,使之向有利于健康方向转化;③健康传播过程的表现形式为多元传播、多种途径传播及重复信息反馈;④健康传播活动的顺利完成需要各要素的有机结合,特别是对传播者有特殊的专业素质要求。

2. 健康传播的信息流

传播的本意就是信息沟通,信息沟通过程的集合会产生信息流。信息流是指人们采用各种方式来实现信息传递的过程。从现代信息技术研究、发展、应用的角度看,主要是指在信息处理过程中,信息数据在计算机系统和通信网络中的流动。如果将信息流概念融进健康传播学中,其健康传播的信息流所表示的意思是指人们通过面对面的直接交谈或媒介采访等方式,包括大数据电子健康信息系统的使用,健康素养、信息数字鸿沟、健康信息管理、隐私信息保护等信息工具的利用,通过对健康信息进行查询、检索、收集、储存、传递等环节,实现健康信息传播和流动的集合。

传播学领域里的信息流概念最早是罗杰斯在其所创立的"二级传播"

---

① [美]詹姆斯·郝圣格.当代美国公共卫生:原理、实践与政策[M].赵莉,石超明,译.北京:社会科学文献出版社,2015:208.

② 张自力.健康传播研究什么[J].新闻与传播研究,2005(5).

理论中提出来的。罗杰斯认为,在当今社会里活跃着一群可以被称为收集并生产具有影响力信息的"意见领袖"人物,他们向社会发出信息、提出各种建议,并将这些信息传递到某些特定的如物流等流通体系中,从而在社会传播中形成一个又一个辐射节点。围绕着这些节点,每一个信息传播的主体都是依据它所接收到的信息从事活动,其所进行的活动又表现为一定的信息通过一定方式传递出去,又被其他主体接收并且成为其他主体活动的依据。如此循环往复,形成了信息流通体系的有机联系和运动。

结合罗杰斯的信息流观点,信息流即是流通体系的神经运动系统,随着现代社会的信息化和信息大量涌现,以及人们对信息要求的激增,信息流经过不断地汇集和分流,会形成错综复杂、瞬息万变的各种流动态。然而无论信息流在形式上如何变化,信息内容属于重要资源的本质属性不会改变。如果将公共卫生健康信息资源融进信息流中,那么健康信息流主要体现为空间和时间上向同一方向运动过程中的健康信息符号的集合。而这流动传播的卫生健康信息就是人类自身生产的并可以贮存和传输的卫生资源的表现形态,是个体或群体共享、保持和促进健康所必需的生命健康支撑材料。由于健康传播信息以维护和促进全民健康并唤醒公众的健康素养为根本使命和必须承担的责任,决定了公共卫生健康信息传播的知识性内容应当具有严密的科学成分。健康的科学知识传播才是它的根本使命,或者说是健康传播在本质上的反映。其实,健康信息流的传播正是人类藉此维系公共卫生与健康环境秩序的重要纽带,公共卫生与健康传播活动通过收集、传递、处理健康的信息流,将目标指向大众健康,采取行为干预的有效策略,以促进人们在态度和行为上的改变。

根据传播学原理,健康信息流作为健康传播信源的实质和内容,是健康传播的"软件"。它需要借助信息传播的"硬件"发挥作用,而信息传播的硬件却是随着科技进步不断发生变化的,特别是在公共卫生实践领域,由于新媒体技术的迅速发展,大数据、自媒体的网络信息时代的到来,对健康信息流的信源无中心化、传播方式分散化等方面都会产生重要的影响。如在当今的新媒体网络平台上,由于不存在实际的信息控制中心而使信息生产主体发布传递信息出现了多元化和无中心化,任何人或任何机构都可以利用网络平台发布各种信息,一些营利性机构或个人因为看中了这一新途径给自己带来的话语优先权的优势,会使他们不是向公众提供其需要的健康信息和进行健康促进教育,而是通过获取最大化收益的市场推销手段,利用各种媒体形式进行广告宣传以实现利益最大化,结果使健康传播过程中出现虚假信息泛滥成灾,使得用户在享受海量信息的同时,而深受虚假健康信息的伤害。如我国在进入 21 世纪以来出现的非典疫情、禽流感风波、巨能钙双氧水事件、流脑疫苗事件等，都曾一度引发信息冲突，造成社会的恐慌的公共卫生健康的信任危机，影响社会秩序的稳定。

(二) 健康传播的要素

健康传播的生态模式体现为健康信息、传播主体和传播环境等要素构成的一项完整的、具体情境下的健康信息传递和分享活动。是公共卫生健康信息体系借助于各种传播媒介渠道，结合多种传播手段，为促进目标人群的生命健康和安全而制作和分享卫生健康信息的过程。它是在特定的社会和历史情境下以传递卫生健康信息、向大众普及卫生健康科学知识为目的的一种社会实践性活动，其中包括健康的人际传播、组织传播，还有在大众媒体当中怎么进行健康报道等。借助于这些网络论坛和社交媒体等传播平台，就可以满足受众增强健康意识、提高健康素养的要求和需要，政府及公共卫生机构制定出台的有利于公众健康的公共卫生健康政策，也可以利用传播平台传播科学的可靠的健康信息，以满足民众对信息的需求，从而发挥正确引导舆论、解决健康传播中的伦理冲突和消除信息恐慌等作用。

人类从事的公共卫生健康信息传播活动即是公共健康信息在人群传递的过程，是包括公共卫生健康信息在人与人之间、人与组织机构之间、组织机构与组织机构之间的交流、互换和扩散，即通过公共卫生健康信息共享而改变人们公共卫生、生活方式等行为习惯的过程，这种信息传播机制主要涉及五个领域，体现在由谁(传播者)、说什么(信息)、通过什么渠道(传播媒介)、对谁(接收者)、取得什么效果(效果反馈)五个基本要素构成的信息流通过程之中，缺少其中任何一个要素的参与，健康信息传播的过程就不可能完成。

1. 传播者(信源)

信息传播者即信源，是指生产和发出传播信息的个人、组织或群体。信源的主体是从事媒体传播工作的专业人员。在新媒体环境下，每个人都可以拥有浏览者和创造者的双重身份。这使得健康传播的主体已不再局限于少数拥有医学专业能力的医生或者专家。微博、微信、各大社交平台或论坛都成为接收健康信息的主要来源。任何个人、组织或群体只要在网上活动，都可以成为有关卫生健康信息的传播者，并且通过人际传播，成为虽无传播主体"中心化"，却能创造出具有巨大影响力的卫生健康传播站点和传播平台，从而产生范围更广、内容更丰富的社会影响力。

在我国的主流文化传播领域，政府组织及主流新闻媒体代表着权威信息传播的主体,其信息的权威性与影响力有着远非其他媒体所能撼动的绝对优势。然而必须明确的是,在进入大数据、人工智能迅速发展的新媒体时代,参与传播活动的主体身份正在发生变化,事实上已经不能完全限于政府发言人与职业媒体人,而是几乎所有社会成员都可以自主选择担任信息传播者的角色,社会传播主体多元化已经成为新媒体时代的常态。从积极的意义上说,在当下人人都可以通过网络直播,或者轻而易举就成为"网红"的新媒体时代,人们有了"想说就说"的表达权利的信息传播平台。但是也产生了一些新的问题,如传统上人们所认识的信息传播要求信息发布者的信息真实,至少不要编造、歪曲事实。然而进入新媒体时代,由于信息发布者和传播者完全可以选择网名或匿名的形式进行信息传播,必然会使受众对信息来源是否真实客观的判断产生影响,如果是公共卫生健康问题,容易造成健康信息领域的健康信息的真实信息与虚假信息的判断冲突,也容易使网络信息环境出现众声喧哗、谣言四起、鱼龙混杂的信息传播乱象,带来社会的公共卫生健康信息伦理失范,甚至出现越来越严重的违背健康传播意愿的网络诈骗、网络暴力犯罪问题。

在健康传播要素中,传播主体往往扮演多重角色。他(她)可以成为卫生健康信息的生产者和发布者,也可以担任中间传递环节的卫生健康信息传播者。无论信源主体处在信息传播的哪一个环节上,由于网络信息的易失真性的问题存在,都会使"信源可信度"问题成为影响健康信息说服效果的重要因素。根据经验,在权威和专业可信度上,由于政府机构作为具有社会公信力的管理机构(高可信度),决定了其发布健康信息的可信性会远高于"琐碎无名"(低可信度)的模糊组织或者个人所发出的信息。对此政府有责任通过媒体向公众提供旨在保护公共健康利益的各种准确可信有用的正面信息,以制止各种谣言的散布和传播。而在专业权威与可信度之间进行比较,无论健康信息的传播者是否为该领域的专家学者,值得信赖的沟通者比不值得信赖的沟通者具有更大的影响力,人们自然会信任像家人、朋友等自己高度信赖的信源。意味着一个信源的可信赖性与专业性并非总是保持一致,两者可以集中于一个信源之上,也可以相对独立。

2. 传播信息(内容)

公共卫生健康传播的信息,是指健康信息传播过程中传播方和受播方所制作、传递和分享的内容。应当说,面向大众的公共卫生健康信息传播是公共卫生健康体系建设中不可或缺的一部分。而公共卫生健康信息关乎人们的生命健康,公共卫生健康信息的传播兼具经济效益和社会效益。对此,公共卫生健康传播进行伦理研究的重点内容应当包括:①公众健康传播的形式,内容和技巧研究以及受众媒介接触行为研究;②公共卫生健康组织机构对个人的卫生健康信念维系方面的研究;③以"医患关系"为核心的人际健康关系的传播研究;④社会健康、健康政策、法制因素等健康传播外部环境的变化研究;⑤健康文化视野下的健康传播影响研究;⑥对艾滋病、同性恋、器官移植等特殊群体的专项健康议题的研究;⑦健康传播历史的整理与研究;⑧突发公共卫生事件信息传播研究(公共卫生健康危机的传播研究),等等。

公共卫生健康问题是关乎人类发展和生存的本质问题,公共卫生健康信息的传播离不开传播工具和传播渠道的不断拓展。值得重视的是在当今大数据时代的健康信息传播面临着诸多挑战。其主要问题是随着信息传播的速度日益加快,使得人作为健康主体存在的各种具有隐私属性的健康数据信息成了一种重要资源。与传统信息资源所具有的一次性使用的独占性特点不同,这种信息数据不会因为重复使用而被消耗,使用价值也不会因此而递减。但是这种信息内容存在着泄露的风险,如涉及个人身份的一些隐私信息和重要的健康信息数据可以轻易地被存储、复制、传播。健康信息的内容真实性也容易出问题,最为严重的是真实信息与虚假信息传播的冲突。如在新冠疫情爆发时网络谣言与污秽信息的垃圾泛滥成灾如同反复发作的病毒,制造着精神污染的信息环境并危害着人们的健康。一些健康知识素养不高的人往往在没有核实消息真假的情况下,就不加甄别随意地在"朋友圈"内点击转发,无意中自己成了谣言受害者的同时,又充当了谣言的中间传播者。

3. 传播媒介(渠道)

传播媒介是指传播信息的渠道、平台、工具或载体。长期以来,以报纸、杂志、广播、电视为代表的传统媒体一直是健康传播主要的传播渠道。进入网络新媒体时代,新的以门户网站、微博微信、移动 App、抖音等为代表的新媒体形式正在替代传统的传播媒体,成为当下人们获取有关卫生健康信息的主要渠道,同时也带来健康传播的内容、范围、形式及速度等方面翻天覆地的变化。一般说来,健康传播媒介在健康行动中以传播为主轴,是通过四个不同的传递层次将卫生健康相关的内容发散出去的行为,这四个层次分别是自我个体传播、人际传播无选择、组织传播和大众传播。

在公共卫生健康领域,主流媒体是政府有关公共卫生健康的方针政策、国家有关公共卫生与健康的法律法规等健康信息的传播者与普及者,也是公共卫生健康知识的主要传播者和沟通者。特别是有关专家们的公共卫生与健康知识,健康产业领域出现的新的健康产品,公众主要是通过媒体传播而获知的。而在发生重大的公共卫生事件的关键时刻,媒体在及时公开发布信息、传播应急响应的救灾知识,在落实政府措施、稳定秩序、动员和组织社会力量防灾救灾方面,起着特殊重要的作用。媒体还是公众的健康信息以及对公共卫生的要求等向政府提出诉求的最为重要的通道,也是政府开展公共卫生健康工作的舆论监督主体和公众健康意愿的表达主体。主流媒体作为公共卫生健康知识的传播者和健康理念的倡导者,在预防疾病、健康教育与健康促进等方面都发挥着重要作用,承担着提高公民健康素养的责任。其可以有效提高人群对于健康问题的关注和警惕性,进而加强社会防范的意义是毋庸置疑的。显而易见,在公共卫生健康传播实践的各个环节中,政府具有对新闻媒介话语权的掌控权,其如何运用这一健康传播工具和选择健康信息内容,直接关系到全民健康保障的最终效果。

从事健康信息传播活动的主流媒体人与各种信息载体是相互结合一体并服务于民众的重要传播渠道。特别是政府直接管理的主流媒体,应当具有符合公共卫生健康职业角色要求的媒介健康素养。对于社会来说,提升媒介健康素养其实是现代社会的信息治理体系和实现政府的治理能力现代化建设的一个重要方面。为此应当坚持反对和打击社会上存在的不顾民众生命健康安全的恶意信息传播,例如为营利而进行不法经营和商业营销活动,或者进行无中生有的"假新闻"炒作,从而对社会稳定和人民群众的正常生活、生产造成严重恶劣影响的信息传播。主流媒介应当以维护民众健康为目标,及时、准确、传递公共卫生健康的科学与正确信息,尽可能满足民众在健康信息领域的知情权,在及时引导社会舆论,向社会发出正能量,促进全社会的公共卫生进步,化解社会矛盾等方面发挥作用。

4. 接收者(受众)

公共卫生健康信息接收者,是指健康信息的接收人、组织或群体。在公共卫生健康传播活动中,传播的目的是使信息接收者在知识、态度、信念、价值观和行为发生改变。一切卫生健康信息传播活动都是围绕着健康信息接收者而展开的,没有接收者的卫生健康信息接收与认同,就不可能完成健康信息传播任务。而且,公共卫生健康信息传播活动是一个复杂的过程,有很多因素同时作用于接收者并对接收者产生程度不同的影响。如健康传播者传播的信息是否为接收者所关心、感兴趣,是否重要、新鲜,是否可靠、可信等,方方面面都是接收者价值判断的重点,也是判断信息传播效果的关键所在。

在公共卫生健康信息接收者接受健康信息的地位上,存在着受众附属论与受众中心论的争论。信息附属论所强调的观点是:媒介在传播过程中占据着的主导地位,认为信息接收者对于媒介传播的信息处于被动接收的地位上。信息传播者对信息接收者实行重复的信息轰炸,即对某一信息的传递次数越多,接收者就越容易接受这一重复信息,甚至在长期接触后,会把这一特定的信息内容形式融入自己的生活。所以信息传播的时间、空间对受者接收是否有利,会对传播效果产生相当大的影响。与受众附属论的观点相反,受众中心论认为信息接收者在信息传播过程中并不处于被动地位,是信息的需求在决定着信息的供给,媒介传播什么,怎么传播,其实都是为信息接收者服务的和由信息接收者的需要决定的。信息接收者在信息传播过程中其实是扮演着信息消费者和接受者、传播活动参与者和传播效果反馈者等信息活动角色,不同程度影响媒介对传播内容的选择、传播策略的制定。

公共卫生健康信息接收者群体具有多层次性和复杂性的特点,不同文化、职业、年龄的人,都是卫生健康传播的受众群体,因此对其健康素养方面也有一定的要求。在公共卫生健康传播的过程中,培养和提高受众的媒介健康素养,是真正实现公共卫生健康传播功能的基础和有力保证。当受众面对卫生健康信息传播活动,如果自身原有的卫生健康知识水平低下,就只能接受媒介传播的健康信息的表面意义,而不能全面正确地理解信息的内容,不能辨别信息传播中的矛盾和虚假信息,容易对媒体信息轻信盲从,也就不能正确地获得健康信息。只有公民的健康素养提高了,才能有效地克服虚假信息对信息接收者的身心伤害。

5. 传播效果(反馈)

任何的信息传播活动都有传播者主观希望实现的传播目标,这个目标要么是希望改变传播对象的认知水平或提升认知能力,要么是为了改变或强化接收者的某种意识或观念,要么是为了使接收者的行为发生改变。所谓信息传播效果通常意味着传播活动在多大程度上实现了传播者的意图或目的。即主体进行的传播行为对他人和周围社会实际发生作用的一切影响和后果,体现为其传播行为引起接收者的心理、态度和行为变化,且不管这些影响是直接的还是间接的、内在的还是外在的。

对公共卫生健康的传播活动而言,是否产生效果,或者说传播者传播的目的能否达到,主要与接收者本人的知识水平、接受能力与健康素养等有很大的关系。传播效果也在一定程度上受自然环境和社会环境的影响。如传播活动进行场所形成的氛围、自然条件给人产生的心理感受,还包括人群受众所在地区的社会经济状况、文化习俗、社会规范、政策法规等社会环境因素,对公共卫生健康传播的效果也会产生直接的或间接影响。通常的情形是大众传媒往往在一定范围和程度上掌控着公共卫生健康传播的话语权,相对于有着健康需求的受众而言,在信息不对称中的条件下,媒体容易处于强势地位。由于大众传媒在传递信息、报道事实、提示社会上发生的事件时并不是有闻必录,而是对于传媒应当报道什么、不报什么、从什么角度进行相关问题的报道,事实上不同程度地影响着我们对周围环境的知觉与印象。大众传媒的传播行为本身就具有对受众的影响和示范性的效果。其实,大众传媒的影响并不仅仅表现在认知和价值取向的领域,它还通过向社会提示具体的行为或行为模式来直接、间接地影响人们的行动。而受众的文化事实素质则多是参差不齐的,也因为受众的健康知识十分有限,所以成就了受众对媒体的卫生健康传播的相信与接受度较高的信息不对称和出现伦理冲突时所占据的优势地位。基于这样的考虑,媒体在健康传播活动中应当自律性地保证健康传播内容的科学性、真实可靠性,必须对受众负责,主动接受受众的监督,不能把错误的健康信息和健康知识传播给受众,以维护媒体在公共卫生健康领域的公信力。

二、传播风险与伦理冲突

在公共卫生健康信息传播领域,存在着与公共卫生健康利益关系密切的"健康知情权"和个人健康"隐私权"保护的伦理冲突,而在两种价值的取向选择之间,存在着复杂的伦理问题和博弈困境。

(一) 个人信息与健康隐私

1. 个人身份信息

信息(information)是人们在认识上存在差异的一个概念,对其含义有多种解释,如日文中为"情报",我国台湾将其说成是"资讯",传统上人们还习惯性地将其理解为"消息"。而在哲学上的信息定义是:信息是标志事物间接存在的哲学范畴,它是物质(直接存在)存在方式和状态的自身显示。[①]信息具有客观性、传递性、可利用性、共享性、依附性等基本特征。

个人信息是信息的引申概念,是指一切能够识别特定个人的信息。个人信息本就存在,但是却成为互联网高速发展状态下,特别是新媒体和大数据时代迅速到来的产物。现代社会,一切与个人有关的资料都可视为个

①　邹焜.消息哲学[M].北京:商务印书馆,2005:45—46.

人信息的所属部分。我国 2019 年通过的《民法典人格权编(草案)》中,将个人信息的定义概括为:以电子或者其他方式记录的能够单独或者与其他信息结合识别特定自然人的各种信息。一般说来,具体个人信息应当包括以下三个部分:①可以被人部分识别出来的个人的固有身份表示的特征,如姓名、性别、年龄、出生日期、国籍、身份证件号码等个人的基本信息;②个人的获得性特征,如婚姻、职业、工作单位、收入、电话号码、电子邮箱地址、账户信息、医疗记录、软件聊天记录、个人视频和照片等个人选择性的可识别的信息;③个人的社会关系特征,如家庭成员及其亲属等亲缘关系的信息、亲朋好友的社会关系的信息,等等。

2. 隐私权

个人隐私可以理解为个人信息中隐含着与个人不愿为他人所知的私密信息,如属于个人私生活领域的日记、照相簿、生活习惯、通信秘密等就是隐私。因为这一个人隐私与其他人的合法利益及其公共利益之间不存在影响和伤害关系,所以应当作为一项个人(自然人)享有的和进行支配的一种人格权利为国家的法律所保护。"隐私作为公民的一项人格权利,是指自然人享有的个人生活秘密、私人行为自由和私有领域安宁不受非法干扰的一种独立人格权。"①人有自己的秘密不愿让他人知道的权利,这个权利即是个人隐私权。"凡属于自然人自身私人生活范畴,与公共利益无关的内容皆属隐私范围,包括私人信息、私人生活、私人空间、身体隐私、生命信息、私人通讯,等等。这些都属于隐私权保护的范围。"②通过上述对信息和个人隐私的解释,可知隐私与个人信息相似。然而认真分析起来却与个人信息强调个人身份的可识别性不同,隐私重点强调的是个人心理所保留的不容许他人侵入的自我领域,或者欲与他人保持距离的属于自己所有的自由和权益。

隐私与个人敏感信息的内涵相通,二者之间体现为一种相互交织的联系。一般说来,作为自然人所认为的隐私信息多是属于个人的敏感信息部分,如果这部分信息不加保密而一旦泄露,或不加小心而公开出去,为他人和社会所知,成为公开信息,就有可能为别有用心的人所利用,从而产生危害人身名誉、人格尊严或者个人财产安全出现问题的严重后果。现实生活中,时常出现个人隐私权遭受不法侵害的案例。有些不法分子,以各种手段骗取个人隐私信息,如个人身份证号、电话号码等,然后批量集中到黑市

---

① 郭明瑞,房绍坤.民法[M].北京:高等教育出版社,2010:150.
② 魏振瀛.民法[M].北京:北京大学出版社,2010,634.

进行非法交易从中获利,还有一些金融、商业等机构组织对个人信息不加保密,因为过失或故意将个人信息泄露,从而造成对个人信息不可控的严重后果,如个人信息主体的身份证复印件被他人用于手机号卡实名登记、银行账户开户办卡等。即使是某些个人信息在被超出授权合理界限时使用,也可能存在对个人信息主体权益带来重大的伤害风险,如在未取得个人信息主体授权时,将健康信息用于保险公司营销和确定个体保费高低,等等。因此,"尽管人们对于什么东西构成隐私理解不一,但敏感信息大体上包括一个人的收入、某些疾病、性习惯和倾向等。人们也有理由担心仅仅由于自己怕某一个特点,某种生活方式,或者在社会中蒙受耻辱疾病的标记而受到歧视"。①

3. 个人健康隐私

人作为自然人的权利主体,其来自人体的与健康有关的信息应仅限于自然人的权利所属关系,而不包括法人的权利所属关系。个人健康信息中的一部分,即直接与个体健康有关的个人健康敏感信息,如疾病控制、体检、诊断、治疗以及在医学研究中所涉及的个人身体特征、健康状况、遗传基因、家族病史病历等健康信息。这类具有可识别性的人身健康信息就其所有权与控制权来说,应当归属于自然人本身,因而归属于个人隐私的范畴。然而这里应当明确的是,个人信息中的一部分健康数据信息,如作为医疗护理状况等与财产利益相关的有价值的数据信息,因为既可以为自然人自己所用,也可以作为医学上进行诊断治疗疾病的统计学意义上的研究数据,为公共卫生健康的研究机构、医学部门等组织进行保护性的收集、建档保存,甚至进行整理、加工和使用。所以,为了满足公共卫生健康利益的需要,而有必要对本属于个人的一些原始资料数据进行部分信息的公开,意味着应将一些个人的特殊健康信息排除在个人健康的隐私信息之外。而排除用于公共卫生和医学研究统计需要的有关健康数据资料统计部分的个人健康信息即是个人健康隐私。

个人健康隐私信息是个人隐私权的重要组成部分,作为专属自然人所应享有和受到法律保护的民事权利,其所产生的价值基础是自然人的人格尊严和人身健康安全不受非法侵犯和伤害。主要防范的是个人健康信息被公开和被泄露的风险,如人身受到跟踪监视隐私的风险、个人健康数据的丢失与被公开的风险、因个人健康数据被公开而可能受到社会歧视的风

---

① [美]斯蒂文·S.库格林,等.公共健康伦理学案例研究[M].肖巍,译.北京:人民出版社,2008:21.

险等。特别是个人健康医疗信息显得最为敏感,属于严格的隐私保护范围,需要运用法律武器依法进行安全防护。这是因为在网络新媒体和大数据监控时代,当各种科技信息手段成为人们分享健康信息的主要手段时,各种追踪监测个人健康隐私信息的网络平台已在社会上泛滥成灾,如有些医药保健品营销组织往往会运用大数据关联分析技术来寻找零星数据之间的潜在联系,就会触及个人健康信息隐私。在现有的大数据缺少对个人健康隐私数据的分级披露与保护规制的情况下,普遍存在别有用心之人利用网络等信息载体对个人健康信息进行搜索、采集和非法使用的情况。如果与个人健康隐私联系紧密的公共卫生、医疗、防疫等组织机构对个人隐私产生影响的内容和不进行必要的"脱敏"处理,不适当地发布或泄露具有可识别性的个人健康隐私信息(包括姓名、地址、诊断、家族史等),可能会使个人面临因为健康信息泄露所带来的人格伤害的风险,甚至产生当事人被恶意地跟踪调查、网络舆论环境污名化、受到社会歧视、暴力伤害等严重后果。

(二) 隐私权与知情权

1. 个人隐私权的保护

个人隐私权本是基本人权的重要内容和组成部分。可是进入网络新媒体和大数据时代,个人隐私权利保护受到无孔不入的恶意侵扰和严峻挑战,以至于有种观点认为:在人人都在公共空间里"裸奔"的社会环境下,只能放弃个人隐私。然而,个人隐私信息是个人拥有自主权利的根本保证,也是国际社会普遍认同的一项公民基本权利。个人隐私信息中只要不涉及对他人及公共利益的影响与伤害问题,就应当予以尊重和得到法律保护。"隐私权是自然人享有的私人生活安宁与私人信息秘密依法受到保护,不被他人非法侵扰、知悉、收集和公开的人格权,并且权利主体对他人在何种程度上可以介入自己的私生活,对自己是否可以向他人公开隐私以及公开范围和程度等具有决定权。"①在这一问题上的伦理学理论研究中,无论是义务论还是后果论,其捍卫个人隐私权的观点是一致的。"从义务论来看,隐私是一项基本人权,从后果论来看,隐私的丧失将给数据市场造成严重损失,必须认真保护隐私。个人信息是数据市场的通货。像任何通货一样它必须是稳定的,值得信任的。"②世界卫生组织在 2016 年发布的

---

① 王利明.人格权法新论[M].北京:群众出版社,1994:12.
② 邱仁宗、黄雯、翟晓梅.大数据技术的伦理问题[J].科学与社会,2014(1).

《传染病暴发中伦理问题的管理指南》中就明确指出,应当保护个人信息隐私,未经授权地披露在传染病暴发期间收集的个人信息(包括姓名,地址,诊断,家族史等)可能会使个人面临重大风险,包括污名化、歧视、暴力等,相关职能部门应制定有效措施防范此类风险。在西方社会的文化意识形态中,人们谈论个人信息保护问题时往往将其同个人的隐私权保护相等同,而对个人隐私权的保障也就自然成为个人信息保护的主要目的和逻辑前提。

2. 隐私权的限制保护

个人健康隐私作为敏感信息需要保密,国家以法律形式保护个人的健康隐私权,正是对个体人格权的尊重。然而需要说明的是,这种对个人健康隐私的保密是有边界、有条件、有限度的,这是因为个人健康隐私权与公众知情权同是一个健康信息的两面,二者之间存在着冲突:一方面,因为越来越多的个人资料被收集并传递给越来越多的使用者,使得个人保护自己信息隐私权越来越困难;另一方面,个人健康信息的公开与合理使用,会对使用者和公共健康带来益处。举例来说,"健康码"作为一个数字化的健康评估证明,在全国普遍使用。部分健康码还支持通过授权客户端扫码,可以提取具体的健康数据等个人信息。因为健康码以二维码方式展示个人健康状态等个人信息,方便了民众出行,避免了传染病的交叉接触,减少了重复登记,提升了管理效率。但是大量民众个人敏感信息在系统后台进行聚集,大批量的上报、登记、查询过程中,个人信息存在泄漏风险。可是,不提供详尽的带有个人隐私性质的个人健康信息,又使健康码的健康评估与避免交叉感染的功能失效。所以出于疫情防控的目的,个人有主动报备个人住址、健康状况、接触史、旅居史等个人信息的义务。同时,我国的法律法规也明确提出要求,为疫情防控、疾病防治收集的个人信息,不得用于其他用途,疾病预防控制机构、医疗机构不得泄露涉及个人隐私的有关信息、资料。

3. 隐私权与知情权的平衡

现代社会,为了维护民众的公共卫生健康利益,政府有权力收集、保留、利用、传递个人的一些健康信息和数据。现代公共卫生与医学研究更是离不开各种案例病例信息数据,客观上需要医疗研究机构在合理合规的限度内采集特定人群的个人健康信息并对其进行深度加工和共享使用。就此而言,对个人健康信息的公共卫生健康综合收集使用的价值其实会远高于个人对其健康信息使用的价值。如果政府的法律制度体系和公共卫生健康政策过度保护个人的健康隐私权,严格限制可辨识健康数据的系统化收集,可能使公共卫生机构因无法获取用于疾病防治的健康信息数据而难以做出保护公共健康的理性决策,也可能因此而危害大量处于危险地位的第三人,出现因为过度保护个人健康隐私而对公共健康与公众的知情权带来侵害的严重后果。

从维护公共健康的角度审视对个人健康权的保护,公共卫生行动的主要目标是为了保护民众免受各种因素的影响和防止伤害,促进与鼓励有利健康的公共行为,应对灾难,保证全民健康服务的可及性。这些公益目标规定决定了它所具有的保护人民健康,维护公共卫生健康利益和支持公共服务的性质。在公共卫生健康领域,有关疾病和伤害的危险因素、形态、趋势及原因等信息是政府作出公共卫生健康决策的重要基础。基于此,为了实现在保护个人健康隐私权的同时又充分发挥个人健康信息用于公共卫生健康的价值,就必须在二者之间找到合适的边界,寻求健康的公平与平衡。

在生命伦理学的伦理原则中,对公民个人健康隐私权的维护是可以获得伦理辩护的。而在公共卫生健康的伦理规范中,公众的健康知情权同样是一种可以获得伦理支持的权利。此时,为了将原来视其为受到保护的个人健康隐私信息转化为需要公共卫生机构公开发布的满足公民知情权的信息,政府的公共卫生管理部门有必要掌握人群的日常活动轨迹,以便在发生重大的传染病疫情时能迅速准确鉴别出哪些人群属于传染病高危人群,进而对其采取针对性的隔离措施以防传染病疫情扩散,使社会公众共享疫情信息,达到群防群控的目的。

个人健康隐私权与公众健康知情权的冲突需要实现伦理平衡。联合国的一份艾滋病的报告就有过这样的伦理倡议:公共健康利益与个人权利并不相冲突。相反,当个人权利得到保护的时候,就会有更少的人受到感染。应当说,个人健康权利与公众健康知情之间的关系是双向互动的。不注重保护个人健康隐私权利的公共卫生健康政策由于得不到公众的信任,会使公众产生消极情绪和抵抗行动。相反,公共卫生健康信息的收集和使用中如果能做到充分尊重和保护个人的隐私权,就能够创造和维持人们对政府的信任,从而促使他们产生积极的合作行动。并且,保护个人的健康隐私权利,也能够促进和增加他们保护自己健康的能力。如面对疫情环境,"知情与隐私权利既包括个体获取有关疫情真实信息的积极知情权,也包括其个人信息不受泄露的消极隐私权,本质上是一种信息权利。个人的知情权利与公共善的伦理博弈也提醒我们,二者不一定总是冲突的,有很大可能是一致的"。①

① 王珏,王硕.公共健康的伦理博弈与道德边界——基于新冠肺炎疫情的实证研究[J].探索与争鸣.2020(4).

通常,在发生重大事件时新闻媒体的采访活动中,最易出现的伦理冲突就是个人隐私权与公共利益之间的冲突。追根溯源,如果说个人的隐私权体现着最基本人权的话,那么新闻采访的价值正在于满足公众对知情权的诉求。而在隐私权与知情权产生冲突的背后,其实是人权原则与功利主义原则的冲突。由于服务于社会公益是媒体的基本功能,也是它能够生存的重要前提,而人权原则又是人类行为不可逾越的底线,决定了媒体在信息收集与传播中对人权维护与坚持功利主义之间的平衡起着重要作用。

在媒体采访活动中,媒体尊重个人隐私并实行保护的原则体现在两个方面:一方面应尽量避免媒体报道的结果产生对个人隐私的侵害,另一方面则是尽量避免媒体在获取信息的过程中对当事人的伤害。媒体的职业属性要求采访者必须向公众提供展现现实真相的图景(事件的真实),从而服务于社会公益,满足公众知情需求。这一图景又往往离不开涉及公众切身利益的主题,媒体若能及时准确提供上述要素为内容的图景的话,它就基本坚守了功利主义的原则。然而这个图景的清晰度是可高可低的,一般而言,图景的清晰度越高,就越能满足公众知情的需求,同时也就越有可能对在图景中被显示的当事人或与当事人相关者造成伤害。如果将图景的清晰度调低一些,对社会公众的知情需求的满足自然会带来某些损失,但对于当事人而言则会避免极大的冲击。这就需要在社会公益与个人隐私之间寻找平衡,如因图景的清晰度被调低而给公众知情权带来的损失与图景高度清晰而给当事人造成的伤害相比,可以说是微不足道的,社会公众完全可以满足这样一种结果,即媒体告诉我们发生了一件什么事,但对当事人的影像可以做出一种模糊化的处理,以防止因当事人的身份信息暴露而遭受到公众的冲击与伤害,公众又从对这一事件原因结果的了解中获得了真实信息的益处。只有这样,才表明媒体向社会提供的是一种有益而无害的产品。而那些有可能将当事人置于死地揭露隐私的报道,对当事人的姓名及家庭住址等信息全部披露,固然增加了新闻报道的真实性,但与合理的公共利益难有干系,因而对于一个负责的媒体而言,这些自然会被排除在无害产品之外。由此可知媒体伦理的核心价值诉求并不在功利主义这一边,即并不关注多数人知情权的绝对性,而是关注对某些当事人是否会造成可以避免的伤害,因为在社会公正的天平上,少数当事人所承受的痛苦要远远重于社会多数人知情上的益处,于是媒体伦理就体现为以人为本,避免伤害的伦理原则。

媒体了解事件真相的行动应尽量避免在获取信息过程中对当事人的

个人隐私所产生的伤害。举两种情况为例,一种是媒体从业人员为了获得事件的真相,需要对某一事件中的当事人进行观察、采访和录像。可能在事件中风险并没有完全排除,或者当事人正处于遭受痛苦的过程之中,面对这种特殊情境,媒体从业人员的当务之急究竟是坚持履行记者的职责,持续地记录事件的发生过程以及询问当事人以了解事件的前因后果,以便及时将事件的真相公布于众,还是暂时放弃自己的职责,坚持尊重和维护生命的社会公共道德,将自己投入到积极参与救人的行动之中? 答案是明确的。帮助当事人脱离危险环境是媒体从业人员所应做的重要工作,而不是增加使当事人受到持续的次生伤害的风险。另一种情况是媒体从业人员对当事人违法犯罪活动所进行的偷拍暗访行为。此时媒体从业人员也常常面临着两难选择:一方面是对不法事件只有偷拍暗访才能获得真实、客观、准确的信息,从而提取罪证,揭露劣行并满足社会公众的知情需求。另一方面,偷拍暗访行为无论出自主体什么动机,其行为本身毕竟是一种不规范的、不光彩的,甚至是不道德的行为,对于被访的当事人而言自然是一种欺骗与伤害。对此伦理困境,当事人当如何对待? 我们说,在公共卫生健康伦理领域,媒体从业人员应当坚持新闻自由权和维护"公共善"的道德要求高于对个人隐私权保护的功利主义立场,不法的当事人受到伤害本是自己从事非正义行动所必须付出的代价。对好人不得伤害伦理原则的坚持并不意味着对不法之人不得揭发理念的坚持,否则势必会得出对犯人的任何处罚都意味着一种伤害的荒谬结论,这并不是说对于普通公民之外的不法分子就可以伤害,而是说利用偷拍的手段去揭露不法分子的隐私,公布其劣迹之行为并不是对公众的伤害,而恰恰是行使媒体对社会所承担的责任。

(三) 信息收集与数据共享

公共卫生健康领域的每一项决策都涉及健康权益的权衡和取舍,公众健康知情权和个人信息保护如何平衡? 这是一个两难选择,但又必须对两者作出权衡,有所取舍。比如说,应该如何合理地收集和利用个人信息以应对疫情危机? 这对于个人而言,"合理地收集和利用"意味着既保护个人隐私安全,同时使抗击疫情的信息在传播中发挥影响作用;意味着同时也有个人隐私泄露的风险,从而带来安全隐患。因为一个人的信息可以被有意或无意地用来使接收者受益或受害,有些信息也有可能引起伤害。那么如何做到既对个人健康隐私信息实现了减少伤害的保护目的,又能满足健康监测机构信息收集的需要呢?

1. 区分健康隐私与数据信息

在个人健康信息是否可以被收集和披露的问题上,一种坚持最小伤害伦理原则的观点认为,将某些个人信息归为隐私加以保护的观点容易忽略与人格尊严有直接关系的个人信息和没有直接关系的个人信息的区别。所以不加区分地把所有个人信息都纳入到隐私权保护之中,既阻碍了公共卫生和医学研究机构对个人健康信息的采集行动,也无法满足公众对公共健康信息的知情权及公共卫生监督权的需要。这就需要对其在加以区别的基础上缩小个人健康隐私边界,把与人格尊严有直接关系的个人健康信息看成是个人健康隐私权加以保护。对那些基本属于个人健康数据信息的部分,由于这一信息只是构成了公众评价特定自然人的基础,更多情况下是一种自主控制信息适当传播的权利,并不存在对具体个人信息的全部采集与呈现问题和一种消极地排除他人使用的权利,所以公共卫生健康机构采取对个人健康信息采集与披露所坚持的最小范围的最小伤害原则是可以获得伦理辩护的。如在新冠疫情流行期间,政府在公共卫生政策中强调公共卫生机构对疫情信息的收集对象原则上限于确诊者、疑似者、密切接触者等重点人群,而且强调为疫情防控、疾病防治收集的个人信息不得用于其他用途。这一用于疫情的公共卫生政策在伦理上是可以获得认同的。

在理论上应当明确对个人健康信息中所包含的符合伦理要求保护的内容正是个人信息合理使用的前提与保障。这是因为这一收缩了的信息内容属于个人健康隐私的重点保护范围,就相应地扩大了公众健康知情权的权限。意味着对个人健康信息的采集需要克服因为个人健康信息缺少必要的保护而带来的可能被泄露的风险,由此可能出现采集对象认为媒体对个人健康信息采集行动是对个人隐私权的冒犯,所以不愿意配合政府和公共卫生与医疗机构信息收集行动的情形。不过,利用现代信息数据获取技术而收集个人健康信息的科研行动,因为"许多有效的研究形式(例如药物反应流行病学的后果研究,或用于主张健康权利数据的健康服务研究等)都需要在数据库中获得个人信息,而它们是出于非健康研究目的的收集和保存下来的。为了公众能从用于主张健康权利数据的研究性研究中获得好处,人们认为有资格的健康研究者对于隐私权的一些并不严重的冒犯是可以接受的"。①

---

① 　[美]斯蒂文·S.库格林,等.公共健康伦理学案例研究[M].肖巍,译.北京:人民出版社,2008:21.

2. 个人健康信息管理

（1）信息的收集与公开应符合维护健康目的

对个人健康信息的收集、储存与使用的合伦理性要求，是看其是否符合维护公共健康的目的。出于公共健康医学研究的目的，个人健康信息可以向第三方公开，但不得改变该信息的用途。这就是说，以公共卫生名义收集的数据绝对不能为了针对个人采取行动或为了与公共卫生无关的用途而被以"搭便车"的方式使用，而且自然人有了解个人健康信息是否公开？向何人公开？公开的程度如何的"知情同意"权。即使是在个人医疗健康信息经公开与他人分享之后，作为信息主体依然有获悉个人健康信息的储存、更改和更新等权利，以保护个人信息健康和安全。

（2）信息储存保密与防止泄露的管理办法

新媒体大数据时代，在疾病检查和防治过程中产生的与健康医疗相关的个人健康信息是医疗大数据的基础内容，而健康医疗大数据是国家重要的基础性战略资源。因此，需要在不违背民法典和《个人信息保护法（草案）》立法宗旨的前提下，处理好个人健康信息的合理利用和隐私保护之间的平衡关系。一方面，按照国家制定的信息资源开放共享的相关规定，公共卫生健康领域有必要建立健康医疗大数据开放、共享和交换的健康管理体系，藉此依法依规地收集个人健康信息资源；另一方面，为了保障个人健康隐私权和健康信息数据不被泄露，政府和公共卫生健康管理机构应当根据健康医疗行业发展的状况，制定数据收集管理的行业法律，从中突出健康医疗大数据安全和应用管理责任单位的主体责任，加强对个人健康信息数据的规范管理、应用和服务。

（3）非经"脱敏"的健康信息不得公开

为了公众利益而行使国家公权力的组织收集属于个人健康隐私的信息，其前提条件是认同公共卫生管理机构收集个人健康信息行为是不可避免的、必要的和合理的。然而，行使国家公权力的公共卫生部门在利用健康数据库资料而对个人健康信息数据提取与使用时，为了保护个人的健康信息安全，应当遵循最小伤害和必要原则，能不披露的信息尽量不披露，有必要披露的信息则需进行相应的技术处理以实现对信息的安全保护，即非经"脱敏"的健康信息不得公开披露。具体的个人卫生健康信息的脱敏要求和做法是遵守专家决定原则或者避风港原则。专家决定原则是指由行业内的相关专家决定哪些信息属于个人健康的敏感信息而必须去除并且提供书面分析结果。避风港原则是用可识别出个人的关键健康信息加以去除的方法来实现个人健康信息的收集与获取。具体的要求是这些可识别身份的信息如有必要公开披露,必须进行技术处理,如个人姓名不披露全称,隐去部分用"X"字母或"＊"号代替。证件号码只公布后 4 位数字等。媒体在进行采访时,要尊重被采访人的意愿,采用面部打码处理、使用化名等方式来进行脱敏。比如新冠疫情大流行期间,根据国家政策要求,各级政府和公共卫生健康防疫机构严格执行新冠肺炎疫情报告制度和信息发布制度,这时就需要向社会公布确诊病例在发病期间曾搭乘交通工具和在相关场所区域活动的轨迹,这时所需要的就是经过"脱敏"后的个人健康信息公开,只能限定在公布确诊感染者居住的小区或村庄和活动时所搭乘过的交通工具情况,对于涉及与个人身份信息有关部分,不能公布其姓名全称、职业、文化程度、个人健康情况、具体门牌号码、家庭状况等。

(四) 知情同意与最小伤害原则

1. 知情同意原则

知情同意原则一直以来是生命医学伦理领域核心价值的组成部分。伦理思想史上,知情同意原则最初产生于维护临床医学研究中的受试者与医疗活动中的患者权利的需要。传统的医学伦理强调知情同意伦理原则,是指在医学实验过程中,受试者参加试验的前提是知情同意,实验过程中受试者也有权自主决定,如果受试者想要退出,那么随时可以选择退出,甚至不需要陈述任何理由和承担责任。

公共卫生健康伦理是否支持传统医学伦理的知情同意原则? 对此学界有不同的看法。对知情同意伦理原则持肯定态度的观点认为:因为个人健康信息具有一般信息的不可预知的和不可确定的风险属性,决定了个人健康信息作为共享的公共卫生健康信息资源而公开后,其个人对健康信息的价值形态就会存在因失去控制力而产生不可预知的风险。这就要求任何有共享信息需求的公共卫生健康组织机构在需要收集和使用个人健康信息时,必须认同和遵守知情同意原则,如公共卫生健康组织和流行病学研究机构在对艾滋病患者隐私信息的采集行动中,就有必要事先与患者沟通,待本人作出同意研究机构对个人健康信息进行采集、加工、使用、管理信息等表示后,才可以对个人健康信息进行脱敏公开。

对知情同意伦理原则在公共卫生健康领域应用持否定态度的观点认为:现代社会,随着大数据信息时代的迅速到来,加上公共卫生健康领域的疫情灾害风暴频频发生,使得公共卫生健康环境存在着诸多的伦理乱象和难以应对的问题,知情同意的伦理原则事实上受到了所谓"同意困境"的严峻挑战而无法实现。其表现是:一方面,数据时代信息收集研究者通常需要对其获取的初始信息进行研究，后续环节可能被若干次加工亦难以预测，意味着信息收集方事前无法明确告知对方信息的用途，而对信息主体来说，限于对信息知识和同意后果风险的认知水平和能力，或者缺乏要求"知情"的主动性和迫于压力而同意等原因，产生"告而不知"现象，结果使同意的有效性与合理性遭到广泛质疑；另一方面，由于健康信息主体的知识素养和参与意愿不足、信息收集者对信息用途受保密原则制约、健康信息沟通受到环境限制等原因，维护知情同意原则会付出较高的成本，从而对全体社会成员的健康福利产生负面影响。

知情同意的伦理难题主要涉及信息主体和信息收集者之间权利义务的合理性，也存在配置以及保护个体信息利益和维护公共健康利益的矛盾与平衡。处在大数据环境下运用知情同意原则，要么是因回避对个体健康信息产生一定程度的伤害而限制了全民健康大数据收集所产生的潜在价值的挖掘，要么是在空泛地提出这一不具操作性的伦理原则而无法真正地达到保护个人健康信息隐私的目的。

在公共卫生实践领域，由于信息的不对称的原因和为了实现公共健康利益最大化的需要，知情同意原则其实在许多时候是难以真正获得支持和实施的一个理论性原则。尤其在发生重大的传染病疫情时，政府和卫生健康管理机构为了谋求全体社会成员最大的健康安全福利，保护和促进公共健康安全的最优化，往往会对公民的个人健康信息和健康风险行为采取强制干预措施，尽管这种强制干预措施会对个人的健康信息和健康利益产生一定伤害，也不可能拒绝政府采取这样的行动。以 2020 年的新冠疫情为例，在疫情暴发期间，欧洲数据保护委员会（EDPB）在《关于在 COVID-19 爆发的背景下处理个人资料的声明》中强调：收集个人健康信息的强制行动，即雇主和公共卫生部门在流行病背景下处理个人数据，无需获得数据主体的同意。因为疫情数据收集为抗疫和执法所需要，收集个人信息的目的是公共利益，信息收集者收集此类信息并非为了商用或长期使用。如果收集个人信息都要获取个人同意，那将造成大量的个人信息无法被合理收集甚至瞒报，给公共利益带来重大损失或威胁。EDPB 提出疫情信息收集不以个人的同意意愿作为信息收集合法性前提的声明，是在公共卫生实践中用公共健康的强制干预措施来替代过去生命伦理学所强调的"知情同意"原则，为解决伦理困境寻找新的伦理出路。

2. 最小伤害原则

公共卫生健康的底线伦理应当是传统医学伦理的"不伤害"原则。医学实践中所说的不伤害是指在诊治、护理过程中不使患者的身心受到损伤。但是这种不伤害原则不是绝对成立的,原因在于公共卫生实践领域个人的健康权利存在冲突和带来的伤害其实是不可避免的,只是伤害程度存在差异而已。既然政府采取强制干预措施的目的是为了满足实现包括被干预者本人在内的公共健康利益需要,且认为这种强制性的干预措施最有可能实现健康促进和预防疾病,同时引起的只是最小侵害个人健康隐私权的结果。那么,公共卫生健康伦理选择在公共健康利益与个体健康权利、健康信息自主与健康信息控制之间进行权衡的伦理原则就具有了合理性。而最小侵害原则的公共健康伦理要求正是"在公共健康利益与人权负担之间取得平衡,要求政府采用那些最有可能促进健康和预防疾病,同时又引起最小人权负担的公共健康政策"。①

最小伤害原则的本意是指为了达到一个目的,如果有两种方案可以达到,但是都会不同程度地损害他人的利益,此时就要选择损害他人利益最小的那个方案。现在的问题是,如果政府进行公共卫生干预时会使当事人事实上受到伤害,如果当事人事前没有"知情"或者"知情不同意"怎么办?此时政府还可以进行必要的公共卫生干预吗? 我们的回答是:面对公共健康利益与个人健康利益发生的冲突,政府实行对个人健康强制干预手段是可以得到伦理辩护的。不过,政府应当依据"最小伤害"的伦理原则来实施。

如果政府实行强制干预行为必然会给当事人带来伤害,而且这种伤害不可避免,就要考察政府实施强制干预行为的动机是不是为当事人"好"。如果肯定这是"好"的动机,那么这就是一种被有些伦理学家所认同的家长主义伦理观。在伦理研究领域,家长主义也称父爱主义、父权主义,本意是指政府对民众进行管理就"像一位父亲对待其子女一样来为一个民族或共同体提供需要或支配生命的要求或尝试"。②伦理学者沃尔金对其的解释是:"我将家长主义粗略地理解为对一个人行动自由的干涉,这种干涉可根据是为了受强迫者的福利、好处、幸福、需要、利益,或价值之类的理由而得到证明。"③从沃尔金的解释中可以看出,家长主义的强制干预其实是对生命伦理学"知情同意"原则的背离,这种背离就表现在对人的自由自主权的强制剥夺上,只不过实施强制的理由和目的是实现公共健康利益和"福利"而采取的措施。那么,政府在实行家长主义的公共卫生健康干预方面具有

① 史军.公共健康实践的伦理原则探析[J].科学技术与辩证法,2007(4).

② [美]H.T.恩格哈特.生命伦理学基础[M].范瑞平,译.北京:北京大学出版社,2006.322.

③ Dave A. Micklos. Greg A. Freyer. DNA Science:A First Course(second edition)[M]. Gold Spring Harbor Laboratory Press. 2003. 4.

维护公共健康利益的合理性,也体现了公共卫生健康伦理中的最小伤害原则。而且考虑到公共健康权益的同时需要兼顾相关联的个人健康权利平衡,为了维护公共健康权益而执行家长主义的强制性措施时,也应当考虑选择"知情同意"的伦理原则,以此表示对受到影响相关个人的健康利益和权利的尊重。如若无法实施,再选择"最小伤害"原则。

三、健康传播伦理原则

处在新媒体和大数据的信息时代,公众能及时、准确地获取公共健康信息,既是公民知情权的体现,又是政府公共卫生政策所承担的保护人民健康的重要职责。

(一) 公共卫生健康信息资源

公共卫生健康信息泛指所有与人们健康、营养、疾病、养生有关的信息,通常可分为三大类。第一类是面向全体人群公开的公共卫生健康信息,包括区域内居民健康档案数据信息,宣传健康教育、妇幼保健、疾病预防等公共卫生健康科普信息。第二类是需要重点关注人群的公共卫生健康信息,如社区儿童的健康信息。第三类是有关疾病预防与控制的卫生保健信息,如社区人群需要接种国家免疫规划疫苗的健康工作信息,社区所发现的传染病病例及传染病溯源及疫区疫情管控信息等。

公共卫生健康信息是健康传播中相对于个人健康信息而衍生出来的一种公共性的信息资源类型。与健康信息中由私人提供、其信息成本由私人承担的一类个人健康信息不同,公共卫生健康信息作为公共信息的组成部分,是自然人、法人,包括行政机关、医疗机构、制药企业、图书情报机构在内的被允许公开的公共卫生健康信息,这些健康信息体现在政策法规文件、知识服务、技术与药品专利等方面,通过物质的或精神的信息资源形式进行健康传播。其中,公共卫生健康信息活动的主体是从事医疗卫生事业活动的健康信息生产者和提供者,如健康或医学研究者、医务人员、有关公共卫生数据收集与处理的专业技术人员等。

现代社会,网络信息技术发展迅速,已极大地改变了社会的健康信息生产和传播方式,也影响了人们的社会交往方式。公共卫生健康信息不再仅仅是公共卫生专业人员和医护人员所掌握的封闭性的专业知识内容和抽象的概念,而是可以通过网络平台进行信息检索,利用多媒体信息传输工具来进行传播的公共卫生健康资源。健康信息获取的便利性反过来又进一步刺激了人们对公共卫生健康信息资源需求的热情,从而使健康信息资源成为维护人们健康的重要财富。尤其是进入大数据时代后,大数据强大的收集功能,使得人们进入公共空间所从事的各种社会活动,如在互联网上每一步操作都会在不知不觉间为大数据所记录下来,成为大数据库中的健康信息资源的一部分。利用健康大数据库,就可以使健康需求者足不出户获得健康管理服务的满足。

(二) 虚假信息与谣言传播

公共卫生健康信息传播的内容应当是科学的、真实的、有益于人的健康相关信息,这是健康传播的应有之意。可是在现实的电广传媒的公共传播领域,随着移动互联网和社交平台的发展,一方面,公共卫生健康信息成为匹配用户需要和价值的刚需信息和服务,为公众的健康水平提高提供了方便高效的重要信息资源;另一方面,公共卫生健康信息通过不断地市场化,也存在着通过吸引大量受众,博取点击量牟利为目的,或者故意干扰和捏造虚假信息的传播者进场,给公共卫生健康信息的合法宣传与积极的正能量传播带来挑战。

1. 虚假健康信息

虚假健康信息,或者称伪健康信息,是指那些宣称得到科学支持但实际上不能为科学所证实的卫生健康信息,或者是事实上并不存在的假(非真的、非科学的)的卫生健康信息。这类卫生健康信息的传播者利用各种手段,如断章取义或夸大其词、无中生有或随意捏造等等,把日常生活中普通的卫生健康信息演绎成具有风险性的卫生健康信息,其所产生的后果是广大公众对传播出来的医疗健康等相关信息产生错误认识,从而做出错误的行为。比如有些虚假信息的生产者、传播者以盈利为目的,不择手段地发布虚假信息从而骗取钱财,告诉公众通过服用某些保健品就会百分之百地起到治病作用,但实际上并没有治病的疗效。而患者信以为真,一旦停止服用原来的药物而改为服用这些保健品,就有可能加重病情甚至危及生命。虚假信息的制造者和传播者还利用耸人听闻的使人感到健康受到威胁的健康风险信息来唤起人们的健康危机意识和紧张心理。如在保健食品宣传中,先将疾病妖魔化,使人产生恐惧心理,然后再用各种违背科学与事实的虚假健康信息广告、或者进行夸大保健食品的功效作用,或者借专家推荐之名来蛊惑人心,危害公众的健康。一个较为普遍的现象就是互联网上关于医疗搜索中充斥着大量难以判断真伪的寻医问诊信息,甚至一些虚假医疗机构通过关联公立医院的品牌来达到混淆视听的目的,对普通百姓家庭的健康保健需求造成了诸多困扰,严重地危及人的生命健康和安全。

虚假健康信息是公共卫生健康传播中的阻碍和破坏性信息,常常将人们的健康认知引上歧途,给民众的身心健康带来不可低估的伤害。虚假健康信息阻碍人们开展有效的治疗或预防行动,特别是在网络传播领域,由于缺乏具备政府公信力、专业权威和公众信赖的网络媒体,虚假健康信息大行其道,借助媒体渠道扩散,放大虚假健康信息的风险、利用各种手段误导公众,甚至造成社会恐慌或动乱。比如通过专家坐台,病人现身说法等宣传神医神药,或者非法行医和销售假药,一些网络平台利用网络搜索软件进行虚假的竞价排名等等,通过恶意的利益诱惑,来骗取消费者花冤枉钱。

通常情况下,虚假健康信息所传播的并非简单的子虚乌有而多是似是而非的消息,由于公众的健康素养不高和对健康信息的敏感和重视,使得这些虚假健康信息最易受到关注。虚假健康信息制造者通过制造紧张的氛围,让受众接受信息时深信不疑,再加上来自政府和公共卫生健康管理权威的健康信息传播不畅,公共卫生政策某些时候的失误、新闻媒体过度市场化的利益追求等,都有可能影响到虚假健康信息的传播方向与扩散能量。

2. 谣言传播

健康传播的反面是虚假健康传播,虚假健康传播的一种表现方式是谣言传播。什么是谣言?心理学家奥尔波特说过:"谣言是一种通常以口头形式在人们中间流传,涉及人们信念而目前没有可靠证明标准的特殊的陈述或话题。"①有种观点认为,所谓谣言就是口口相传的,或主动通过媒体扩散转发给另一个人或一群人的虚假信息。谣言和虚假消息本质上是一类货色。如果说有不同,不过是虚假信息比谣言涉及的范围更为广泛罢了,比如,我们可以把一切假货都当作是在市场交易中表现出来的一种假象,如市面上的假古董、假字画、假面人,其实这不过是在物或人身上所体现出来的虚假信息而已,是扩大化了的虚假信息的替代物或虚假符号,它们扩大了社会上虚假信息的范围,但并不一定是谣言。也有另一种观点认为健康传播中的谣言与虚假信息不是范围上存在差异的关系,而是在性质上存在着差别的关系。或者说,虚假健康信息其实是在健康领域里存在的不真实、不确切的消息。当今市场上流传着的有关健康问题的信息中所充

---

① [美]戈登·奥尔波特.谣言心理学[M].刘水平,译.沈阳:辽宁教育出版社,2003:14.

斥的各种谣言则是没有得到实际证实的或者是不存在的信息,有些消息虽然存在,但可能是属于难以证实的不确定的"小道"消息。由于谣言并不一定都是"虚假"信息,因此判断谣言的标准并非是真是假,而是看是否经过实践证实。

社会心理学家通过研究谣言传播的心理机制,分析出谣言产生的心理条件,一方面表现在公众对某种认为重要或与自己密切相关的问题上,另一方面是在信息缺乏、信息来源不确定、信息传播渠道不畅的情况下,公众面对不确定信息所产生的心理恐慌。而健康传播中的谣言所以会有一定的市场吸引力,从根本上说来,其实正是人们对自己较为敏感的健康信息出现匮乏状态下激发出强烈需求的外在表现。美国社会学家奥尔波特与波斯特曼对谣言特点有过概括:"①总是以传播真相的形式出现。②传播的渠道主要是人际的口头传播。③传播内容往往涉及一些特殊事件或敏感信息。④是一些没有确切证据的信息,或者说在流行期间缺少可靠的证据。"[1]奥尔波特还提出一个著名的谣言传播公式:谣言等于(事件的)重要性与(事实的)模糊性的乘积。[2]这一公式意在说明一个事件越重要,且事件的公开透明度越低,谣言越容易产生。谣言的产生以传播在本质上是对事件模糊性的一种回应,或者说是谣言被"不明真相"的群众努力追求答案的过程。

有关健康的谣言为什么能够产生和形成庞大的传播市场?从公共卫生健康的政府管理层面来说,多与政府公开决策过程的不透明有关。是政府在健康信息管理过程中长期存在的信息遮掩现象为有关健康的谣言传播提供了机会与条件,增强了谣言的生产与传播影响力。而就个人层面来说,健康信息本是人们最为关注的一种内在心理需求,在信息不透明或不对称的情况下,公众科学知识的欠缺和健康素养水平越低,对健康信息的关注就越强烈,特别是受焦虑、渴望、敌对,甚至是猎奇心理的驱使,通过寻找健康信息来弥补健康信息认知上空白的心理期许就会进一步强化。

谣言在社会中易于产生的现象,源于谣言得以普遍存在的基础条件正是真实的健康信息传播量不足,或者是健康传播的信息缺失的应激反应。对于谣言接收者而言,社会在出现突发的公共卫生事件,如严重的疫情突然暴发,社会出现真实健康信息的真空时,谣言就会满天飞并使社会处于弥漫着负面情绪的氛围之中,人们就会对疫情风险的不确定性产生恐慌、

---

① [美]戈登·奥尔波特.谣言心理学[M].刘水平,译.沈阳:辽宁教育出版社,2003:16.
② [美]戈登·奥尔波特.谣言心理学[M].刘水平,译.沈阳:辽宁教育出版社,2003:26.

焦虑的应激反应,其表现是对疫情信息不确定性越是增加,越是害怕,就越想知道是怎么回事。正是从这个意义上说,人们对未经证实的谣传采取半信半疑的态度,其实是在试图理解这个事件的真相。于是,对疫情信息的强烈需求为谣言的产生创造了市场,在谣言暗流四处涌动时,相信一些耸人听闻的、稀奇古怪事件发生的人或人群就会大幅度地增加,像新冠疫情下的民众急于采取应对威胁的措施,如逃离,闭门不出等行为。这时,政府和主流媒体及时发声,公开事实真相,向公众提供及时、权威、客观的信息,掌握舆论引导的主动权,让真相从源头跑过谣言,就能阻止谣言散播的空间。

(三) 健康传播原则

依法、及时、公开、透明,是公共卫生健康信息传播中所要坚持的重要原则。

1. 信息依法公开

从现代政治传播学的角度说,信息就是一种权利,媒体向社会披露信息等于是一种权利的分享过程。而这种权利应不应该公开分享,公开分享到什么程度,以什么方式分享,都与社会的制度安排有关,因而,公共卫生健康信息传播所应奉行的原则首先应当依法公开。

健康信息的公开透明能减少谣言的滋生,促进公众情绪和社会的稳定,还可以成为治理谣言的良药,起到谣言"终结者"的作用,尤其是在十万火急的疫情大爆发时刻,更是需要政府对疫情信息公开,包括告诉公众实情,并采取"应急措施"等。此时只有来自官方的信息透明,民众才会有效地配合政府并采取应急行动,不至于疑神疑鬼而惊慌失措。卫生健康信息的公开透明是祛除谣言伪装及其神秘感的利器,把事情的真相告诉公众,特别是在疫情大流行时把疫情的健康传播清晰地呈现于人们面前,既是政府和公共卫生健康机构及媒体的作为和担当,也是对公众知情权的尊重。

我国传统上就有对敏感信息喜欢选择封锁的方式来应对,特别是对各种灾害与信息风险所产生的社会影响过于敏感的原因,政府对信息管理是十分严格。公共卫生管理部门对外公开发布的信息必须是先审核再发表,而在公共卫生管理体系内,一旦发现出现严重的公共卫生问题时,也是被要求首先向上级主管部门报告,然后再由上级部门决定是否发布,对认为有问题的负面消息是要进行严格管控的。卫生管理部门习惯上认为负面消息的传播会动摇民心,影响社会的稳定,所以有必要隐瞒封锁一些消息。例如计划经济时期常常把一些地区发生的自然灾害死亡人数视为"国家秘密"来对待,要求媒体遵守传媒纪律,未经行政管理部门的批准,不允许向外泄露和发布消息。面对突发的公共卫生事件也采取公共卫生部门逐级上报,待批准后才发步具体消息,结果使一些重要的信息被隐瞒下来或者延迟公开发布。可是时间长了,人们知道政府在控制舆论,甚至是封锁消息,就只能通过其他渠道打探消息,出现了信息传播走样、失时、失误的问题。如在 2003 年 SARS 疫情发生之初,地方政府为防止恐慌,在两个多月的时间里封锁消息没有报道,但是民众却利用当时的信息传递手段,如电话、短信、电子邮件等发出"小道信息",此时由于政府失语,没有"大道消息"参照,出现了既不准确,又多失真的信息传闻,民众不明真相,媒体此时也没有对突发疫情进行解释,未能及时引导公众采取适当的公共卫生危机应对行动,致使社会一度出现谣言四起,物品抢购盛行的社会秩序混乱局面。后来政府将疫情信息公开,就收到了澄清谣言,恢复市场秩序的效果。

在公共卫生健康领域出现重大事件,如疫情危机时,坚持信息公开是十分必要的,但是为了公共健康利益的需要和社会秩序的稳定,公共卫生健康信息的公开应当符合法律规定。我国的《中华人民共和国政府信息公开条例》界定了不予公开的政府信息范围,除法律规定,对于那些危及国家安全、公共安全、经济安全和社会稳定的信息不予公开,其余都属于可以依法公开的政府信息。我国的《传染病防治法》《突发公共卫生事件应急条例》《突发公共卫生事件与传染病疫情监测信息报告管理办法》《传染病信息报告工作管理规范》《传染病监测信息网络直报工作技术指南》等均明确规定传染病信息的报告、通报与公布制度。如对传染病疫情的报告制度,《传染病防治法》中明确规定的是:一切单位或个人发现传染病人或疑似传染病人都应向疾病控制机构或医疗机构报告。机构或者其人员向所在地疾控中心报告后,由当地疾控中心安排专家来调查、核实,然后进行信息公开。

2. 信息传播的可及性

信息传播的可及性通常是指传播主体通过各种方式,使信息传播给社会公众,保证其信息在空间上的全覆盖。公共卫生健康信息涉及全体社会成员,因而需要针对不同人群,根据健康信息传播渠道、形式、内容和特点进行有效传播,以确保健康传播的可及性。健康信息传播的可及性不仅指空间范围能做到"家喻户晓,人人皆知",而且是指时间上的"及时"。健康传播的及时是政府健康信息公开在时效性上的要求。时效性是新闻报道的生命力所在。健康信息公开的及时性,是要求政府的信息要尽可能地在"有效期内"的关键节点公开。

为什么要强调公共卫生健康信息发布的及时性呢？有关公共卫生健康的信息，特别是突发疫情的信息，其最大的特点就是不确定性。特别是在疫情初起阶段，往往事发突然，政府的信息收集能力必然受到各种因素的影响和限制，判断信息时也存在能力不足问题。此时涉及风险信息，在任何人都不能确认该风险信息的性质和破坏力程度时，如果在社会上有了口口相传的信息传播途径并发出存在风险的声音，一定程度上也能对公共卫生危机的出现起到社会预警作用。同时也会促使公共卫生行政部门注意到相关信息，及时组织权威的信息发布，消除可能发生的社会恐慌。如果不是这种情形，此时的信息发布渠道因为政府机构所垄断并封锁信息，最后政府健康信息发布的滞后会带来灾难性后果。

对于及时有效性问题，我国《突发事件应对法》第 10 条就规定了突发事件应急处理的"及时"原则。《突发公共卫生事件与传染病疫情监测信息报告管理办法》第 3 条规定：突发公共卫生事件信息报告要"快速准确、安全高效"；第 7 条规定：要"及时""如实"报告疫情信息，"不得瞒报、缓报、谎报或者授意他人瞒报、缓报、谎报"。

3. 信息真实准确

在公共卫生健康信息传播中，政府和主流媒体发布信息的准确性直接影响传播效果，关系到政府健康治理的公信力。因此，公共卫生健康伦理所强调的健康信息管理原则就是信息透明和尽可能向公众告知真相。发布"准确"的健康信息是政府和信息管控部门必须承担的责任。根据《政府信息公开条例》的规定，"准确性"要求行政机关不得公布虚假信息；尽量避免公开错误或不真实的信息；及时澄清发布或公开的不完整的、不准确的信息。"政府向媒体提供的信息，总是反映着政府的观点，是通过媒体服务的办法来掌控舆论导向。因此它总是根据公共卫生事件处理的进程，适时、适度地提供每一阶段应当告诉群众的内容。但是，有一点十分重要，就是除去及时，信息必须真实。政府不能说谎。一旦政府提供的信息被证明是虚假的，受伤害最大的正是政府，因为这将失去民众的信任，而失去民众信任对于政府将是更大的危机。"①

政府控制的主流媒体是健康知识和健康信息的传播者，健康理念的倡导者，有责任保证健康传播内容的真实可靠性，不能把虚假健康信息和不经证实的谣言传播给受众。面对健康传播中的虚假信息与谣言，最佳的应对方法是在政府、专家、主流媒体和受众的良性互动中，用真实信息最大限

---

① 曾光.中国公共卫生与健康新思维[M].北京：人民出版社,2006:267.

度挤压虚假信息和谣言的传播空间。

　　在公共卫生实践领域,政府发布、媒体传播出来的健康信息应当是真实准确的信息,然而应当明确,通常情况下,只有公共卫生健康专家才是公共卫生问题和事件的研究者、解释者,谜团的破解者,也是解决事件方案的制定者和实施的参与者。意味着媒体只有借助于专家的力量,才能为公众释疑解惑,让公众科学地、理性地对待正在发生或进行中的事件。相比较而言,政府官员关于科学的卫生健康信息的言论远远不及专家所发出来的声音易为公众接受。当然,专家作为专业领域的科学工作者,对于公共卫生健康的科学认知和健康信息的真实研究成果,更容易传授于公众并为公众所接受。显然,面对信息传播的真实可靠性问题,谁对客观事物的认识"靠谱",谁说的话就有可信度。出自公共卫生专家和医学权威的问题真相分析更容易获得公众的信任。这就要求公共卫生的健康信息传播主体应当尽量保证对公众传播的作品内容真实可靠,且具有权威性,避免传播那些只是主观臆断而未经证实的虚假信息误导民众,以尽量避免对传播主体的公信力产生负面影响。

第八章　健康治理、健康促进与健康教育

公共卫生健康是国家和社会的重要资源。公共卫生健康的社会治理是一项全民参与的健康促进行动,也是政府管理中覆盖面广和实践性强的由公共健康伦理精神维护和支撑的一项公共事务。而公共卫生健康伦理是社会健康治理的理论总结和指导。"无论是国外还是在国内,公共健康伦理都是社会健康治理的核心理论。公共健康伦理的研究范围包括健康促进与疾病预防、减少风险、流行病、社会经济的不平等等问题,其功能在于为公共健康研究和实践提供价值规范和伦理辩护。"①

当代社会的健康治理已从单一的传染病控制、疾病预防、环境清洁卫生等领域不断向外发散,已延伸到全民的生命成长周期和各个生活领域,健康治理从政府的卫生管理部门逐渐延伸到各级政府的健康管理职能部门、教育机关、医疗服务单位、大众体育活动中心等各类社会组织。迅速发生变化了的健康环境及健康需求,需要政府在健康治理过程中开展健康教育行动以实现健康促进的目标。

一、公共卫生健康治理

(一) 健康治理及机制

1. 从健康管理到健康治理

所谓健康治理(health governance),即是国家通过构建制度和规则体系来保障民众健康利益和应对解决各种健康问题、实现公共卫生健康战略目标的过程。从社会管理的角度,可以把健康治理理解为代表国家的政府在公共卫生领域,通过建设健康组织系统进行管理、教育、指导和控制的过程。从伦理价值观的实现角度,可以认为健康治理是政府在一定的伦理原

---

① 高燕.健康浙江:社会健康治理方法与实践[M].杭州:浙江工商大学出版社,2018:118.

则框架内解决诸如人的生命健康权、健康资源分配的公平、透明等问题，以确保健康系统运行的合理性、有效性和可持续性。也可以理解为以健康的改善、促进与目标维护的一种具有可持续性的健康管理能力，或者说是拥有健康完美的生活品质和良好的社会适应能力的主动模式。

健康管理最早出现在美国，20 世纪 20 年代末，美国的蓝十字和蓝盾保险公司通过对其医疗保险客户（教师和工人、疾病患者或高危人群）提供基本的医疗服务等方式进行系统的健康管理实践探索。此后，这种健康管理服务伴随着有关部门运用一系列健康风险评估技术和方法的开发运用而逐步发展起来。随着相关理论和实践活动的不断拓展以及越来越多机构和部门的参与，健康管理受到了众多企业、保险公司、医疗机构以及政府相关管理部门的重视，并借助于多种内外因素的推动而得到了快速发展。对个体健康危险因素的评价和干预活动逐步成为健康管理的基础和核心内容，从生理、心理、社会等多维角度对个人和群体进行公共卫生和健康保障服务。

进入 21 世纪，随着人类生活方式以及疾病谱系所发生的变化，人们所理解的健康观及其内涵也经历了从个体到群体，从单维到多维，从关注疾病到关注健康，从个人到家庭、组织、社区、社会等多方面向高层次的转换，政府和医疗卫生机构对健康管理也做出相应的调整，逐步提高群体健康管理水平，关注生命周期不同阶段的健康保护，将单纯的对人群疾病的管理，扩展到对亚临床、健康等不同生命状态健康管理。全社会的公共卫生从最初只重视个体健康，逐步转向重视群体及其生活的社会环境系统健康，逐步提出家庭健康、社区健康和城市健康的概念，从而形成了个人、家庭、组织、社区、城市、国家和地区，甚至是全球健康系统，各健康系统之间还形成了相互依存，互为因果，相互影响的关系。基于此，可以将健康治理理解为"对健康这一社会公共事务总量的多主体、多中心的共治。其宗旨是整合各种公立与私立机构，社会组织与个人的力量，通过搭建合理的治理框架，形成有效的治理机制，更好地利用有限资源达到最大的健康收益……是指运用系列的政治、法律和制度手段，以正式与非正式的相结合的网络化方式，分配健康治理参与者的权与责，体现公平、尽责、透明、开放、合作等基本价值准则，达到改善健康、促进健康、维持健康的系列过程"。①

由于人们对健康问题认识上的深化与健康管理目标的现代性转向，要求管理从关注公共项目和政府机构，转向关注政府治理方式的创新。这就使得健康治理有了不同于传统健康管理的特点：第一，与健康管理单纯依

① 高燕.健康浙江:社会健康治理方法与实践[M].杭州:浙江工商大学出版社,2018:1—3.

赖卫生行政部门及专业医疗卫生机构来推进各种健康管理活动不同,健康治理的主体是多元化的存在,它强调在行政部门及专业医疗卫生机构基础之上的多元主体的共同参与,特别是政府其他部门的参与,还包括大量的社会团体、公众、私立部门和民间组织的参与,从而做到全面推动全民的健康管理行动。第二,健康治理机制也与传统的健康管理不同,除了运用自上而下的行政命令和强制手段外,健康治理特别重视通过授权、赋能、合作与协商等多种机制的建立来实现健康的多层次管理,特别需要由政府、市场和社会组织三大治理机制统一互补发挥作用。第三,健康治理的策略多样化。健康治理弱化传统的权威控制,强调各健康参与主体间的自愿平等合作,倡导多元管理权利中心,通过垂直管理与水平管理的有机整合以及网络治理方式来解决社会重大健康问题。第四,治理手段多样化。除了依赖医疗、公共卫生和技术干预手段外,健康治理同样重视和强调运用医学技术手段之外的管理、政治、经济、社会、文化等综合手段来对健康问题实施管理,除了政府行政手段外,市场机制手段也被广泛地运用,而各种非政府以及非正式制度手段也受到了重视。

显然,公共卫生的健康治理成为健康管理形式发展和转化的一种高级形态,这一健康治理涵盖了一个国家公共卫生健康管理系统所有与健康相关的行动与因素,包括健康发展远景与战略方向的确定、公共卫生与健康规则的制定、公共卫生健康信息的搜集和利用等工具性要素的运用与组合。其中反映出公共卫生健康领域的时代精神,体现出人口群体健康事务的共同参与、共同治理和实现共享的民主性特征,进而追求治理的长期效率和善治的效果。

2. 健康治理机制

公共卫生健康治理是政府主导各行政部门和社区对社会公共卫生系统事务过程的管理。当今时代,公共卫生健康治理作为一种新型的国家治理范式,要求这种治理从关注公共卫生项目和政府机构,转向关注政府公共卫生治理方式的创新。在我国的公共卫生健康治理体系中,特别强调政府健康管理中所处于的主导地位,政府对公共卫生健康事务的管理活动涉及卫生、公安等多个部门和机构。同时还把相当一部分治理权力交给了非政府组织(包括由政府组织的非政府组织、专业组织和民间组织)。公共卫生治理体系的主体事实上表现为一种多元化组织的存在,健康治理的职能不仅由政府承担,还包括大量的非政府组织、社会志愿者群体、甚至个体来承担。由此可知,公共卫生健康治理其实是一种具有复合状态构成的多元体系,形成一种共生、共识、共建、共识的公共卫生健康治理机制。

（1）共同生活环境下的共生健康风险

在势不可挡的全球化浪潮中和严重的疫情在全世界流行的背景下，处在转型发展时期的中国社会正面临着前所未有的健康风险的挑战。这些健康风险的挑战形态既不是纯粹传统的，又不是现代的，而是一种混合态，除了前工业社会的传统风险，如社会经济发展不平衡和金融环境恶化所带来的风险，经济领域的风险也处在加速变化之中，现代化进程中不断涌现和加剧的两极分化所带来的贫困与失业问题、医疗卫生诚信危机问题、生产安全事故等工业社会的风险正处于高发势头，给人们共同生存和生产环境带来严重影响。而且，健康风险的影响已超越国家疆界，出现了全球化趋势，如生态环境恶化风险和不可控制的生物入侵和传染病全球大流行风险等，这些风险和危机催生出具有新时代特点的风险识别、归因和健康治理的必要性。

（2）应对风险的公共利益诉求凝聚了社会共识

因为人类需要面对共同的公共卫生健康风险，所以容易形成共同面对风险而采取健康共同体行动的共识，以此来分散或消除健康风险。健康基本共识就是社会分工体系下的不同群体因为能够意识到健康治理的重要价值，为此而摒弃意识形态和信仰的差异性存在，形成健康成果共享与健康风险共担的意识。因为"个体健康依托于群体健康，依赖于健康生活环境，个体和社会的改变需要与卫生服务改善和健康促进政策齐头并进"。[①]才能达成"人人享有健康"的基本权利和满足社会成员对健康的需求。

健康治理的价值根基在于健康权的凸显，如果人们能在追求人人健康目标时相向而行，就能在最基本的人权保障制度体系中普遍地承认、接受、并遵守维护人类健康的基本规则。即便意见不一致时，也能够通过一定渠道加以协商沟通，并依照规则达成希望实现的结果，且对于预想的结果，大家都真正地予以尊重和认可。

（3）基于公共健康利益的目标进行共建共享

从国家发展的角度看，公共卫生健康事业是经济社会发展的基础条件。公共卫生健康是社会全体成员的集体行动，需要政府和公共卫生健康部门以及媒体，面向全体社会成员进行有说服力的宣传和动员，以保证全体社会成员都能够正确认知和拥有获得卫生健康保障的条件，这就要求全社会形成公共卫生健康治理体系的共建行动。共建的行动战略是通过跨部门的联合行动来实现人人享受健康的健康目标和促进行动，其中重点包

---

① 高燕.健康浙江:社会健康治理方法与实践[M].杭州:浙江工商大学出版社,2018:34.

括:卫生部门的医疗与公共卫生服务、民政部门的社会残疾及贫弱人群的医疗救助、人力资源部门的医疗保险与健康保障、财政部门对公共卫生资源的合理评估、投入和监管、教育部门将国民健康教育纳入国民教育体系等。公共卫生健康的市场治理体系以实现公共卫生资源优化配置的理念为导向来提高健康服务质量,以医疗、医保、医药为基本形式,通过健康资源的市场交换,满足民众的健康消费需求……如此等等,都在要求健康治理体系必须确立公共卫生健康共建共享的健康管理服务理念,以面向全体社会成员开展健康动员的健康促进形式,关注全体社会成员的健康集体行动。

共享健康福利的价值理念是社会进行健康治理的重要价值所在。什么是共享健康? 共享健康就是解决健康的公平正义问题。健康需要每个社会成员平等地享有,这是因为公平的健康机会构成了其他机会公平的基础。健康的社会决定因素和健康不平等的联系程度既紧密又重要,如处于贫穷状态和社会边缘地位的人群就比处于较优社会地位的人群易患病和死亡,而通过制定健康治理的行动战略和改进目标,解决社会健康的不平等因素,引导社会成员公平地共享健康,以促进全社会整体人口健康水平的提升。

(二) 健康治理体系创新

1. 不同国家的健康治理体系

公共卫生健康治理体系是一国政府在一定的权限范围内对社会进行健康管理和提供公共卫生服务的系统。常常被描述为具有不同作用、关系和相互作用的为整个社区公众健康和福祉服务的专业公共卫生和医疗服务的网络联系。多由具有公共卫生服务功能的健康组织、健康制度、健康运行、健康评价、健康保障等构成的覆盖全社会的公共卫生管理系统。这一系统围绕着政府提出的公共卫生健康发展战略目标,组成为互为前提、互相制约和互相推动的服务于本国的公共卫生健康事业。

国际社会的公共卫生健康治理体系因为国家与社会医疗卫生体制的差异而有所不同,美国、英国、德国、日本等发达国家的政府对公共卫生服务体系的构建有较为完善和成熟的经验。公共卫生体系建设实践以保障和促进健康为出发点,以立法的形式明确政府及其相关部门或机构的公共卫生职能,通过针对本国公共卫生的具体问题和需求特点,提供不同的针对性的公共卫生服务。在健康治理过程中,通常政府发挥主导作用,对社区公共卫生和对健康治理的干预较为直接和具体。如以美国为例,自1980 年起,政府每隔十年一个周期的开始年都会颁布健康促进和疾病预防计划，即"健康公民"计划（healthypeople）。这一"健康公民"计划项目是由联邦卫生和人类保障服务部牵头，与地方政府、社区和民间组织及专业组织合作制定出来的，这是每十年一个周期的健康战略计划，包括在生活方式、疾病、灾难性病伤、残疾等各类管理领域具体确定需要在周期内完成的主要指标，比如"健康公民 2020"就提出近 42 个主题领域近 600 个具体指标，其规模几乎覆盖了全部公共卫生与健康领域。要求"从政府到社区，从医疗保险和医疗服务机构、健康管理组织到雇主、员工，从患者到医务人员的人人参与的健康管理。健康管理的核心是对个人及人群的各种健康危险因素进行全面监测、分析、评估、预测并进行计划、预防和控制的全过程，旨在调动个人、集体和社会的积极性，有效地利用有限的卫生资源来满足健康需求，以达到最大的健康效果"。[①]为了实现健康最优，每一次健康公民计划都是在总结以往经验基础上，结合当时社会的公共卫生健康状况制定出来的，而且在提出方案、论证项目、推广实施、过程监控、信息反馈等环节都有极其严格的要求。从兴起到发展，美国健康管理的公共卫生实践表明，以信息化、共享化为基础支撑技术的健康管理，可以使民众的医疗费用降低，还可以使公共卫生健康资源达到高效合理的配置目标。

再以日本为例，日本是一个非常重视公共卫生服务体系建设的国家，国家长期实行的是健康管理福利化的健康促进政策，主要表现为国家制定方针政策，各县市负责制定具体实施目标和活动内容，如"健康日本 21 都道府县计划""健康日本 21 市村街道计划"等。国家还用法律形式推动健康管理，2003 年就开始实施"健康促进法"，2006 年，为了预防控制慢性疾病，建立了"特定健康检查、特定保健指导制度"，包括健康测定、运动指导、心理健康指导、营养指导、保健指导等健康促进和健康教育机构，目的是创造一个人人参与的全民健康管理氛围，唤醒并提高人们的公共卫生和健康意识，引导人们自觉参与健康运动，克服一些不良的卫生习惯。因为政府和民众得益于建立一个从上到下的健康管理网络体系，日本国民健康素质迅速提高，不仅推动了健康管理活动的开展，还使很多慢性疾病的发病率和死亡率大大降低，成为人均寿命全球最长的国家之一。

香港特区选择的是同日本比较接近的一种混合型的社区公共卫生健康治理体系，这种治理体系的特点是政府与居民的健康治理自上而下和自下而上双重实施，总体上政府对社区健康治理干预较为宽松。特别行政区

---

① 黄建始.美国的健康管理:源自无法遏制的医疗费用增长[N].中华医学信息导报,2006-06-27.

的卫生署是一个负责香港医疗保健政策和基本医疗卫生服务的政府部门，其公共卫生健康管理服务体系是：特区政府主要负责制定公共卫生政策、分配公共卫生与医疗服务资源以及全面推动促进健康场所，包括学校、社区、医院、工作场所的建设工作，由特区政府所属的疾病预防控制和保健机构开展民众的健康运动和活动、制作宣传品和视听教材供应及咨询的医疗卫生服务。社区预防保健服务主要由政府主办或给予补助的卫生机构提供，设有各种保健中心，形成以社区保健中心为基础的基层医疗卫生服务网络，能够为市民提供连续、便捷、经济、有效的公共卫生服务。总体上说，在健康管理上，香港拥有世界最先进的医疗设备和硬件设施，而丰富完善的香港医疗保险计划又大大减轻了公民的大病负担，从而使得高效而低价的公共卫生医疗体系成为公众健康的坚实保障，使得香港公民做到了能像瑞士等一小部分发达国家和地区的人一样达到人均寿命超过 80 岁的水平。

2. 新中国公共卫生体系建设

我国历史上的政府管理中从来没有健康治理的理念，如果说有与公共卫生健康管理相似的实践，自新中国成立时起组建卫生部等国家机构和长期以来开展爱国卫生运动，这一组织形式和行动方式反映出来的实体组织形式可说是有着明确的政府健康治理的内容。回顾建国以来由党和政府直接领导全国人民建设中国公共卫生体系的过程，大体上可以将其划分为两个阶段：一是自新中国成立至改革开放以前的阶段，二是从改革开放到发生 SARS 疫情阶段。两个阶段的公共卫生体制有所不同，政府实施的政策范式也不一样。

（1）计划经济体制阶段（从新中国成立至改革开放初年）

新中国成立之初，我国的公共卫生面临着一个疾病丛生，缺医少药的严重局面，摆在新中国面前的一项十分紧迫的任务，就是要尽快建立一套公共卫生制度体系，以迅速改变我国公共卫生事业落后的面貌。基于学习苏联成功的社会主义经济建设经验，我国最初建立起来的公共卫生事业体现出来的是计划经济体制下的国家高度集权的健康管理模式。由于在社会经济层面的二维结构的存在，医疗卫生服务体系建设在城镇与农村有所不同。城镇的公共卫生事业体制是一种政府控制药品、医疗设备和基本医疗服务价格"统收统支"的公共卫生服务体系，城市干部、公有制企业职工的医疗费用或者来源于各级财政的公费医疗，或者由所在单位工会掌握的企业福利基金（企业劳保）承担。由于实行政企不分的统一预算制度，事实上由国家承担了几乎全部的医疗费用。农村地区则实行政府有限支持下的低付费的合作医疗的卫生制度,主要是集体单位承担个人的大部分医疗费用和医务人员(卫生员、赤脚医生)的工资。个人有病就医只需少量付费,政府则提供有限的财务补贴支持以维持公共卫生事业的低水平运行。

虽然计划经济时期中国的经济发展水平很低,但是医疗卫生体制建设的巨大成就是不可否认的,我国已经在原来缺医少药,公共卫生服务基础非常脆弱的条件下,建立起与经济社会发展水平和人民群众日益增长健康需求比较适应、世界上规模最大、低水平层次的卫生健康服务(健康治理)体系,从而使得历史上严重影响人民群众健康的传染病、地方痛、职业病等疾病得到有效控制。城乡公共卫生环境也发生了根本变化,妇女儿童的健康得到有效保障,人民群众的健康水平普遍得到提高,在保障人民健康的伟大事业中发挥了基础性的关键作用。这些成就概括起来,主要体现在三个方面。第一,医疗卫生资源总量显著增加,质量水平也不断提高。就拿最重要的医疗卫生机构资源来说,已达一百万个以上。第二,政府通过推行预防为主的方针,同时采用低成本的医疗技术,从而保证人人享有基本的医疗保健服务,尤其是边远山区农村的初级卫生服务实现方便可及。第三,卫生健康服务体系结构不断健全优化。初步建立起城镇居民基本医疗保险和新型农村合作医疗的基本医疗保障体系。中国公共卫生事业产生和成长的历史表明,"一个多世纪前,外国人称中国人为'东亚病夫',1949年之前,中国的人均预期寿命是 35 岁,婴儿死亡率高达 200‰。新中国成立后,中国走出了自己的健康发展道路,实现了从'东亚病夫'到'东方巨人'的转变。从基本国情来看,中国用占世界总量 10% 的耕地资源,6.5%的水资源养活了世界 1/5 的人口,但很少有人知道,中国用世界少之又少的公共卫生资源比重,为占世界人口 1/5 的人口提供了庞大的公共卫生和基本医疗服务"。[①]

(2)卫生体制改革阶段(从实行改革开放到暴发 SARS 疫情)

从 20 世纪 80 年代后期国家实行改革开放国策到 2003 年暴发 SARS 疫情,我国的公共卫生体系在基本医疗服务模式上,开始从国家保护福利转变为个人承担责任的市场化改革。这一改革过程中取得了一些有益的经验,也出现了政府在健康治理中的角色和定位的越位、错位、缺位现象,还有社区健康治理的基本单位职责较为混乱,对健康的行政干预和自治的界限也不清晰,加上社会组织的资源匮乏并缺少制度性保障,健康治理能

① 胡鞍钢.创造健康红利　增强人民福祉[A].国家卫生计生委宣传司.健康中国 2030 热点问题专家谈[C].北京:中国人口出版社,2016:48.

力的提升遇到了难以克服的障碍。其中存在的根本问题是偏离了公共卫生事业服务于公益的方向，出现了医疗卫生部门过于偏重市场化的追求经济效益的倾向。"改革开放以来，健康照顾与医疗卫生体制改革基本模式是从国家保护转变为个人责任，政府在健康照顾服务的价值基础、性质、目标、服务对象、服务范围与内容，以及筹资模式与补偿机制、卫生行政管理等诸多领域'大踏步后退'，医疗服务的'福利性'大幅度降低，公立医趋利性和商业化服务色彩日益浓厚，公共卫生服务领域由'财政全额拨款事业单位'转为自收自支、自负盈亏的'企业化管理单位'，真正意义的'公共卫生'几乎土崩瓦解。"①

21 世纪初年发生的非典（SARS）疫情危机，是建国以来我国在公共卫生观念、建设机制和应对危机能力方面所遭遇的一次最为严峻的挑战，应对疫情过程暴露出卫生体制改革存在的深层次问题。由于全面进行市场经济体制改革，社会出现片面追求经济利益最大化的市场化导向，原有的全民所有制环境下的公费医疗体系受到冲击，通过大搞爱国卫生运动来预防疾病、增强体质和实现人民健康的目标被极大地削弱和发生偏移。由于政府对发展公共卫生事业重视不够和投入不足，使得公共卫生不能满足人民群众日益增长的预防保健和基本医疗服务需求。政府在维护健康的战略上由过去的重视预防转向重治轻防，对突发的灾疫事件准备不足和应对措施不力，最终遭遇突发公共卫生事件的危机。总结经验教训，公共卫生健康治理体系其实面临诸多问题的多重挑战。一是健康服务供给主体单一，无法满足"大健康"环境下人民群众的全方位、多层次、多样化的健康需求。二是医疗卫生服务体系供给总量不足，结构不合理，内部协作程度低。优质医疗卫生服务资源集中在大城市、大医院，挤压了基层医疗卫生机构与非公立医院的发展空间。三是医疗卫生服务市场化倾向和基本医疗保障差异化问题损害了医疗卫生服务的公益性和公平性。医院引入私人资本后倾向于为具有支付能力的富人服务，对穷人产生医疗排斥效应。四是政府对医疗卫生服务机构监管不到位和错位，为滋生腐败埋下了隐患。对公立医院实行多头行政管制，运营上又允许市场化经营，以至出现市场、政府"双失灵"现象。而对社会医疗资源约束过多，又导致医疗服务供给不足，影响医疗服务体系整体效率等一系列问题，给公共卫生体系带来系统性风险。

---

① 刘继同，郭岩.从公共卫生到大众健康：中国公共卫生政策的范式转变与政策挑战[J].湖南社会科学，2007(7).

3. 健康治理体系的创新

2003 年发生的非典(SARS)疫情,暴露出我国的公共卫生事业建设投入不足,且存在着经济建设一条腿长、社会建设一条腿短的弊端,促使全社会在公共卫生健康领域实现公平、均衡和可持续性发展理念的形成,同时也提升了包括公共卫生事业在内的全社会统一、平衡、协调发展的战略定位。公共卫生的投入和发展方向不再只是追求资源配套,而是关注人群健康的社会整体发展目标。

公共卫生健康治理实践中存在的问题其实是人们思想认识上存在问题的反映,公共卫生治理体系中存在的问题需要我国在制定"健康中国"发展新战略中全面建立中国特色基本医疗卫生制度、医疗保障制度和优质高效的医疗卫生服务体系,形成政府宏观调控、卫生健康机构自主治理、社会大众积极参与的新的健康治理格局,以满足人民群众全方位和全生命周期的健康需求。中国的公共卫生体系需要健康治理创新,应当从传统的面向疾病转为促进健康上提升国民健康素质,缓解医疗卫生资源短缺状况、大幅度降低医疗卫生支出的比重、建设健康中国的发展方向,针对影响健康的决定因素,重构已碎片化了的国民健康保障体系,以创造健康价值为核心,以保障生命安全、提高生命质量为目标,将健康融入所有政策,包括从生命全过程的健康风险监测、评估、干预技术,到健康生活方式支持技术、临床疾病诊疗、康复和护理技术,以及老年人群长期照护所需要的产品和解决方案。

根据"健康中国"规划纲要提出的要求,实行以"人民健康为中心"的健康治理体系创新应当包括以下几个方面:

(1) 建构政府主导的健康治理体系

由于影响人群健康的因素多而复杂,加上医疗卫生领域普遍存在的"市场失灵"现象,如果没有政府主导、多部门协同、全社会参与,实现人群健康状况的持续改善是不可能的。为推动公共卫生健康资源的合理配置,需要政府承担调动社会各种力量的积极性,有效地利用有限的公共卫生健康资源来达到民众最优健康效果的健康治理主导责任。

(2) 秉持"预防为主"的方针

健康治理应当坚持"预防为主"的健康管理理念,实现由"以疾病治疗为中心"向"以健康维护为中心"的"治未病"方向转变。以健康维护为中心其实是节约和优化公共卫生健康资源配置的最好手段。政府应从整体上考虑如何用最少的投入创造出最大的产出效果。从事健康管理当有指导性计划,使医疗工作成为公共卫生健康治理的有效组成部分。以构建基于价值的支付体系为导向来确立健康治理框架,为降低整个社会的医疗成本、支持传染病预防和发现,加强预防与临床的融合,推动基层疾病预防控制机构与医疗卫生机构的整合,着力打造疾病防控的坚实基础。

(3) 建立协同型健康服务体系

解决体制机制创新滞后与健康事业发展之间的矛盾,明确治理主体的责任,实现全方位和全覆盖的健康服务需要多部门的协同合作。政府应当承担主导健康治理的主体责任,为此需要建立稳定的财政投入保障机制,以提高人民群众的健康水平为根本目的,整合现行医疗服务体系中存在的医疗、医保、医药三方面力量,建立医疗联合体和互联互通的健康信息系统,促进全社会养老、旅游、互联网、健身休闲、食品五大行业相互融合,把健康产业培育成为国民经济增长的新引擎和支柱产业。

(4) 形成大健康产业发展链条

在健康管理产业链条中,链条的上游主要包括提供信息技术平台的企业、生产体检所需要的制剂和设备的企业等,中游产业主要是健康体检机构,下游产业包括健康咨询及后续服务企业。链条的主要环节是信息技术平台的开发、健康体检业务的拓展、体检客户数据的深度加工、健康咨询、培训及出版发行市场的扩张和促进产品服务等。此外,健康管理与休闲度假相结合所形成的旅游休闲产业、健康管理与房地产业相结合而创新出来的保险产品等,都会构成推动健康管理服务产业快速发展的动力。

二、健康促进及行动

健康促进是健康治理理念在公共卫生实践领域的具体应用。在健康治理过程中,影响健康的可控与不可控因素具有复杂多样性,其中既有自然变化的因素,也有社会影响问题。基于公共卫生健康治理的实践需要,为应对时代环境的变化和解决健康治理问题,人们逐渐意识到有必要在国家和共同体层面运用行政手段,协调社会各级各类组织和社会成员,使其负起维护和促进健康的责任。

(一) 健康促进及实践内容

1. 健康促进

健康促进(health promotion)作为一个有关维护公共健康的新概念,最先出现是在 1986 年加拿大渥太华召开的第一届全球健康促进大会所通过的《渥太华宪章》中。《渥太华宪章》对健康进行解释的同时，提出了健康促进概念，并且明确这一概念所指的就是"维护和改善自身健康"的一个"过程"。后来，美国健康教育学家劳伦斯·格林对健康促进提出自己的看法，认为健康促进主要是指一种在组织体系上的建设，内中包括一切能促使人们的行为和社会生活条件向有益于健康改变的教育与支持环境。世界卫生组织工作人员凯布丝博士（Kickbusch）认为"所谓健康促进，就是人们能够控制、改善自己的健康"。①而在加拿大卫生部的官方文件解释中，认为"健康促进是一种策略，这种策略为个人、集体和社区提供做出健康决定的工具。与传统的疾病和伤害治疗不同，健康促进的重点主要放在影响健康的社会、物质、经济和政治的因素上，也包括对减肥、健康的生活方式和合理营养的宣传倡导……其中环境条件的改善对于行为改变的持续性具有最大的影响"。②

　　健康促进与健康管理意思相近，都是围绕公共卫生健康资源问题展开讨论。但是彼此之间也有一些差异，健康管理可以是一个围绕人的健康而形成的整体概念。既包括人的生理健康，也包括人的心理健康；既包括对个人的健康管理，也包括群体的公共健康管理。健康管理重点强调在已有的公共卫生健康资源的基础上，在操作层面上追求如何有效地利用资源，为实现国民最大的健康效果提供解决问题的途径和方法。健康促进关注的重点是如何增进公共卫生健康资源的总量并为其提供具体的行动框架，健康促进试图通过有效的健康管理手段来调动全社会的积极性，以全面促进国民的健康。

　　从上述关于健康促进的各种不同说法以及与健康管理进行比较中，可以看出这一概念已经历了不断丰富与深化的历史发展过程。然而，无论在这一过程中的具体定义有何不同，人们普遍认为健康促进是指一种全局性、前瞻性的社会行动。它所强调的是政府制定合理有效的公共卫生健康政策，倡导跨部门合作和全体社会成员的参与，促进人们控制影响健康因素，增强其维护和提高他们自身健康的能力，最终形成全体社会成员共同维护健康和预防疾病的社会行动和战略。

2. 健康促进的实践要求

　　当今时代，人们已意识到用单因单病单防的生物医学传统模式来维护

---

　　①　［日］岛内宪夫.世界卫生组织关于"健康促进"的渥太华宪章[J].公众卫生情报,1989(1).张麓曾译,中国健康教育,1990(6).

　　②　曾光,黄建始,张胜年.中国公共卫生（理论卷）[M].北京:中国协和医科大学出版社,2003:253.

健康逐渐力不从心,必须向多因多病的"生物—社会—心理—环境"的健康管理模式转变才能实现健康,这就要求政府与公共卫生机构在预防和控制疾病的发生方面,除了针对个体及群体而采取的健康管理教育、风险评估与预测外,还必须大力开展健康促进的全民运动。因此,健康促进本质上可看作是一种公共卫生实践行动。

如果将健康促进理念付诸公共卫生实践,这一理念离不开如下内容:①健康促进不只针对患病者而是包括患者在内的所有人,涉及整个人群的健康和人们生活的各个方面;②健康促进主要解决的问题是直接作用和力求改善影响人类健康的种种致病原因或因素;③健康促进不仅作用于传统的医疗卫生服务领域,还作用于社会的各个领域;④健康促进的行动主体不仅仅是公共卫生健康机构,还需要个体、家庭、社区以及各种群体有组织地参与;⑤健康促进是建立在大众健康生态基础上,强调要使健康促进工作取得进展,必须依靠和发挥初级卫生保健领域里的医疗保健专家的作用。

(二) 世界卫生组织与健康促进

1. 健康教育和健康促进局

世界卫生组织(WHO)是联合国下属的一个专门机构,也是只有主权国家才能参加的国际上具有合法性的政府间卫生组织。它的宗旨是使全世界人民获得尽可能高水平的健康。为了有效实施健康促进行动,世界卫生组织成立了健康教育和健康促进局。这一机构组织在健康促进中所起的作用是:推动世界各国政府和民众积极采取维护健康的行动,包括动员社会力量积极参与政府制定的有益于健康的公共卫生政策,支持世界卫生组织所属的区域性机构以及世界各国开展健康教育和健康促进的积极行动。

提出健康促进的思想起源主要是世界卫生组织机构专业人员研究健康教育的理论成果。上世纪八十年代,欧洲地区事务局在制订新的健康教育计划时,听从健康促进倡导者凯布丝博士(Kickbusch)的意见,把健康促进作为 WHO 欧洲地区事务局的一项新兴事业加以实施。这个实施计划由健康促进、预防健康教育、互相协作的健康教育三部分构成。从健康促进的起源中可以看出,它最初与健康教育有重要关联,只是后来才出现健康促进包含健康教育的情形。

2. 健康促进的活动领域

健康促进为民众获得尽可能高水平的健康提供了新的思路,在渥太华召开的第一届国际健康促进大会通过的《渥太华宪章》中,入会代表经过认真讨论,明确提出了开展健康促进行动的主要领域。

(1) 制定促进健康的公共政策

健康促进的核心是社会动员,主要目的是主动争取和有效促进各级政府领导和决策层转变观念,把健康问题提到各个部门、各级领导的议事日程上,促使他们承担维护健康的责任使命。各国政府的决策者应当把健康当作政府公共卫生健康政策的重要内容来对待。即使是非卫生部门也要建立和实行健康促进政策并将对健康的影响纳入到所做出的所有决定之中。而且这些政策必须得到与以公共卫生建设为目标的私立部门激励措施相匹配的法规支持。比如,将酒精和烟草以及盐、糖和脂肪含量较高的食物制品等不健康或者有害产品的税收政策与在其他方面采取的贸易促进措施保持协调。通过创建方便步行的城市,减少空气和水污染,规定佩戴安全带和头盔等方法制定有益于健康的法规,包括立法、财政措施、税收和组织建设,开展有效的协调行动,使人的健康、收入分配和社会政策趋于平等。

(2) 创造健康的支持性环境

健康促进要求政府在为人们提供安全的、满意的生活和工作环境方面发挥主导和影响作用,为人们提供免受疾病威胁的维护健康的支持性环境。具体包括家庭、工作和休闲旅游地、获取健康资源的途径、有关的政策和法规等诸多方面。政府应当与相关部门协作,系统地评估环境对健康的影响,共同努力改善和创造人们得以拥有健康舒适的生活环境和工作环境,以保证社会和自然环境有利于健康的发展。

(3) 加强社区的参与行动

社区因素对健康的影响作用很大,健康促进的重点是社区行动。确定需要优先解决的健康问题,做出决策、设计策略及其执行,以达到促进健康的目标。同时充分动员社会力量,促使社区增强预防疾病、促进健康、提高社区成员生活质量的责任意识。帮助社区成员正确认识和评价自己身心的健康状态并能提出改善环境和解决问题的办法并付诸行动。

(4) 发展个人维护健康的技能

健康促进行动通过开展健康教育等活动向人们提供对健康有益的科学的信息,帮助人们努力提高自己生活、工作和行动质量,掌握维护健康的专业科学知识和技能来支持个人和社会的健康发展,使社会中的每个成员能够自觉而有准备地应对人生各个阶段可能出现的健康问题,正确应对慢性非传染性疾病和预防意外伤害并做出有利于维护自己身心健康的决定。

（5）调整公共卫生服务的方向

公共卫生健康领域的公共卫生服务行动其实是由全体社会成员和公共卫生专业人员、医疗卫生组织以及政府共同承担的责任。健康促进所倡导的调整公共卫生服务的方向，是指应当建立一个有助于公共卫生健康环境保护的卫生保健系统，从而使全体社会成员从中受益。为促进健康的持续发展，社会应当重视公共卫生问题研究及对医疗卫生专业教育与培训，使其能为医疗服务目标人群提供更多的健康促进服务。

3. 健康促进的行动策略

渥太华健康促进大会还提出了世界各国在健康促进行动中的倡导、赋能和协调三大基本策略。这由三个基本概念组成的健康策略可说是健康促进的战略要求。一是倡导。所谓"倡导"是指一种有组织的个体及社会的联合行动。基本含义是指通过对某个健康理念、重要的健康信息进行宣传、示范或推荐，争取被社会各界和全体社会成员所接受并使其能达成共识，凝聚各方力量使之成为人们共同的健康价值观和共同遵守的社会规范。二是赋能（赋权）。赋能或赋权可以理解为既是指针对社区的赋能或赋权，其目的是使社区人群能够采取集体行动，且能更大程度地影响、控制和提高社区健康与生活质量。又是指针对个人的赋能或赋权，即授予每个人正确的观念、科学的知识和可行的技能，获得控制那些影响自己健康的决策和行动能力，从而有助于保障人人享有卫生保健及资源的平等机会。三是协调。是指在改善和保护健康的健康促进活动中，个体、社区及相关部门等利益相关者之间能够协调一致，组成强大的联盟和社会支持体系，共同努力来解决健康问题以实现健康目标。

（三）健康促进的中国行动

1. 爱国卫生运动

健康促进是世界卫生组织提出的公共卫生发展的新概念。对我国来说，历史上也从没有"健康促进"这个概念，甚至学界对这一从西方引进"概念"的确切含义在认识上也较为模糊。但是，只要深入理解健康促进的内涵就不难发现，其实在公共卫生实践上，自新中国成立以来，党和政府始终坚持发动的"爱国卫生运动"完全可以视为既是名符其实的全民参与的"健康促进"运动，也可说是长期持续进行的中国公共卫生健康事业的管理实践。

我国的公共卫生健康事业是从开展爱国卫生运动开始的。而开展爱国卫生运动的动因又与上世纪50年代所进行的"抗美援朝"战争背景有关。正是美国带领"联合国军"发动了一场侵略朝鲜和对我国产生伤害的细菌战争。为了"反细菌战",党和政府选择开展群众性卫生防疫运动的形式来"保家卫国"。人民群众当时把这项全民参与的伟大运动称之为"爱国卫生运动"。

爱国卫生运动是中国特有的一种公共卫生工作方式,其运动的开展既指向国家宏观战略目标,又连接个体生活方式,是国家通过社会动员进行的将社会治理和个体生活方式治理相结合的群众性运动。社会动员即是社会发动,社会发动的过程即是国家与政府通过特定的方式引导社会成员积极参与重大社会活动的过程。当时各级政府成立的"爱委会"组织坚持"卫生工作与群众性卫生运动相结合"的卫生工作原则,面对缺医少药的现实困境,正确地选择了"预防为主"的医疗卫生工作方针。特别是针对全国广大农村多发的传染病、地方病和寄生虫病,以及营养和妇幼保健问题,发动民众和"土"医生(赤脚医生)一起深入到田头、水库工地,认真调查研究常见病、多发病,开展普及卫生知识、移风易俗、防病除害等方面的健康宣传教育;进行三改(改猪圈、改水井、改厕所)四灭(除灭苍蝇、蚊子、臭虫、老鼠四害)工作;组织动员人民群众自觉地行动起来,运用医学、自然、社会科学知识同不卫生的环境和个人不卫生的行为习惯作斗争。社会动员的理由即是社会成员生活在共同体中所形成的共同体价值、利益和目标的认同感,促使公共服务体系更加完善,公共服务质量和数量得到提高。

爱国卫生运动始于 1952 年,是新中国成立以来政府发动的各种"运动"之一。伴随着新中国成立后几十年的发展历程,原来强调开展的爱国卫生运动也在持续增加反映时代要求的内容,如从过去强调除"四害""两管五改""五讲四美",到进入新时期后在全社会开展的卫生城镇创建、九亿农民健康教育行动、城乡环境卫生整洁行动等,随着公共卫生工作内容的增加,公共卫生服务体系也正在逐步完善。应当说,新中国成立以来开展的爱国卫生运动在预防疾病方面取得了重大成就,先后有效控制了鼠疫、霍乱等烈性传染病流行,消灭了天花、丝虫病等传染病,大幅降低了肠道传染病、寄生虫病和媒介传染病的发病率,基本上消除了克山病、大骨节病等重点地方病,人民群众健康水平大幅提高。爱国卫生运动还提升了人民群众的健康素养,公共卫生机构的专业人员运用医学、自然、社会科学等不同学科知识教育和引导人民群众同不卫生的行为习惯作斗争,在全社会开展卫生防病知识宣传,在这些方面都取得了成功,为中国公共卫生健康事业的发展做出了重要贡献。

爱国卫生运动虽然是我国在经济文化比较落后的情况下产生的,通过

235

开展大规模的爱国卫生群众运动的方式以求实现促进人民群众健康目标的时代也已经过去。然而,爱国卫生运动中所形成的预防为主、人人参与、共建共享的思想意识却和现代社会所追求的公共卫生健康理念不谋而合。基于此,虽然我国进入社会主义发展新时代,其社会结构已然发生了显著变化,爱国卫生运动的形式也在不断变化。但是各级政府仍然保留并发展了爱国卫生运动(健康促进)委员会的组织形式,通过政府的委员会议事机构形式协调各委员部门的相关政策和行政行为。

2. 健康中国行动

进入 21 世纪,随着人居生态环境的迅速变化、城市化和人口高度集中带来的健康威胁日渐严重,人们迫切需要寻求健康治理的新方法和开展健康行动。为了完善公共卫生服务体系,解决人民群众日益增长的美好生活需要和发展不均衡、不充分的矛盾,需要在全社会建立由政府主导、相关部门合作、人人参与的健康促进机制和工作体系。国家卫生计生委 2014 年印发了《全民健康素养促进行动规划(2014—2020 年)》。规划提出到 2030 年,争取实现人均寿命 79 岁,居民健康素养水平达到 30% 的健康目标。2016 年,国家颁布《"健康中国 2030"规划纲要》,"纲要"对全民健康的战略定位是实现从"疾病"为中心向"健康"为中心的转变。坚持预防为主,健康管理实现从"治已病"向"治未病"的关口前移方向转变。采取有效的公共卫生健康干预措施,在健康主体上从依靠卫生健康系统向社会整体联动转变。2017 年,国家卫生计生委、体育总局、全国总工会、共青团中央和全国妇联共同制定发布《全民健康生活方式行动方案(2017—2025 年)》。方案中提出的全国健康行动目标是:开展行动的县(区)覆盖率 2025 年达到 95%;全国居民健康素养水平达到 25%;要求开展行动的县(区)结合当地情况,深入开展"三减三健"(减盐、减油、减糖、健康口腔、健康体重、健康骨骼)、适量运动、控烟限酒和心理健康等 4 个专项行动,积极营造健康支持性环境,科学传播健康知识和传授健康技能,为促进人民群众形成科学合理的生活方式和养成良好的卫生习惯等提供指导。2019 年,国务院又制定印发《健康中国行动(2019—2030 年)》的行动规划方案,针对影响人民健康的重大疾病和突出问题,在健康知识普及、合理膳食、全民健身、控烟、心理健康促进、健康环境促进等六个方面实施疾病预防和健康促进的中长期行动。

(四) 健康促进的伦理意义

健康促进的核心价值在于强调"以健康为中心",从而提升了"健康"

的道德价值和道德地位。长期以来,医学界和医疗卫生行业建设目的基本是"以疾病为中心",或者说是以"防病治病"为主要任务。然而,医学和医疗卫生的终极性目的是健康,健康与幸福相对于医疗与卫生,具有终极性的道德价值,才是真正意义上的广大民众的共同目标追求。由此决定维护人民健康的目标追求不应仅仅是医疗卫生专业人员的职责,而是政府及社会组织以及每个拥有健康权的生命个体所共同承担的责任。

健康促进的意义主要体现在以下几个方面:

第一,健康促进是实现初级卫生保健的先导。世界卫生组织早在上世纪七十年代就提出主要的健康目标是"人人享有卫生保健",发展初级卫生保健是实现这一战略目标的关键性措施,健康促进就是使用一切可能的方法,通过影响生活方式和控制自然与社会心理环境来预防和控制非传染性疾病并促进精神卫生,从而对实现维护健康和战胜疾病的初级卫生保健任务发挥先导作用。

第二,健康促进是国家公共卫生保健事业发展的必然趋势。当今时代,世界范围内的疾病谱系、死亡谱系都发生了很大变化,特别是在一些发达国家和经济上已逐步摆脱贫困的发展中国家,人的主要死因已不是营养不良,而是冠心病、肿瘤、中风等一些慢性非传染性疾病。而产生这些疾病的致死因素很大程度上与人们的社会生活方式以及生活环境因素有关,这是医药所不能解决的。而健康促进的方式有益于减低这些致病的危险因素,预防出现各种"生活方式病"。

第三,健康促进是一项低投入成本、高产出效率的维护民众健康利益的公共卫生措施。如在经合组织成员国内,日益增多的老龄人口正在推升维护健康费用的支出,从而导致公共健康的支出增长常常超过国民生产总值的增长,诸如肥胖、药物滥用和抑郁症等健康问题又引发大量的社会问题,这就导致医药开支成为沉重的负担。像美国,用于健康支出的公共卫生费用增长率常常超过国民生产总值的增长率,其他发达国家的公共卫生费用支出也在紧紧追赶 GDP 的增长速度。而健康促进可以改善公共卫生健康状况与民众的健康水平,控制政府的公共卫生的支出成本。

第四,健康促进是目标人群形成自我保健意识的重要手段。自我保健贯穿于未病期、患病期和病后康复整个过程,它的重要作用是能积极调动个人主观能动性,通过形成好的生活习惯来改善人们的健康状况,从而为国家和民众带来间接的经济效益。

三、健康教育及功能

(一) 健康教育及理念

1. 健康教育

健康教育(Health Education)是旨在帮助个体或群体掌握卫生保健知识,树立健康观念和利用公共卫生健康资源来改善健康状况的有计划、有组织、有系统的社会教育活动。通过这一活动,使人们认识危害健康的因素,理解、支持健康政策和健康环境建设、提高健康素养水平,自觉接受和采纳有益于健康的行为和生活方式,消除或减轻影响健康的危险因素,从而达到预防疾病、促进健康、提高生命质量的目的。1988 年召开的世界健康教育大会指出:健康教育是研究传播健康知识和技术、影响个体和群体行为、预防疾病、消除危险因素、促进健康的科学。

2. 健康教育的作用

健康教育是改变人的行为危险因素和实现健康最有效的手段。健康教育作为科学的理念,是在 1978 年由世界卫生组织发表的《阿拉木图宣言》中提出来的。《阿拉木图宣言》指出:初级卫生保健是对个人、家庭实施的由各国人民积极参与和政府提供资助来进行的保健活动,为此应把初级卫生保健的目标列为社会经济发展的必要内容。于是在健康促进行动中提出健康教育的理念并开始制定健康教育的规划。

世界卫生组织为什么强调在初级卫生保健领域开展健康教育? 公共社会组织能够通过健康教育改变人群中产生的不利于自己健康的行为吗? 这涉及健康教育能否发挥作用的问题。对此,世界卫生组织的凯特布丝博士在研究健康促进问题时得出一个重要的认识,就是健康促进成功的关键是个人养成健康的生活方式,而个人的生活方式是通过健康教育和健康传播等社会化过程形成的。凯特布丝认为:"以往是'社会环境'给'个人价值观和生活方式'及'健康的重要性'以很大影响。但随着社会对'健康重要性'的认识,'健康的重要性'也反过来改变着'社会环境'和'个人的价值观及生活方式'……越是认识'健康'价值的人,越是努力使'生活方式''社会环境'在促进健康方面起到积极作用。"①

---

① [日]岛内宪夫.世界卫生组织关于"健康促进"的渥太华宪章[J].公众卫生情报,1989(1).张麓曾,译.中国健康教育,1990(6).

健康教育的另一种观点强调预防性的健康教育和互相协作的健康教育是健康促进的主要内容。日本的宫本浩治博士就是持这种观点的具有代表性的人物,他在世界经合组织"学习的社会产出"项目的健康报告中曾援引美国有关案例指出:"在教育与健康之间的关系这一问题上,最为引人注目的是,是否受过更多教育的人活得更长。在美国,25岁受过高等教育的人群的预期寿命比那些没有受过高等教育的人群大约多7年。从比较的结果来看,在丹麦、芬兰和捷克的30岁人群中,这一数字分别是2.5年、5.3年和5.7年。此外,在所有这些国家中,由于是否受高等教育的差异所造成的预期寿命差距在不断拉大。尤其是在美国,受教育水平差异所带来的预期寿命差距在1990年至2000年间提高了30%。同样,大量实证分析显示,完成正式学校教育的年数是带来良好健康的结果的最重要因素,在不同的人口群体、不同时期和大多数经合组织国家,这一结论都成立。"[1]

那么,为什么受过高等教育的人群就比没有受过高等教育的人群预期寿命要长呢? 宫本浩治通过研究分析得出的结论是教育可以帮助人们提高健康素养,从而形成良好的生活方式,提高了人的生命健康质量。他总结说:"所受教育不同的群体在是否有健康的生活方式方面存在差异。根据世界卫生组织的相关研究显示,导致死亡的十大高危因素包括吸烟、缺乏运动、水果和蔬菜摄入量低以及酗酒等行为。这些高危因素还包括与行为相关的因素,如超重和肥胖。在大多数国家,这些高危行为因素都有着明显的教育梯度……比如,在美国,多接受一年的教育可以使个体可能成为一名酗酒者的概率降低1.8%;同样,在英国,获得A-level教育证书的人成为一名吸烟者的概率要比那些受教育较少的人低12%。"[2]

3. 健康信念理论教育

开展健康教育可以提高人的健康意识和健康的生活方式,从而对人的健康与长寿起着重要作用。可是,健康教育是如何通过对人的健康意识增强而实现受教育者的健康和长寿的? 健康教育的教育发生机制是怎样的? 专家的观点是教育可以创造改善心理健康水平的条件,从而有助于提高人的心理健康水平。对此,应用于个体行为改变的健康信念教育理论(知、信、行理论)或许能够给予有说服力的解释。

健康教育是用社会心理学方法来解释健康相关行为的一种教育理论

---

[1]　OECD教育研究与创新中心.教育:促进健康,凝聚社会[M].范国睿,等,译.华东师范大学出版社,2016:102.

[2]　OECD教育研究与创新中心.教育:促进健康,凝聚社会[M].范国睿,等,译.华东师范大学出版社,2016:104.

或模式。这一健康信念模式的教育理论提出人的健康行为主要来自心理社会因素的共同影响,其中知识是使人转变态度、改变价值观、产生行为的前提和基础。认知就是个体对疾病严重性和易感性威胁的认知和对健康状况、自我在健康中作用的理解。认知系统的核心部分即是一套关于疾病的个人信念,这个信念调节着对威胁的感知,从而影响采用对抗疾病行为的可能性,是人们接受劝导、改变不良行为、采纳健康促进行为的关键。情感是个体对采取健康行为后受益的成就感和获得感,意志则表现为个体在行动中克服和改变行为困难的决心。社会系统的核心部分是多种形式的健康传播,如大众媒介的影响、他人对健康的劝告、医生对其提出维护健康的建议、家人、朋友生病的体验交流等等,这些影响个体健康信念的提示因素,对改变一个人不健康的生活方式可以起到有益的作用。通过学习这些健康提示因素,具有不健康行为的个人可以获得相关的健康知识和技能,逐步形成健康的信念和态度,从而促成健康行为的产生。如对吸烟者而言,吸烟行为是社会行为,是通过学习得来的。要改变它、否定它而戒烟,只有采取积极的态度,对知识进行有根据的独立思考,对自己的职责有强烈的责任感,就可以逐步形成信念,知识上升为信念,就可以支配人的行动,最终才可能产生戒烟的行为。

应用于个体水平的健康信念教育是一种用于健康相关行为改变的一种有效的教育模式。健康教育的理论重点是从生活方式健康的社区组织角度,说明健康教育对人群健康水平的提升有着重要作用。如坚持健康价值观教育的观点认为,人类疾病谱系的变化需要人们对健康和疾病的关系有一个新认识,特别是要改变传统的使人们不健康的生活方式,这些正是健康教育关注的重点。医学也不仅仅是被动地从事救死扶伤的工作,也不是仅仅为治病而存在,而是帮助人们激发起促进健康的意愿,提升健康素养和技能,这个任务当然地落在健康教育的肩上。健康教育不是一定非要强制管理或进行强制干预许多人所得的"现代生活方式病",医疗卫生方式只能作为防治和控制一些重大疾病或急性传染病的重要手段,且应做到适可而止。"病人应懂得一些健康常识,不要盲目地崇拜医疗,享用医疗……也就是说,我们唯有可以避免的是减少不必要的医疗伤害。……应该注重增强内功(强建),即不断建设提升自身的健康能力和应对机制。"①

现代人健康问题的根本出路不能只是以对疾病的治疗为主要目标,不应只是寻求如何致病毒与细菌于死地,而是应当确立一种新的健康观,从

---

① 黄开斌.健康中国:大医改　新思路[M].北京:红旗出版社,2017:46—47.

中寻找与其和解共生的生存之道，也就是加强健康教育与传播，提升国民健康素养。

(二) 健康教育与健康促进

健康教育与健康促进同是通过改变的行为和生活方式以预防疾病、促进健康的科学，二者之间紧密结合，同在政府的健康治理中发挥作用。"健康教育是通过健康保健知识的传播、教育与干预，促使人们自觉改善行为，建立有益于健康的行为习惯和生活方式。健康促进是采取倡导、赋权和社会动员等策略，通过有益于健康政策的出台、环境的改善、健康技能和服务的提供等，促使社会群体行动和个人行为朝着保护和促进健康的方向发生改变。健康教育与健康促进都需要通过激发人们的积极性，促使社会和个人为了保护和促进健康而改变自身行为。两者所运用的策略和方法不同，但目标一致，互相联系、密不可分。"[①]

健康促进是从健康教育发展而来，两者既有联系又有区别：

就相互联系来说，健康促进是健康教育以及能促使行为与环境改变的政策、法规、组织的结合体，是影响、教育人们健康的一切活动的全部过程，是健康教育发展的高级形式。可是健康促进需要与健康教育相结合。没有健康教育这个基础，健康促进就难以发挥作用。健康教育作为健康促进的组成要素之一，是健康促进的重要内容和方法，健康教育如果得不到有效的健康促进环境（包括政治、社会、经济、自然环境）的支持，尽管能成功地帮助个体为改变某些行为作出努力，但其教育力量就会削弱，甚至显得软弱无力和失去教育功能。

从学科性质的角度分析健康教育与健康促进，他们也是相互联系，并行发展的。作为一个跨越自然科学（医学）和社会人文科学（行为学）两个领域的一门新兴学科，健康教育与健康促进专业人员不但应熟练掌握医学基础知识和技术，同时应熟练运用行为学、传播学、社会市场学等社会人文学科的知识和技术。而且，健康教育与健康促进同属于公共卫生专业学科下预防医学领域的二级学科，解决的是人们的不良行为和生活方式问题，研究的是如何改变人们的行为，改变哪些行为，通过什么渠道，用什么策略等方面的问题。

就区别来说，健康促进与健康教育有四个不同：

第一，主体不同。开展健康教育的主体是公共健康与公共卫生方面的

---

① 曾光，黄建始，张胜年．中国公共卫生（理论卷）[M]．中国协和医科大学出版社，2013：255．

专业人员；健康促进工作是进行社会动员、组织发动和协调管理，开展健康促进的主体多是政府和机构的负责人、决策者或政策制定人。

第二，核心策略和方法不同。健康教育通过健康知识的传播，健康技能的培训以及开展行为干预活动，要求人们通过认知、态度、价值观和技能的改变而自觉地采取有益于健康的行为和生活方式。其核心策略是传播、教育和干预；健康促进是通过社会各系统建设来动员、激发社会各种力量，是在组织、政策、经济、法律上提供支持环境，以对人的行为改变形成支持性或约束性的作用，其核心策略是社会动员。

第三，工作目标不同。健康教育的工作目标不仅涉及整个人群，而且涉及人们社会生活的各个方面，重点是人们行为和生活方式的改善。衡量健康教育工作是否取得有效成果，要靠监测人们的行为是否发生改变的结果来证实。健康促进的工作目标是支持环境的改善，是促进人们控制影响健康的因素，维护和提高他们自身健康能力的过程。它协调人与环境之间的关系，规定个人与社会对健康所负的责任。考查健康促进工作的效果，重点是看健康政策的发布和落实情况，是否形成创造良好的社会和生态环境以促进人类健康。

第四，层次不同。健康促进是健康教育的高级阶段，有赖于政府负责人和决策者承担起对公共卫生健康所负有的责任，需要有健康责任担当的使命感和政治承诺。健康教育是促使个人与群体的知识、信念和行为的改变，只是健康促进的基础性工作，或者说是健康促进的组成部分之一。

(三) 健康教育内容

健康教育是世界卫生组织一再倡导的一项重要的初级卫生保健工作，要求通过健康教育提高社会公众的健康意识，普及讲究卫生、预防疾病的科学知识，使人们养成讲卫生的习惯，强化人们的健康道德观念。传统的医疗卫生是从健康资源供给的角度，强调国家、政府、机构能为公众提供健康政策、服务和保障，是一种从上到下的模式。在传统的健康教育模式下，人们获得健康知识和形成健康素养的主要渠道主要通过公共卫生部门所进行的公共卫生知识宣传来实现。新的健康教育模式是传统的卫生宣传在功能上的拓展、内容上的深化。它的教育对象明确，针对性强，着眼于教育对象的行为改变，促使人们主动承担维护和促进健康的责任，采取有益于健康的行动。通过提高个体的知识能力、情感技能、适应力及自我效能，形成抵御健康风险的态度，帮助个体作出明智有效的决定，使个体选择更为健康的生活方式并能更好地控制疾病。变"要你做"为"我要做"，"给你健康"为"我要健康",这是一种自下而上的工作模式。世界卫生组织把健康教育看作是一种有组织、有计划的主动学习活动,包括改善素养和健康知识的传播活动,以及有益于个体和社区健康的生命技能的开发。

健康教育可以说是一门多学科交叉的边缘学科,开展健康教育可以根据教育对象的不同,分类进行有针对性的健康教育。

第一,学校教育。学校是传播健康知识和提升人的健康素养的重要场所,为维护学生全生命周期健康,学校应当开设健康教育课程,开展多种形式的健康教育活动,向学生提供有益身心健康的知识和提升维护健康的能力,帮助学生降低健康风险,如控制吸烟、环境保护、远离毒品、预防艾滋病、意外伤害等。学校的健康教育内容包括预防疾病的公共卫生知识教育、突发公共卫生事件的防护知识教育、健康的生活方式教育。学校还要加强公共健康道德教育,以科学的道德行为规范来约束人们在公共卫生与健康养成领域的行为,同时注重保护生态平衡,实现人与自然和谐相处,以及生命与心理健康教育,以帮助学生树立正确的生命价值观。

学校的管理者应当认识到健康知识在健康促进中发挥作用的方式是一个特殊的长期的过程。有些研究表明,学校传播的健康知识给学生的直接影响似乎不明显。日本的宫本浩治博士在教育与健康的研究论文中就谈到了这个问题:"对那些直接提供健康知识的校本干预进行评估发现,知识对健康行为的影响有限……一篇有关学校对饮酒、吸食烟草和大麻的干预措施的有效性的研究发现,随着时间的推移,学校干预的影响越来越趋向于微乎其微。"[①]然而,应当明确的是,学校的健康知识教育发挥的作用在于:那些受过更多教育的人有可能获得使他们更加健康的相关知识。"知识作用的有限性意味着只有理解知识并将知识转化为行动才能够改善健康……研究发现,在大多数受过良好教育的人群所在的社区,很少会有因健康安全恐慌(如麻疹、腮腺炎和风疹疫苗等)而导致的疫苗接种率的变化。所有这些案例说明,教育未能使个体更好地吸纳促进健康行为的相关知识变化,却能使个体更好地吸纳促进健康行为的相关知识。"[②]

第二,城镇社区居民的健康教育。由于城镇社区居民是健康教育最基本和最重要的目标人群,开展对城镇社区居民健康教育的目的是为了提高这一庞大目标人群的卫生健康知识水平、公共卫生健康意识和群体保健能

①　OECD教育研究与创新中心.教育:促进健康,凝聚社会[M].范国睿,等,译.华东师范大学出版社,2016:117.

②　OECD教育研究与创新中心.教育:促进健康,凝聚社会[M].范国睿,等,译.华东师范大学出版社,2016:117—118.

力,促进城镇社区居民对健康教育的广泛支持,推动社区的公共卫生服务水平和创造有利于目标人群健康的生活条件,以提高社区居民的生活质量。城镇社区居民健康教育的内容主要是开展社区环境下的预防常见病的健康知识教育:防止日常生活中意外伤害及安全性行为的教育;家庭环境卫生、合理膳食、常用消毒知识、急救与护理、心理卫生与健身知识与技能的教育;社会卫生公德、垃圾分类等公共卫生知识方面的健康教育。

第三,农村村民的健康教育。在农村开展健康教育的目的是提高农村居民的卫生科学知识水平和自我保健能力,改变农村村民不健康的生活方式和不卫生的习惯,提高生命和生活质量。对农村村民进行健康教育,可以通过开办健康生活方式和科普讲座、发放资料、观看视频等多样化的宣传方式进行,引导村民养成良好的卫生习惯,建立健康生活方式,提升健康素养水平。对农村村民的健康教育内容要有针对性,重点是防治农村易发的传染病、地方病、慢性病以及季节性多发疾病的教育;防治农业劳动中的职业伤害风险的教育;生活环境卫生方面的饮水卫生、粪便垃圾污物处理管理、防治病虫鼠害等方面的健康教育;破除迷信、移风易俗等方面的健康教育。

第四,医疗卫生职业服务群体的健康教育。医疗卫生单位在健康教育中不仅是医疗服务的提供者,也是人民群众健康的守护者和健康知识的宣传者。医疗卫生专业人员从事的职业与生命健康联系紧密,主要承担着治病救人的使命,同时也有向患者与民众开展健康教育的义务。其宣传教育工作内容主要是对基层医护人员开展医源性感染预防与控制、健康教育与技巧培训;对患者宣传医学科普知识、分析传染病、地方病、慢性病等致病因素和行为危险因素并提出干预方法和措施,培养个人健康技能等。医疗卫生单位还应积极参与服务社区和农村的健康工作,为其提供公共卫生与医疗技术方面的援助与指导;特别是利用医院具有的公共卫生资源优势,参与社区公共卫生的科普知识宣传与健康教育活动。

第五,特殊人群的健康教育。对妇女儿童的健康教育,其教育的重点内容是保障妇女儿童身心健康和享有基本公共卫生服务的健康教育,关注和重视生育、医疗、养老、失业、工伤保险等知识教育。对老年人群的健康教育,重点是保障老年人的权益、疾病与药物识别的知识教育,科学养生、养老文化等提高生活质量的教育。对低收入、残障等边缘人群与特殊人群(具有不良生活习惯如严重的吸烟酗酒行为)的健康伤害风险教育,等等。对这些特殊人群的健康教育,正是基本公共卫生服务均等化的要求,也是解决健康教育公平问题的重点。

(四) 提高健康素养水平

健康教育与健康素养有着必然联系,教育机构和医疗服务机构作为政府健康治理的主要部门,开展面向社会公众的健康教育,对人们健康素养水平的提高起着重要作用。而民众健康素养水平的提高,又有助于人们选择健康的生活方式和行为,也能为实现"以健康为中心","不得病、少得病、晚得病"的健康目标打下坚实基础。

1. 健康素养的内涵

健康素养是衡量健康教育的一项重要指标,也是个人健康和公共健康的决定因素,那么什么是健康素养(health literacy)?《美国预防医学杂志》从事编辑工作的夏洛特·赛德曼认为:"健康素养是指获取、加工、理解基础健康信息和服务以做出合理健康决策的能力。"①我国原卫生部长陈竺关于健康素养的定义是:"健康素养是指人的这样一种能力:它使一个人能够获取和理解基本的健康信息和服务,并运用这些信息和服务做出正确的判断和决定,以维护并促进自己的健康。"②如果进一步追溯健康素养一词的源头,人们还能从 1990 年美国发表的《将健康教育视为社会政策》的一篇论文中③得到相关信息。公共卫生专业研究者们最初将健康素养问题纳入自己的研究视野,原因是他们发现,随着医学技术的发展,许多人在获取医疗机构提供的健康信息时遇到困难,结果影响了健康传播和人们的健康,意识到"如果健康信息以超出大多数民众理解范围的内容呈现出来,那么它就是毫无价值的……无法向公众提供可接受并可理解的信息是目前健康传播的最突出障碍,如果解决了这个问题,许多社区就能够提高人群健康水平和疾病防御能力"。④

通过上述研究,可以认为健康素养是指人们获取、理解、实践健康信息和服务,并利用这些信息和服务对自己的健康做出正确的判断和决定,以促进和维护自身健康的能力。健康素养这一定义的内涵包括三个方面。一是科学知识素养。具有主动寻求、获取基本的健康保健和防病医病知识的能力,例如了解吸食烟草对人体的伤害、看懂药品使用说明书、保健食品的原料及配方、人体各种生理指标正常值等各种生活知识,以此选择性地接受健康信息和健康促进的相关产品和服务。二是操作技术素养。健康

---

①④　[美]詹姆斯·郝圣格.当代美国公共卫生:原理、实践与政策[M].北京:社会科学文献出版社,2015:212.

②　陈竺.序.健康 66 条——中国公民健康素养读本[M].北京:人民卫生出版社.2008:3—4.

③　王萍.国内外健康素养研究进展[J].中国健康教育,2010(4):298—302.

技术是人为满足自己健康需要而对劳动对象的制造和改造,一个人具备基本的改善自己行为和保护自身健康,包括急救、互救、逃生方法等基本技能,是具有操作技术素养的体现。三是健康道德素养。健康素养包括健康道德,健康道德是一个人能够意识到每个人都有维护自身和他人健康的责任和价值观念。意识到具有较高的健康素养可以起到既能够维护和促进自身健康,又能够维护和促进公共卫生健康的作用。

2. 提升健康素养

提升健康素养水平,是提高民众健康水平最根本、最经济、最有效的措施之一,健康素养是衡量国家基本公共卫生水平和人民群众健康水平的重要指标。健康素养水平则是通过一定测量指标体现出来的基本健康素养的人在总人群中的比例,正确理解健康素养评价体系和评估人群健康素养水平,能为提高群体健康素养水平提供有效的实践和理论依据。我国公共卫生健康领域的有关健康素养测量数据表明,2017 年,全国居民健康素养水平是 14.18%,比起 2012 年的测量数据已经高出许多,但是与发达国家提出的 40%—50%指标的差距还是很大。为了提高我国全民健康素养水平,原来的"国家卫生计生委"曾制定了一个《全民健康素养促进行动规划(2014—2020 年)》,后来国务院又出台了《国务院关于实施健康中国行动的意见》,提出将开展健康知识普及行动,推动全国居民健康素养水平,目标是从 2022 年到 2030 年,全国城乡居民健康素养水平分别不低于 22%和 30%。

健康素养的重要作用是帮助人们树立健康意识,注意养成正确的生活习惯,维护自身和他人健康。为了提升全民健康素养水平,应从以下几个方面开展健康促进工作,提高民众的健康素养。

(1) 树立健康意识的价值观念

一个人的健康素养水平和能力对于人的生理健康和预防疾病无疑是重要的。人群具备良好的健康素养和较低的慢性疾病发病率,不仅是社会重要的人力保障,也是事关民族兴衰的大事。然而一个人具有正确的健康意识和健康价值观也是十分重要的。世界卫生组织认为健康不仅仅是人的躯体没有疾病,而且还具备心理健康、社会适应良好和道德健康。从中可知,一个人的健康修养是何等重要,如果一个人的健康观薄弱,对健康的意义认识不足和不负责任,就可能产生轻视预防,有病也会将小病拖成大病的严重后果。因此,树立健康意识和价值观念需要以人民健康为中心的重视预防而不是以疾病为中心的重视治疗。从道理分析,现代医疗和科技无论怎么发达,通过"预防"把疾病扼杀在萌芽之中终究是最有效也是成本最低的健康保健方式。而通过健康教育来提高民众的健康素养能力和水平，通过营造绿色安全的健康环境，尽可能使人们"少得病、晚得病、活得好、走得安"，这些简单而有效的预防和降低疾病发病率的选择策略，其实都是以健康为中心的国家健康发展战略在公共卫生健康教育领域的具体体现。

（2）掌握卫生健康的基本知识

健康素养是公民素质的重要组成部分，也是一个社会文明与进步的重要标志。然而一个人的健康素养不是与生俱来的，而是需要涵养培育的。一个人只有正确理解了人的生老病死自然规律，才能更好地应对自身的健康问题。概括地说，提升健康素养一方面需要人们掌握生物医学的基本知识，包括慢性病和传染病防治、科学就医与合理用药以及精神卫生疾病方面的医学知识，知道了医学是有局限性的，医疗也有风险，不可能包治百病的道理，可以帮助人们理解医生职业的属性、增进医生与患者之间的信任关系，也有益于维护自己的健康。生活中因为有些人健康素养水平低下而影响了就医效果，甚至因为医学知识匮乏和误解而导致医患矛盾的激化。还有一些人，因为缺乏基本的健康素养而对社会上"健身养生"的骗局失去判断力，不信医学科学而信"江湖大师"，结果走入轻信"神医神药"的误区，容易被一些似是而非的观点所迷惑。甚至有人为了追求健康而失去健康和生命。提升健康素养，有助于识破各种有害人的身心健康骗局，走出生活误区。人们应当重视学习科学的医学知识，尊重医学和医务人员，了解基本的急救知识和掌握一些应急施救的技能。这是因为人们对自己的健康负责，也对他人健康负责的道德体现，如当有人突遇紧急情况时，最重要的是身边的人立即施救，在急救医生到来之前，还应及时开展现场自救互救，才有可能救人救己。相反，人们缺少急救知识、急救技能和没有急救意识，就难以应对生活中所遇到的风险和危机。

（3）选择健康的生活方式

现代社会，人们越来越重视健康，健康应当成为全社会的共同责任，现代医学科学研究表明，在世界上许多发达国家和部分发展中国家中，影响人类健康的主要疾病已经不再是由细菌、病毒等微生物引起的传染病，而是心脑血管疾病、恶性肿瘤等一些慢性发展的"生活方式病"。而一个人的生活方式和行为如何，主要取决于他的健康素养。

生活方式本是指人们长期受一定文化、社会风俗，特别是家庭成员影响而形成的一定的价值观念和在日常生活中所遵循的各种行为习惯，包括饮食习惯、起居习惯、日常生活安排、娱乐方式和参与社会活动等方面的生活意识以及行动选择,实质为人们的"行为消费"和"时间消费"。具体而言,"生活方式是指人们的日常生活活动特征的表现形式,主要包括工作学习活动、基本生理需要活动(如睡眠、吃饭、洗漱等)、闲暇活动(如社会交往、文化娱乐等)和其他生活活动(如锻炼、喝酒、抽烟、就医等)"。①现实生活中的每个人都有自己的生活习惯和作息规律,然而不同的生活方式对人的健康有着不同的影响。良好的生活方式和行为习惯有助于保持健康,而不良的生活方式和行为习惯会损害人的健康,甚至成为健康的杀手。

由于人的行为和生活方式影响着人的健康与寿命,所以自觉、主动、积极地建立良好的生活方式对于维护人的健康是十分重要的。那么人们应当如何选择健康的和养成良好的生活方式?世界卫生组织曾在1992年的报告中对影响人的健康因素进行总结并提出一个公式,认为:人的健康=60%生活方式+15%遗传因素+10%社会因素+8%医疗因素+7%气候因素。世界卫生组织还指出,在人类死亡因素中,有60%是由不良行为引起的,美国因不良的生活方式和行为而致死的人数占总死亡比率的48.9%,中国这一比率是37.3%,由此可知健康的生活方式管理是个人健康管理中最重要的内容。基于社会生活方式对人的健康影响的重要性,世界卫生组织对影响到人的健康素养方面向人们提出"合理膳食、戒烟限酒、心理健康、体育锻炼"的健康生活方式要求。认为这四个方面是促进人体健康素养的四大基石。

健康的生活方式是提高人群健康状况的主要途径,健康的生活环境需要人的主动营造,也是人们自我决定命运所需要的一部分条件。在现代社会的公共健康生活领域,人们应当通过接受健康教育来提升基本的健康素养,使自己的生活有质量和健康:一是自觉学习健康知识,提高维护健康的能力;二是合理安排膳食,包括健康的饮食和养成良好的饮食习惯;三是坚持适当运动,量力而行,循序渐进,持之以恒;四是改变不良行为,戒烟限酒,养成有规律生活的习惯;五是在学习、工作和生活中保持平和心态和良好的人际关系;六是自觉保护环境,遵守保护环境的法律法规和社会公德,等等。通过这些方面的努力,使人们在生理、心理和生活方式上,始终保持处于良好的社会适应状态。

---

① 张玉秀.生活方式、体育生活方式的界定及其研究现状分析[J].南京体育学院学报,2005(3).

第九章　公共卫生事件与疫情危机

进入 21 世纪,世界屡受突发重大的公共卫生事件威胁,从 2003 年 SARS 疫情暴发到 2020 年新冠疫情在全球范围扩散,对人类社会造成前所未有的冲击。新冠病毒传播和变异速度之快、影响范围之广和所带来的全球防控难度之大,集中凸显了人类社会应对公共卫生危机的脆弱性,对世界各国经过多年努力构筑起来的公共卫生危机应急管理体系是一次严峻挑战。

传染性疾病的世界大流行是对国际社会的公共卫生秩序和健康环境的严重破坏,如何应对和化解公共卫生危机考验着政府的治理水平和应急管理能力。在疫情防控中,我国的公共卫生健康领域的国家治理体系和治理能力必然经受考验,而从理论到实践总结公共卫生危机应急响应的经验和教训,具有伦理研究和指导卫生实践的重要意义。

一、公共卫生危机应对

现代社会生活的各个领域,都存在着与人的健康有着直接关系的公共卫生健康问题,如食品卫生行业的食品安全、医药卫生行业的假药害人等各种公共卫生事件,政府及管理部门如果忽视或解决不好,就会使问题不断累积和叠加,酿成严重的公共卫生危机。通常情况下,化解公共卫生危机取决于政府和公共卫生组织对公共卫生问题的认识与容忍程度,"一旦健康问题从社会'可容忍状态'转变为'不能接受状态'时,社会就会采取集体行动,做出公共卫生反应"。①面对公共卫生领域存在的严重而复杂的关乎人的生命健康问题和人类社会存在的公共卫生风险现象,需要开展公共

---

① 曾光,黄建始,张胜年.中国公共卫生(理论卷)[M].北京:中国协和医科大学出版社,2013:25.

卫生危机伦理研究,评价和指导公共卫生危机管理体系建设,以维系公共卫生秩序和实现社会安宁。

(一) 公共卫生危机、疫情危机

1. 公共卫生危机

公共卫生危机即突发的重大公共卫生事件,是指在正常社会生活状态下,突然发生的对社会公共卫生系统的基本价值和行为准则产生严重威胁,造成群体健康严重损害的重大传染病疫情、重大食物和职业中毒以及其他严重影响群体健康的公共卫生事件。这种公共卫生危机会造成或者可能造成严重的社会危害,需要政府进行危机管理和危机干预。

公共卫生危机属于公共危机的一种,依据我国颁布的《突发公共卫生事件管理条例》总体预案中对公共卫生危机的分类,有自然灾害、事故灾难、突发公共卫生事件和突发社会安全事件四类。四类公共卫生危机中,又以突发公共卫生事件最为典型。"公共卫生危机是典型的、由疾病或卫生状况引发的危机事件,美国卫生组织认为公共卫生危机是:一个疾病或一个卫生状况发生或即将发生。"①从这一角度理解公共卫生危机,它和疫情危机具有同样的内涵,突发公共卫生事件即是公共卫生危机,属于上述四类危机中的一类。不过,两组概念的内涵虽然相近,但是突发公共卫生事件所涵盖的外延比公共卫生危机的外延要窄一些。因为突发公共卫生事件所引起社会混乱和动荡等产生特别严重的后果,甚至由此激化成政府的公共治理危机时,用公共卫生危机一词表述事件的严重程度和涵盖范围,似乎在语意上给人的感觉更为强烈一些。

公共卫生危机具有突发性、非预期性、原因多样性、危害直接性、发生隐蔽性、紧迫性、全球流动性和社会危害严重性等特点。对公共卫生危机特点较为复杂的概括表明,公共卫生危机"是一种小几率、高危害事件,既有传播的全球性,又有事件的地方化特点;既有事件发生的不可确定性,又有事件先兆的可监测性特点;既有对生命健康的直接危害,又有对人群心理震荡和对社会负面冲击的特点"。②

具体说来,公共卫生危机特征可以概括为以下几个方面:

(1) 事件发生的弱预期性(或非预期性)

公共卫生危机的发生具有弱预期性,疫情发生的时间、范围和强度,病

---

① 李永生.我国公共卫生危机管理长效机制探究——从甲型 H1N1 流感说起[J].中国卫生事业管理,2010(1).

② 曾光.中国公共卫生与健康新思维[M].北京:人民出版社,2006:200.

毒传染源的界定、传播渠道、治疗方式、感染的发展过程及未来发展趋势等常常突如其来,使人无法做出预判和进行准备,从而给医学救治和公共卫生应急管理带来挑战。疫情的弱预期性还表现在传染病本身所具有的隐蔽性特点上,如新冠病毒就是这样,它的特点是潜伏期长且隐蔽性强,被感染者在潜伏期内可能没有显著的症状,致使谁也无法保证在日常生活中所接触的人不是病毒携带者,这也让所有在公共场所活动的人都容易成为被怀疑的对象,人们之间存在的相互怀疑心理会引起普遍的焦虑与恐慌,最终使生活在其中的每个人都感受到了来自病毒传染的压力和威胁。

公共卫生危机的弱预期性特征决定了对于疫情的防控不是某个地区、某个群体的责任,而是所有社会成员必须承担的公共卫生健康的伦理责任。从个人微观角度说,个人(特别是非医务专业人员)也难以确定究竟何种生活方式或者生活物品能够最有效地抵御病毒传染。在此情形下,通过政府组织以及基层社会管理机构(比如社区)采取阻断隔离方式成为最有效地与不明传染病毒作战的公共卫生手段。

(2) 事件处置的紧迫性

公共卫生危机发生变化的速度较快,无论是其产生的原因、事态发展的结果,还是事件变化的影响因素都处于不断变化之中,特别是疫情危机多表现为突然暴发和快速传染的特征,致使社会成员处于一种紧急应对状态的压力之中。美国科研人员福斯特在研究中发现,公共卫生危机的显著特征之一就是"急需快速做出决策,并且严重缺乏必要的训练有素的员工、物资资源和时间来完成"。①从这段话中暗示的"紧急决策""人员严重缺乏""物资严重缺乏""时间紧迫"几组词语中可以看出疫情紧迫性给应急反应所带来的压力。

通常,公共卫生危机、特别是疫情危机多发生在经济与文化均比较发达的人口稠密地区,波及和影响范围较为分散和广泛。疫情初发时往往因病因不明和传染源不清,同时伴有谣言的广泛传播,人们不知如何应对疫情而产生茫然无措的恐惧和紧张心理。而对政府和公共卫生应急管理部门来说,面对疫情扩散所带来的危机管理压力,即使已有疫情应急响应预案,也会在信息来源不清和混乱,需要紧急救援的医疗卫生资源运输条件受限等因素限制而无法到位的情况下,做出及时和正确的管理决策。即使做出决策,也需要承担较大的不确定性风险。公共卫生危机发生的紧迫性

① Uriel Rosenthal, ect.(ed.), Managing crises: hreat, Dilemmas. Opportunities. (Springfield, [1]inois: Chales C. Thomas Publisher Ltd. 2001). p.6.

给人们的启示是政府应对公共卫生危机的战略应是常态化、持续性的管理。那种基于经验的刺激—反应的临时应对模式不仅影响着疫情危机管理的前瞻性和回应性，也影响着公共卫生危机管理的效果，甚至可能带来一系列次生风险。

（3）事件危害的严重性

每次发生公共卫生危机（如严重的流行性传染病疫情）往往表现出规模大、影响广、损失重等特点。通常除了产生大量的致人死亡的直接伤害后果外（如新冠疫情发生不到 2 年，就造成全世界 2 亿多人感染，超 500 万人染病死亡的人间惨剧），还会给经济社会的正常发展以严重打击，造成企业停产、贸易中断、股市剧烈震荡等金融危机等使国家经济倒退，民众生活处于困境之中的局面（如新冠疫情引发全球经济的负增长"地震"，经济供应链遭受上万亿美元损失，90％的经济体陷入经济衰退漩涡，数亿人失去工作，面临贫困和饥饿）。疫情还对社会的公共生活秩序产生破坏性影响，常常导致一个地区的公共卫生系统异常和公共秩序混乱，甚至引发全社会恐慌和动荡的政府管理危机。而且，往往是在疫情危机发生的时候，更容易出现民众对政府管理社会能力产生怀疑的情形，进而引发民众对政府的信任危机。疫情暴露和加剧了世界各国之间和各国内部经济体系在社会发展领域中的矛盾，强化了许多国家的贸易保护主义和逆全球化风潮。打乱国际社会的正常秩序，给国际环境带来更多的不确定因素，使全球面临更多的风险和挑战，整个世界进入了一个充满矛盾、产生动荡和加速剧变的时代。

2. 历史上的疫情危机

人类历史上最为严重的公共卫生危机主要是造成重大伤害的传染病大流行的疫情危机。

在漫长的历史长河中，人类一直受到传染病的威胁和伤害。传染病与人类如影随形，是人类的主要杀手，特别是当这些传染力极强的特别重大的传染病大流行，会构成人类社会的极其严重的灾难性事件，如天花、鼠疫、霍乱、麻风、结核、麻疹、狂犬病、疟疾、黄热病等传染病大流行，给人类社会带来灾难性的影响，历史上发生的瘟疫危机所造成的各种人口死亡事件远远高过战争或其他天灾人祸的死亡人口总数，带给人类社会的冲击绝不仅仅是公共医疗卫生的救治策略改变和影响公共卫生历史发展的走向，还会以复杂而微妙的方式影响了人类社会、政治和文化等诸多方面的演化。如特别严重的流行性瘟疫甚至一度摧毁历史上存在过辉煌的古罗马文明、玛雅文明和印加文明。

　　流行性传染病具有传染性特征构成了最典型的公共卫生问题,也最容易演化成公共卫生危机。传染病本是指由致病病原体感染人体以后所产生的具有传染性,并且有可能会造成流行的一类疾病,如被称为白色瘟疫的肺结核病作为一种古老的疾病,其实早在新石器时代的考古资料中就有发现结核细菌的证据,到了17—18世纪结核病盛行之时,全世界都受到这种杆状结核菌的伤害。相比较而言,急性传染病一般是来势汹汹,先急后重。比如流行性感冒初期只会引发患者头疼、发烧和食欲不振等微型症状,以后病情加重,患者脸色发青、咳血甚至死亡。由于传染链的迅速延长和蔓延,不可避免的结果是造成大量的人员死亡。

　　传染病伴随着在人群中的大规模流行,给人类带来的危害之大和影响之深,有时令人难以想象,比如起源于公元6世纪时中东地区存在的鼠疫是人类历史上最骇人听闻的瘟疫之一。这种被称为"上帝之鞭"的由鼠疫杆菌引发的瘟疫曾在世界范围内有过多次的大流行,最悲惨的一次就发生在中世纪的欧洲。这次鼠疫从公元1346年开始,仅在2年时间内就传遍整个欧洲,在随后的300多年间,导致2500多万的人口死亡,而当时整个欧洲的人口不到8000万人,这意味着有三分之一的人死于鼠疫,致使欧洲人口的平均寿命一下子降到只有20岁。中国曾是第三次世界鼠疫大流行的重灾区,据历史资料统计,仅在明朝永乐年一个朝代间就夺去了1300万人的性命。

　　现代流行病医学研究表明,传染病大部分是人兽(畜)共患传染病,只要具备了传染源(排出病原体的人和动物)、传播途径和易感人群并有适宜的自然条件和社会因素,就会发生传染病。重大或特大的传染病疫情的发生通常是从自然因素开始的,由于加入一些信息阻滞、采取应对措施不及时、早期控制不力等人为因素,最终导致传染病的大流行。现代生物科学研究表明,通过显微镜发现的微生物世界里存在着各种各样的细菌、病毒等病原微生物,这些病原微生物在比人类更早的时候就存在于地球上,而且它们可以持续地存活在地球的任何部位,只要人类有偶然的机会与它接触,它就可以不分国界和种族地影响到任何的人群。

　　当今世界,势不可挡的全球化浪潮催生并加快了各种社会与经济巨变的脚步,同时也带来了传染病流行的全球化风险。世界经济一体化进程加快、城市化浪潮带来的国家和社会贫富分化、生态环境恶化乃至气候变暖"温室效应"存在、单边主义、恐怖威胁和战争危机等等错综复杂地交织在一起,构成了对人类生存与发展的相互联系的紧密性和可持续性的严峻挑战。同时也带来了突发传染性疾病在世界范围内迅速传播的风险。国际公共卫生实践表明,一些传染病毒屡屡经由国际航线迅速蔓延扩散,得以在极短时间内快速地由一国传播到另一国,将瘟疫大流行的风险带到地球的每个角落。如 2003 年发生的"非典"(SARS)传染病也是一种影响人类生存的严重疾病,曾在本世纪大流行的短短五个月内就传播到全球 27 个国家地区,造成 8000 多人感染,700 多人死亡的严重后果。2009 年 3 月底在墨西哥和美国加利福尼亚州、得克萨斯州暴发的甲型 H1N1 流感,在持续一年多的时间里波及 214 个国家和地区,造成约 28 万人死亡。2014 年暴发的埃博拉病毒,几个月内就蔓延到世界上许多国家,造成死亡人数超过 7000 人的公共卫生事件。2020 年初发生的新冠肺炎疫情危机更是新发传染病快速国际传播的最好例证。由世界卫生组织命名的新冠肺炎"COVID-19"(这一英文缩写的其意指是 2019 年发现的由于冠状病毒 COronaVIrus 感染导致的疾病 Disease)疫情可说是人类走进现代社会以来传播速度最快、感染范围最广、防控难度最大的流行性传染病,被国际社会确定为人类历史上最为严重的一次灾难性公共卫生事件,构成了全球范围内公共卫生系统性的深重危机。

以新冠疫情全球大流行为典型的传染病疫情事实表明,当严重的疫情危机发生时,没有任何一个国家和地区能独善其身,通过孤军奋战能够抗击和战胜疾病的入侵和蔓延。特别是对一些公共卫生体系薄弱,卫生筹资能力有限的发展中国家来说,很难经得起严重的流行传染病的攻击和扫荡,极容易被"攻陷",从而使国家产生人口减少、经济下行衰退、政局动荡等等重大危机。有鉴于对全球化直接和间接健康威胁的新认知,加上重大突发性公共卫生事件一次次地敲响警钟,如何经受重大公共卫生危机的挑战,将是人类需要解决的在公共卫生健康领域实现健康的共建共享发展战略的重大问题。

(二) 危机应急响应

1. 重视疫情危机的影响

公共卫生危机管理即突发公共卫生事件的管理,或者可以表述为疫情危机管理,通常是指由政府主导的多元主体参与的,通过对重大传染病疫情危机的监测、预控、进行危机决策和危机处理,从而避免、减少因突发公共卫生事件所产生的危害,并努力将危险转化为机会的公共卫生危机控制过程和治理体系。

疫情危机管理被置于更广阔的社会背景中,其管理内容必然围绕危机而展开,包括危机风险评估、危机监测、危机预防、信息分析、危机的应急响应管理和危机恢复等。就此而言,公共卫生危机管理作为一种政府管理行动,还应当构建一种具有社会范围的"持续改善的疫情危机管理制度"机制。构建这种持续改善管理制度的内在逻辑是根据疫情危机中传染病毒的变异与疫情演化信息持续地进行调整,以协调公共卫生危机管理主体间的相互关系,优化公共卫生资源在疫情危机治理中的表现形态,从而形成一个贯穿整个疫情危机周期的应急响应体系,以实现对疫情危机的长效治理机制。

在人类同疾病斗争的历史上,传染病疫情危机曾给人类带来严重的伤害。这种伤害既是对人的肉体生命的族群性残杀,又是对人在世代生命续存的伦理价值观念上的痛苦折磨和深层意识的觉醒。事实上,正是2020年暴发的全球新冠疫情危机,促使世界各国对原有的公共卫生体系和危机管理进行反思和改革,意识到这一危机已完全"不同于一般性疾病,是一种危害人类最基本生命权的公共性危机,是侵害生命共同体存续和发展的伦理危机……构建合理、有效的公共健康伦理是解决公共健康危机的内在要求,也就是说,公共健康危机的解决除必要的医疗资源和医疗技术外,还需要人类的伦理智慧和道德觉悟"。①危机风险意识的增强,迫切要求人类还需要在公共卫生危机应急管理体系建设上有所作为。

全球公共卫生实践证明,应对疫情危机需要重视对传染病的预防,有准备地迎接公共卫生疫情危机的挑战。各国政府有责任团结协作,建设人类卫生健康共同体的疫情危机管理体系,共同努力克服疫情危机。

2. 危机应急管理体系

（1）危机的应急反应体系

按照危机管理理论所确定的危机分期方法,一般将危机分为预备期、暴发期、处理期和恢复期四个阶段,而政府危机应急反应系统主要是指在危机发生后的处理期这个阶段。危机应急反应系统由四个子系统构成:

第一,决策指挥系统。为了控制传染病疫情并取得成效,应当完善公共卫生应急事件应急指挥架构,实行统一领导,分级负责的分级响应机制,明确指挥机构的统一指挥决策权限,厘清各部门之间、各层级之间的领导指挥决策关系和职责边界,分清救治层面专业指挥与全局层面行政指挥之间的关系。西方发达国家通常设立常设疫情危机应急指挥机构,如美国的危机管理系统是由总统和国家安全委员会、国土安全部、联邦应急管理局、

---

① 王珏,王硕.公共健康的伦理博弈与道德边界——基于新冠肺炎疫情的实证研究[J].探索与争鸣,2020(4).

卫生与公共服务部、疾病预防控制中心(CDC)等组织联合构成的统一决策系统、负责应对突发的公共卫生危机事件。类似美国的决策系统,欧盟建立起来的是欧洲疾病预防和控制中心,德国政府组建的是"严重传染病能力与治疗中心"常设工作组,加拿大在国家层面创立的公共卫生局下设传染病与突发事件应对司常设机构,等等,尽管各种组织有所差异,但都设置了相对稳定的常设应急机构,以在追求和保持决策指挥系统的基本功能存在和在发生危机时发挥领导和高效率的指挥作用。

与世界上一些国家成立常设的公共卫生危机管理机构不同,我国并没有专门的应对公共卫生危机的决策指挥机构,对重大的危机管理责任,主要由地方各级政府负责,可分为行政(国家卫健委系统)、专业(国家疾控中心系统)、市场(医卫界企业等)、社会(医卫界专业学会、协会和公众参与的监督系统)等四个方面。当疫情危机发生时,一般会从各相关部门的行政人员和医疗系统的专家群中抽调一部分专业技术人员和管理人员,由卫生管理部门组织成立一个临时性的工作组作为危机处理的领导机构。负责协调其他各相关职能部门分工合作,指挥整个危机的处理工作。

第二,法律保障系统。我国应对公共卫生危机的法律有《中华人民共和国传染病防治法》《突发公共卫生事件应急条例》等,但是法律上所确定的危机管理机制比较分散,还没有一部完整的危机或者紧急状态管理法。存在的问题是因为法律制度体系不健全,这就使政府及公共卫生管理部门在处理危机时过多地通过行政命令方式来协调和组织,而不是依据法律法规进行依法管理。由于应对疫情的行政决策指挥过于政治化和行政化的辖区和属地管理,致使各级政府所能采取的应急措施主要服从于上一级行政指令,其执行方式和力度也不尽一致,特别是这种以部门和专业危机处理模式为基础的危机管理机制不可能应付灾害并发的问题,往往出现各自为政的弊端。因而,危机管理的合法性受到质疑。

第三,物资保障调动与紧急动员系统。为适应大规模人员救治需要,需要建立健全包括区域内公共卫生健康资源迅速集聚、跨区域资源迅速配置,快速调动等重特大突发公共卫生事件应急保障系统。这一系统主要由地方政府对各自辖区的人力、物力、财力和技术人力资源进行调动。如在处理疫情危机时,对疫情应急救治所需的医疗防护用品、检测检验仪器设备等医疗用品的需求会迅速增加,需要疫情危机应急指挥系统对应急物品实施统一管理,以实现供需协调匹配,按需保障。政府还需通过紧急动员系统实行动员,促进危机应急资源、道德情感资源、专业智力资源和全社会志愿者人力资源的快速集聚,对于应对疫情危机起着重要作用。

第四,信息监控和反馈系统。这一系统由医疗机构的临床医疗信息系统、疾病预防控制中心的疫情信息系统和政府的信息系统构成。在疫情危机情势下,由于民众对应急卫生产品的需求,以及由于危机衍生的其他公共卫生产品和服务的需求呈几何级数地迅速增长,既有的公共卫生系统无法迅速处理这些需求信息,也无法获得外部资源支持和形成相应强度的生产供给能力,从而产生公众需求与卫生健康资源输入的同步阻塞现象。加上政府对危机来源、危害、趋势等判断尚不明确,应急措施也未成熟,又加剧信息系统输出的困难并形成恶性循环。民众在需求信息受阻后,又会寻求非权威性输入渠道来解决信息需求不足问题,于是谣言加剧传播,政府的权威性功能系统面临崩溃危险。解决的办法是疫情管理部门有疫情信息危机的应急预案,关键时刻"快速组建一个能够处理更大需求负荷和接纳更多资源输入的转换系统,即突发公共卫生危机应急响应系统,在较短时间内提供更多公共产品以缓解社会公众的需求压力"。[1]

(2) 公共卫生危机的国际分级

为了应对突发公共卫生事件,首先需要对突发公共卫生事件进行分析与预估其严重程度。按惯例,国际卫生组织(WHO)是根据《国际卫生条例》以及《紧急状况应对框架》来认定某一公共卫生事件是否成为"国际关注的突发公共卫生事件"(PHEIC)。

"国际关注的突发公共卫生事件"这一概念说明,它不是对相关部门采取防治措施的评价,而是代表疾病所在地区及国际的疾病风险,以及对加强和协调疾病控制的需要。其内涵是指通过疾病的国际传播构成对其他国家的公共卫生风险并可能需要采取协调一致的国际应对措施的不同寻常的事件。这一定义暗示当前疫情事件突然发生,非常严重和不同寻常。对社会经济、政治等方面的社会影响很可能超出受影响国的边界而向国外扩散,如果国家没有大规模地采取紧急应对行动,疫情将无法被控制,并且可能需要立即采取国际行动。一旦某种疫情被世卫组织宣布为"国际关注的突发公共卫生事件",相当于向世界各国发出一个明显的信号:各国必须开始考虑如何加强防控、提前准备应急措施、准备病例隔离等事宜,如关闭学校或取消大型集会,甚至对特定地区实施旅行禁令等。

我国对于公共卫生危机(突发公共卫生事件)的应急管理办法是将突发公共卫生事件根据影响范围和造成危害程度的不同,由高到低分为四个

---

① 吴伟斌.突发公共卫生危机应急防控体系的研究之一:应急响应系统[J].中华医院管理杂志,2005(12).

等级。即特别重大（Ⅰ级）、重大（Ⅱ级）、较大（Ⅲ级）、一般（Ⅳ级）的突发公共卫生事件。《国家突发公共卫生事件应急预案》规定，发生突发公共卫生事件时，事发地的县级、市（地）级、省级人民政府及其有关部门按照实行分级响应的原则，作出相应级别应急反应。

公共卫生危机实行分级管理的原因是体现统一领导、分级负责、属地管理的原则，目的是为实现应急响应最大效率化提供有效的解决途径。当发生突发公共卫生事件时，事件发生地政府根据防控形势需要决策部署和统一指挥，组织协调本行政区域内应急处置工作。不同地区发生突发公共事件的类型级别不同，采取的应对措施也会有所不同，防止出现本来发生高级别事件，却因评估成低级而应对不足和造成次生灾害，或者原本是低级别事件，却因高估级别而出现因为过度的应急响应，增加不必要的社会经济负担和人力物力财力的浪费，给民生带来不利影响。公共卫生事件分成四级响应也和我国的行政体系四级分层有直接关系，从中体现实施应急响应的统一领导、分级负责的优化策略。比如，对事件确定为哪一级的响应级别，意味着由哪一级政府负责领导组织协调应急处置，一当确定的疫情范围、性质和危害程度有所变化，应急疫情的组织实施部门也随之提升或下调进入到相应的应急响应管理体系之中，由相应一级的政府领导组织应急处置工作。

（3）应急响应体系的关键环节

应对突发公共卫生事件及其危机的挑战，需要构建突发公共卫生事件的应急响应体系，重点是防、控、治三个关键环节上的管理。

第一，建设应急预案体系。对公共卫生事件的"防患于未然"是十分重要的。所以，政府应当积极组织建设突发公共卫生事件应急监测预警和早期响应机制。为了及时有效预防、控制和消除突发公共卫生事件的危害，最大限度地减少突发公共卫生事件对民众健康造成的损害和影响，维护社会公共秩序的稳定，保障民众健康与生命安全，最为可行的防控战略就是要有准备的迎接挑战。为此需要建设应对突发公共卫生事件的预案体系，包括总体应急预案、专项应急预案、部门应急预案、地方应急预案。

第二，完善应急管控体系。在流行病学上，任何传染病的传播必须具备三个要素：传染源、传播途径、易感人群。只有这三个要素同时存在，才会造成传染病大流行的严重后果。要控制传染病疫情，也就有了三个最基本的选择策略：消灭或控制传染源，如把患者进行集中隔离收治；切断传播途径，如禁止大型集会；保护易感人群，如戴口罩既是切断传播途径，也是保护易感人群的手段。

第三,协调应急救治体系。公共卫生与临床医学原本是公共卫生体系的两个重要组成部分,早期的医学与公共卫生二者之间互不分离。近代社会,随着医学的发展和防治传染病的需要,在促进公共卫生学进步的同时,更多的国家在公共卫生体系上采取公共卫生与临床医学分离的策略,其责任分工体系是,前者重在预防,后者重在救治,这二者的分离事实上对政府的疾病防治,健康促进和卫生保健的发展方向产生了重大影响,其所产生的弊端是造成了公共卫生体系运转的效率低下和公共卫生资源的浪费。根据现代公共卫生的理念,应对突发公共卫生事件必须加强医防结合的应急救治体系建设。这就决定了公共卫生与临床医学不应是分离而是整合关系,只有整合公共卫生和临床医学两方面的力量,才能应对突发公共卫生事件或疫情危机的挑战。

二、疫情干预与防控战略

人类发展的历史也是人类与传染病作斗争的历史。在无数次与传染病的博弈中,从早期的祈求神灵保佑或者逃离疫区以求与瘟神隔离,到掌握医学科学知识,学会运用各种科学技术方法来对付病毒、细菌等致病微生物。经过公共卫生和医学实践的检验,医学研究人员逐渐意识到战胜病毒和细菌最为重要和有效的还是人体的免疫力。为了消灭各种入侵的病毒和致病细菌,人体的免疫系统就得动员免疫细胞和抗体,与之展开激烈冲突的"免疫战争"。现代公共卫生和医学科学还运用免疫学的原理,将相应的生物制品(抗原或抗体)通过适宜的途径接种于易感者机体,使其发生免疫反应,从而使人体产生对疾病的特异抵抗力,提高人群免疫水平,达到预防传染病和维护人群生命健康的目的。

(一) 疫情危机干预伦理

公共卫生的目标是致力于对人群健康的维护。人群健康包括个人的健康,实现人群健康和个人健康需要一定的条件。可是对于传染病来说,处于临床状态的病人在大多数情况下,因为各种条件的限制,很难达到控制传染的条件要求。这就要求政府在传染病流行时期组织社会力量,采取筛查检疫、隔离管制、限制出行等措施以有效地控制致病微生物的传播。然而这些措施会不同程度地涉及社会成员的自由权、隐私权等个人权利问题。工作人员如果操作不慎,就可能构成对个人权利的侵害,产生控制传染病中的伦理冲突问题。那么,在什么条件下政府所采取的控制与干预行动在伦理学上是可以获得辩护的? 如何在公共卫生干预与个人自主和自由之间进行平衡? 这些问题的解决需要建设危机干预伦理。

1. 危机干预合理性

面对突发的传染病,在人群中检测出那些无症状感染者以阻止疾病的传播是必要的公共卫生危机干预措施。使用这种方法,接触传染病的人当场得到确认,就可以进一步控制密接者,从而切断疫情的染源链。

总结人类历史上与传染病做斗争的过程,最为有效的经验之一是隔离手段的运用。如 1918 年西班牙暴发流感疫情时,欧洲许多国家采取关闭学校、教堂和公共场所等隔离措施以防止病毒侵害。中世纪时,欧洲人选择专门建造隔离病院的办法,同时制定疫情检疫制度,收治那些已确诊感染的人并对其实行隔离控制。黑死病大流行时期,当时意大利首先在港口实行对入境船只限制入港措施,只有当隔离时间达到要求时,才允许入港。疫情应对的历史实践表明,选择隔离措施是控制传染病的有效手段。现代公共卫生预防疫情强调采取对人群检疫和无症状感染者的筛查措施,也正是借鉴了隔离控制疫情的传统做法。"疫病之可怕,乃至公共卫生危机的程度,正在于其高度传播性。因此,抗疫的关键在于最初隔离防护以及后续有效的救治。疫情流行之初,相对全国而言,染病受害的总是极少数人,但需要其他可能与此无关的人做出牺牲和克制,只有这样做,方可成就抗疫胜利的大局,否则定会蔓延全国、殃及苍生。"[1]就此而言,对疫情应急控制强制干预手段的运用,是必要的和有效的,同时也意味着这种选择干预的价值取向具有合理性,也容易被人们理解和接受。"在对公共卫生的威胁特别严重的情况下,公共卫生保护的重要性更有可能超过保护、尊重个人权利和自由的重要性。在紧急情况下,采取侵犯自由的措施可能比在其他情况下更为必要。"[2]可以认为,少数人的个人健康利益必须服从大多数人的公共健康利益,局部地区的健康利益必须服从全国整体的健康利益,正是我国在应对新疫情中所制定的传染病应急管理、采取的强制隔离措施的伦理学基础。

公共卫生危机干预还涉及是否符合法律规范问题。以新冠肺炎疫情的传染风险特征来说,这一病毒的"隐形"传播可能在无症状的、潜伏期内的或在疾病难以察觉或不清楚的情况下悄然积聚,然后在世界各地大面积

---

① 李以所.公共卫生危机的中国治理:反思、优势和前景[J].领导科学,2021(6).

② Barrett, H. Ortmann Drue, Leonard H. Dawson, et al. Public Health Ethics: Cases Spanning the Globe Volume 3 Ⅱ Disease Prevention and Control[J]. Springer, 2016:95—136.

暴发。这就意味着公共卫生必须面对的现实问题是,当人们在公共活动空间无法识别谁是感染者的情况下,必然存在着被感染的高风险。那么如何解决这一难题,最优的预防手段显然就是防止人群聚集以对人群与感染者、密接者进行隔离。如果人们不能实现隔离上的道德自觉而产生破坏隔离的行为,就有必要采取法律强制干预手段来加以制止。对此,我国在干预新冠疫情方面,根据《刑法》《治安管理处罚法》《传染病防治法》和最高人民法院等几个部门联合发布的《关于依法惩治妨害新型冠状病毒感染肺炎疫情防控违法犯罪的意见》的相关规定,对疫情风险人群,如病源携带者、疑似患者等特殊人群,如果有违反隔离观察、隔离治疗规定,进入公共场所、参与人员聚集活动等行为,造成疫情传播或有传播危险的,依法给予治安管理处罚,构成犯罪的可以依法追究刑事责任。

严重的疫情一旦被认为会构成国家公共安全层面的危机,为此而采取的严厉干预措施事实上已成为国家意志的体现。为预防和应对全球化时代的公共卫生威胁,世界卫生大会曾提出全球立法框架并赋予世界卫生组织以检测、预防和管理传染性疾病的新权威,强调负有就重大流行病做出决策并提出全球应对措施的责任。各成员国家的各级政府和公共卫生管理机构有必要在自己的行政辖区内依法取消人群聚会集中活动的集市、体育运动比赛、文艺演出等活动,甚至实行封闭社区、封城等严厉措施,这些都被认为是国家权力机构实行公共卫生危机干预的必要手段。新冠疫情危机严重时,欧洲一些国家的政府就将公共卫生应急响应提到最高级别,如宣布国家或某个地区进入紧急状态、战时状态、战争状态,或者通告整个医疗系统处于投医少药无床位的瘫痪状态,或者是崩溃状态等。我国一些出现疫情的地区或城市,最初也曾选择法律的,甚至是政治的强制干预手段,宣布所辖行政区域进入战时状态,其目的不过是最大限度地把具有管辖权地区的所有人力、物力动员起来以应对公共卫生危机,比如采取更为严厉的措施,全方位排查传染风险人员,将所辖行政区的集体团拜和大型慰问、联欢、聚餐、培训等活动一律取消的强制管控措施,进一步规范大型会议活动的疫情防控限制令。

2. 危机干预原则

一般说来,在疫情严重时期,政府和公共卫生组织采取特殊的,甚至是极端的防范措施会打破正常的社会秩序,限制公众在生活中行动自由的做法在伦理上是可以接受的。但是也要承认在遭遇重大的公共卫生危机面前,政府和公共卫生组织所进行的应急决策和行动选择也会对社会生活的诸多领域产生一些阻碍、影响效率等方面的副作用,为此需要政府面对维护民众健康与社会发展中经济效率之间的矛盾解决平衡问题,比如实行严厉的疫情防控措施必然会降低经济体的经济效率,那么是控制疫情重要还是发展经济重要,在二者之间如何进行取舍? 再如对个人的权利维护而言,对个人行为进行限制意味着有些人要放弃部分个人自由,这样做的结果会给个人生活带来诸多不便,但政府实行这些强制干预措施又是出于确保公共与个人健康的目的,因而显得有必要。对此,公共卫生健康伦理有必要提出一些原则性的建议。

在公共卫生应急响应体系中,政府对传染病的干预手段的选择必须考虑符合伦理条件的基本要求:一是有效性,即实施干预限制措施对保护公众健康或公共卫生有效;二是相称性,即实施公共卫生干预限制措施的评估结果必须是在公共健康的受益高于侵犯个人自由所带来风险之间的相对平衡;三是必要性,即实施干预措施必须有足够的理由证明是必要的;四是侵犯最低限度,即实施干预手段对人群所造成的伤害不可避免时,需要对个人自由、权利和利益的侵犯达到最小化。显然,在对传染病疫情实施干预措施与必然存在对某些特定人群产生伤害之间,存在着一种价值选择和必要性之间的伦理冲突和排序关系。对此,"伦理学原则承认由于患危险传染病的个人对他人的威胁,国家有权限制他们的自由,公共卫生官员可被授权以公共卫生名义剥夺个人的自由……在以公共卫生名义进行国家干预、限制个人自由时,能否得到辩护就要看我们根据什么样的威胁,对谁的威胁,威胁的确定程度如何,后果如何"。①

面对传染病,确定干预疫情的公共卫生利益原则与效用原则十分重要,具有价值选择的优先性。

(1) 公共卫生健康利益原则

公共危机中坚持公共健康利益为最高利益原则的合理性在于这是人们处在应急状态时合乎逻辑的行动选择。因为处于困境之中的个人难以根据个体的实际情况做出判断和进行最优选择决策,所以只能站在服从社会整体道德原则的维度作出自己认为是正确的决策。印度的功利主义者阿玛蒂亚·森和威廉姆斯曾说道:"个人行动者可以毫无争议地在一段时间之内,深思熟虑地做出对自己最有利的决策,但是公共情况下不行。我们必须承认这样一个观点,理性要求个人审慎考虑到他不确定的未来。但是在公共情况下,我们已做出重要的、政治性假设,有一个主权中心,即使

---

① 邱仁宗.公共卫生伦理学与传染病控制中的伦理问题[A].曾光.中国公共卫生与健康新思维[C].北京:人民出版社,2006:252.

在有限时间约束下,也要把社会作为一个整体,来决策何者为正确。"①

公共卫生危机中坚持公共卫生健康利益为最高利益原则的合理性还在于:

第一,公共卫生健康利益原则并没有否定和排斥个人对健康利益的维护,而是充分肯定个人健康利益的存在和重要性。而且维护每位公民的生命健康权益、尊重个人权利是公共卫生健康伦理在价值观念上应对重大公共卫生危机的出发点和落脚点,是政府制定相关公共卫生政策、采取相关措施的重要依据。

第二,公共卫生健康利益原则揭示了公共利益与个人利益的一致性问题。如发生疫情时,为保障公共健康利益而采取阻隔措施不仅可以维护公共健康利益,而且也会对个人生命健康的维护和保障起到作用。公共利益站在社会整体层面追求社会与个人和谐的伦理取向,从根本上说来又有助于维持健康的公共伦理秩序。

第三,公共卫生健康利益原则为处理利益主体之间的矛盾提供了明确的伦理导向:一方面,公共健康利益应该为社会成员所共享,每个人都能在促进公共健康利益的同时增进个人的健康利益;另一方面,公共健康利益原则要求个人在其健康利益与公共健康利益出现重大分歧时做出妥协和牺牲。这是因为公共健康所要保护的是每个人的健康。这是因为对传染疫情的特性来说,如果任其感染者自由行动,就可能将传染病传染给他人,由此危害到人群整体的健康。对此,从公共健康角度出发,不仅要对传染病人进行积极的治疗,还要从保护其他人生命安全和身体健康出发,限制传染病人的行动自由。

疫情中的公共卫生资源分配与公共健康利益和个人健康利益有重要关系。公共健康利益原则既确立了公共利益的优先地位(也对这种优先性设置提出的严格条件),又保护个人利益不受到随意的或不合理的伤害,从而在公共卫生资源分配的伦理层面维系了公共健康利益与个人健康利益的平衡。对重大公共卫生危机而言,政府作为公共卫生健康利益的主要维护者,也有责任为疫情防控中的公共卫生资源分配提供公平公正的伦理原则框架。例如突发的公共卫生危机会使在短时间内求医问药人数激增,导致出现医疗资源匮乏的状况,最可能缺乏的医疗资源包括疫苗、抗病毒药物、医疗抢救设备,如病床、呼吸机等,在这种紧急状态下,对稀缺医疗资源

---

① ［印］阿玛蒂亚·森,［英］伯纳德·威廉姆斯.超越功利主义［M］.文梁捷,译.上海:复旦大学出版社,2011:11.

的分配应当首先确保有限的医疗资源用于公共群体健康利益的需求,以实现公共卫生资源分配受益的最大化。特别是在实行限制经营的疫情管理期间,一些个体的生产经营者期待尽快恢复营业以维持经济收入,对减少停业带来的损失有着强烈的期待,而此时疫情防控所需要的是如何最大限度降低公共卫生安全风险,因此在要生计与要生命的两者间,政府所强调的必然是防控措施的坚持和延续性。对此,那些个体的生产经营者应该服从全民抗疫的大局,自觉配合政府和公共卫生管理人员所进行的疫情防控行动,疫情防控部门在行使公共权力时也要尽量维护个人利益使之损失最小化。避免发生不必要的冲突,以确保公共权力行使的伦理正当性。

(2) 最大利益的效用原则

在公共卫生防疫领域,其效用的内涵是指某一公共卫生行动能够给目标人群带来促进健康的好处,或可能带来的风险及负担等方面影响之间的比值关系。效用一词是从后果论的角度,分析和反映实行某一公共卫生行动的必要性,其中所要考量的是受益与伤害和其他代价相抵后是否盈余最大的关系。如新冠疫情期间政府被迫采取封城举措,会给特定人群造成可能的健康伤害和其他风险。从综合评估选择原则的条件方面看,政府和公共卫生管理部门实施疫情危机的干预行动对于保护公众健康是重要的,但是使用这些干预手段时必须考虑其有效性,即达到保护公众健康的目的,否则就没必要选择这种疫情干预手段。如果只能达到一定程度的保护公众健康的目的,则要确定其实施这一手段的相称性,即这是一种对公众健康保护的积极后果大于消极后果的行动。而对特定人群伤害最低方面,在实行传染病应急响应的隔离措施时,应当尽可能保障个人的生活质量,对收集私人信息的种类和数量也应达到侵犯最小的程度。

(3) 应急卫生资源的分配原则

公共卫生资源在特殊疫情状态时容易存在供给不足问题,产生经济学上的资源供给—需求相对不平衡现象。通常选择解决办法可以采取“排队”(先到先得)甚至是“抽签”(运气决定)等方式以实现应急分配的公平性。但是这种公平具有相对性,而且可能存在不合理“公平”分配的情形。如在疫情特别严重时,应急卫生资源特别是决定生死的抢救生命资源的匮乏带来的问题是,资源的分配如果遵循优先次序,即“先到行得”的原则,就可能出现后到者没有决定救命的应急卫生资源的情形,此时以这种分配资源的方式具有合理性吗?比如说COVID-19患者数量快速增加,救治重症患者所需的床位、呼吸机等需求可能超出医疗系统的供应能力,当人们知道这个信息后,因为可能引发的恐慌情绪驱使所有确诊与未确诊者涌进医院排队,加剧了医疗卫生资源"挤兑"冲突和分配危机。对此,疫情危机应急体系中必须对应急公共卫生资源的分配有所考虑。制定出具体情境下的"排序"与最优化选择原则。

分配应急卫生资源应考虑资源的构成要素以及资源分配对象满足资源需求后所带来的社会价值和效益大小,而不是以"先到先得"或"抽签"方式作为重点考虑的原则。从人的需要的角度考虑,面对突发重大疫情时,医护人员本身也成为特殊重要的应急稀缺资源。尤其是救急的公共卫生专业医护人员,它们无法在疫情紧急的状态下像医疗设备一样被"快速生产"出来为救急所用。因此,在一线医护人员与患者之间的资源分配上谁有决定权? 如果是医护人员自己决定,那为自己需要而自主决定资源分配给自己是公平的吗? 如果这样分配,也可能对医护人员的心理健康造成严重负面影响,甚至出现创伤后应激障碍,其实这种分配情形并不利于疫情防控。从另一角度考虑,疫情需要医疗救护人员的价值此时最大,如果此时的分配不是实现医疗救护人员的最优,也不利于疫情防控。如何解决这一分配矛盾? 最好的办法是应尽可能地避免一线医护人员作出生命健康资源分配的决定,比如,可以通过建立院内分诊委员会进行决策,分诊委员会成员由不负责患者诊疗任务且不直接面对患者的行业专家组成,他们根据预先制定的分配原则进行决策,这一原则符合传染病疫情暴发时的公共卫生伦理学原则。而且资源分配的结果应是实现医护人员的最优配置。理由是一方面,这样可以尽可能确保疫情期间,本身资源也变得稀缺的医疗和公共卫生体系可以正常运行。另一方面,优先给予医疗救治服务人员应急医疗资源,可能是切断病毒传播途径的关键措施之一。原因是这一群体最有可能成为病毒的感染者和传播者而成为最高的风险人群。给这一群体优先提供应急疫情资源,也是为阻止病毒直接对这一群体的大量传播,使得风险最大的人群获得优先保护,以体现应急资源分配的公平性。

(二) 免疫干预与"群体免疫"

1. 隔离免疫

免疫是生命有机体的一种生理性保护功能。生物学研究中所解释的人体免疫现象,通常是指人体自然存在的一种维护生命的生理功能系统,人体依靠这种功能系统来识别人体与进入的抗原物质是属于"自己"还是"非己"的成分,从而破坏和排斥进入人体的抗原物质(如病菌等),或人体本身所产生的损伤细胞和肿瘤细胞等,以此抵抗或防止微生物或寄生物的感染或其他所不希望的生物侵入的状态。

生物医学史上，人类曾对传染病疫情进行过或者说从来都在进行不屈不挠的斗争，在与各种传染病进行斗争的过程中，逐渐意识到传染病的源头就是来自微生物世界的细菌、病毒等病原体，而人的身体所以因染病而受伤害，则与人体的免疫机能有着必然的联系。生物学意义上的免疫机理是：当致病微生物，即病原体与人接触并进入人体后，便同人体中抵抗这些病原体的免疫组织的机能（免疫力）发生冲突，当病原体本身的毒力、数量等占有优势或人体免疫力低下，人就会发病；如果病原体数量和毒力处于劣势，人就不会发病，或者只是处于隐性的感染状态。

认识传染病的致病病原体与人体免疫力之间的关系，意味着人类同传染病的斗争策略会指向或者是消灭病原体，或者是增强人体免疫力两个方向。当一种新的传染病疫情突然出现并迅速蔓延时，人类会积极地选择应对策略：一方面，尽量检测和识别新的致病病原体并力求尽快地进行疫苗接种以遏止和消灭它们；另一方面，在短期内难以明确传染病病因，或无法生产出疫苗的情况下，通过运用传统的隔离免疫方法避免与无症状感染者和病患者接触，以赢得疫苗生产出来的时间和控制传染病的流行。

（1）隔离免疫手段

自有人类以来，病毒和瘟疫就相伴人类的左右。而且瘟疫是一种"聚集性"疾病，人口越密集，它的传播速度就越快。公共卫生实践表明，许多传染性疾病都需要一定数量的人口聚集作为它们流行泛滥的基本条件。这也正是为什么近现代以来，瘟疫出现得越是频繁，传播的范围越是广泛，造成的危害也就越来越严重的原因之一。那么，现代公共卫生和医学科学如何应对瘟疫或病毒？毫无疑问，选择运用隔离手段切断病毒传播途径是应对疫情最简便和最有效的方法。如我国汉代就有"民疾疫者，舍空邸第，为置医药"的隔离手段，晋代对传染性疾病的应对方法是只要有病人或与病人的接触者，均需采取隔离措施。到了南北朝时期，"隔离防疫"已成为一种制度。朝庭为此建设隔离机构"六疾馆"，作为专门收治病者的隔离场所。在世界范围内，各个国家的公共卫生政策也都注重地理隔离的作用。如在二战后，国际社会达成共识，允许联合国和各个国家政府面对霍乱、鼠疫和黄热病的威胁时，可以采取限制全球商品和人员贸易和流通的强制措施，以防止疫病的大范围流行。进入 21 世纪，在新冠疫情肆虐全球的灾难面前，世界各国也都是将隔离作为首选的防疫办法，包括强制戴口罩、保持社交距离、不扎堆不聚众等限制性行为，其实就是选择不同的隔离手段以阻止疫情蔓延。

选择隔离手段对社会的经济和社会生活影响很大。如果隔离范围小，有可能遗漏隔离对象,结果使隔离失败。隔离范围过大,会使隔离成本高而带来不经济和重大损失。所以隔离对象除了病人以外的人群范围多大合适,还需科学研判,以便以最小的隔离损失获得最大的安全收益。理论上说,如果划定某一地区是疫区并实行隔离,这一区域内的人群成为疫区人群,或者叫高风险人群,那么容易寻找和统计是否到过疫区和与疫区人口有接触的人群(密接人群)。然而密接人群在自己不知是否被病毒感染情况下(如在旅途流动过程中)与另一人群接触(次密接人群 A),密接人群脱离疫区到目的地也会接触人群(次密接人群 B),这一人群(次密接人群 B)也相对容易统计和监测,唯有(次密接人群 A),因为每个有外出记录的人都有可能成为这一人群的一员,因而各种防控筛查、隔离和自我隔离措施的关键在于寻找和发现 B 人群。寻找这一人群的范围也应是划定疫区风险级别的范围。

(2)隔离免疫合道德性

公共卫生防疫中对传染病患者采用隔离措施,会产生维护生命权和限制个人行动自由权的冲突。那么,使用限制个人自由的公共卫生干预措施的正当性在哪里?对此,合乎道德判断的回答是这种措施具有正当性,因为社会组织或政府权力机构对个人行动自由进行干涉,可以起到保护社会成员免受疾病伤害的作用。换言之,以不伤害他人健康和生命为理由的对个人行动自由进行干预是正当合理的道德选择。这是因为若没有生命的存在,包括自由在内的人的一切权利都将无所依附,由此对死去的个人来说,已失去生命本真的意义。如此说来,因为人的生命权高于自由权而存在,决定了坚持生命权高于自由权的价值取向选择具有合道德性。

2. 群体免疫

"群体免疫"(herd immunity 或 community immunity)又叫社区免疫、人群免疫,是指一种没有人工干预的通过自然感染(无干扰下的感染)的方式所实现的免疫。在流行病学中,群体免疫是针对疫情的一种被动性的控制措施,其原理就是随着越来越多的人感染病毒并康复,康复者体内就会对病毒产生免疫性的抗体,体内产生抗体的人群会对该种病毒产生免疫力,减少病毒感染的几率。通常,一种疾病是否出现流行传染的可能性不仅取决于群体中有抵抗力的个体数量,而且与群体中个体间接触的频率有关。群体中体内有抗体的人数越多,群体免疫水平就高,自然病毒发生传播的难度也就更大。研究传染病的专家多半持有这种看法,认为如果群体中 70%—80% 的人有了对于这种疾病的抵抗力,就会产生利用人群阻断疫情的效果,不会引起大规模瘟疫的进一步暴发和流行。不过值得注意的是,群体免疫只适用于传染性传染病,对于非传染性疾病则无效,而且,群体免疫有些是靠人体自身力量所形成的免疫(自然免疫),有些属于依靠人工(疫苗)引进病毒方式来获得免疫(疫苗免疫)。两种免疫方式功能一样,但性质和效果有所不同。对此,传染病专家警告人们不要试图在不接种疫苗的情况下获得对传染病的群体免疫,因为这将造成免疫失败的严重后果,而且群体的自然免疫需要漫长的时间能够实现,在较短的时间内不会产生效果。

(1)"群体免疫"的理论分析

"群体免疫"这一概念最早产生于1923年,一名美国学者对美国城市巴尔的摩儿童麻疹传播情况做了近30年的调查。他发现,当曾经感染麻疹的儿童到达一定规模以后,新发感染数就会明显降低,结果使从未染病的儿童更加安全。如今我们用简单的数字关系来对传染病的群体免疫进行分析。可知传染病流行的主要原因是在人群中没有阻断传染病毒的外力介入,所有人又都没有免疫力的情况下,病毒得以扩散和传播。在瘟疫流行时期,通常人们在接触或感染病毒之后会出现两个结局:要么因病致命死去,要么因为身体产生抵御病毒的抗体而活下来。而死亡和免疫这两种结局都不是感染之后立刻就发生的,总有一段病毒侵入和人体免疫细胞竭力抵抗的过程。在此期间,感染者逐渐由病毒的受害者成为新的传染源,他或她与其他人接触,就继续了这个病毒传染链。

群体免疫理论中衡量传染病传播能力的指标是基本传染数(RO),即一名感染者平均可以再传染给多少人,只要给出一种传染病的 RO 值,公共卫生或医学专家就可以计算出阻止这种传染病继续传播所需要的最低免疫人群比例。这是达到群体免疫门槛的疾病测量标准。因此,群体免疫比例与某种传染病 RO 值有关,如果 RO<1,这个病毒会越传播感染人越少,很难形成大规模的传播。假设按照新冠病毒的 RO=3 来计算,那就是一位感染者,平均要传染 3 人。理论上,如果一个人群中超过 67% 的人形成了免疫,这位感染者传染人数会小于 1 人(其他超过两人已经免疫了),这样会导致RO<1,流行病就得到了控制,群体就形成了免疫。这样,在一个已经实现群体免疫的人群里,无论其中的某个成员免疫力有多差,或者因为某种原因没有打疫苗,都会受到免疫保护,这就是群体免疫的价值所在。事实上,对于那些免疫力缺陷的老弱病残来说,群体免疫就是他们的重要保护伞。

可以说,群体免疫方案的设计动机是好的,做出实现群体免疫结果的结论也是可以肯定的,因为人类历史就是同病毒瘟疫斗争的历史,在同瘟疫"共处"的过程中,虽然人类并没有消灭病毒,但也并没有被病毒消灭,原因是逐渐形成了对某种病毒的绝对多数人的"群体免疫"屏障。以新冠肺炎疫情为例,在其流行的两年多时间里,新冠病毒改变了全世界范围的每个人的生活方式,也改变了各国政府的公共卫生政策。这些努力不无效果,也拯救了无数的生命。但是,随着新的变异毒株将来必定出现,其中一些有可能甚至比高传染率的奥密克戎更严重。人体的免疫力,无论是自然感染还是接种疫苗方式所获得的,都将衰退,为新冠病毒的持续传播创造机会。但是病毒在变异中也在发生变化,比如说在奥密克戎(Omicron)浪潮过后,纵使新冠病毒可能回归,也不至于重复过去的大流行状态。基于这样一种推论,可以认为群体免疫理论中所采取的不是积极的进攻性的手段,而是消极的防御手段,即自然免疫方式存在不可克服的缺陷。面对病毒传播和泛滥,选择消极的自然的群体免疫方式,即使最终达到目的,也可能是以较高的死亡率作为代价。而生命伦理的根本法则就是人能够获得更好生存的权利,而不是以个体的微弱力量去面对自然法则的"优胜劣汰"。当人们不得不面对一个有一定死亡比例的传染性疾病,在可能实现科学防控的情况下,选择消极的群体免疫方式,这种看似无奈又具有可行性的选择,其中存在着一定的道德风险。

(2)"群体免疫"实践

"群体免疫"最先是以一种理论假说方式提出来的应对疫情的策略,在新冠疫情初起之时,欧美等主要国家基本上在公共卫生实践上采取的就是一种不同于中国的抗疫模式,其政府管理一般不采取严格控制病毒传播的政策,只是力求在减缓疾病传播的速度上做文章。特别是在强化"群体免疫"观念的过程中,这一理论开始成为西方政客用于解脱其应对疫情失误的借口。到了后来竟借此理论逐渐放任新冠病毒新毒株奥密克戎(Omicron)的流行。比如美国在新冠疫情初起阶段,其应对方法就是实行宽松的不负责任的,甚至是"驼鸟"政策,虽然曾宣布国家处于紧急状态,但是实质并没有采取积极的行动,英国、德国同样没有像其他国家那样宣布严格的隔离措施,只是要求那些已经出现症状的感染者自觉在家隔离一周,只有症状恶化的人才被建议与当地医院联系。政府认为不需要临时关闭学校,也没必要全面禁止大型活动。但是随着本土病例数不断创出新高,2020 年 3 月 12 日,英国首相鲍里斯宣布英国进入抗疫第二阶段——"拖延"阶段(Delay)。随后,英国政府首席科学顾问发文称,英国政府抗疫政策的核心理念是"群体免疫",即放弃积极抗疫,致力于"减慢而非阻止流行病的传播"，最后通过"让 6 成人染病"获得免疫力，阻止病毒的进一步传播。

英国政府为什么听取科学家们给出的建议，决定采取这一比较放任的"群体免疫"政策呢？原来，英国科学家对新冠疫情危机的判断是，新冠病毒不会像 2003 年那次"非典"病毒那样从地球上彻底消失，而是会像流感病毒那样持续地卷土重来。如果真是这样的话，那么限制人们的自由的在家隔离是不现实的，早晚有一天会引起强烈的反弹，最终导致局面失控。既然如此，那还不如不做限制，或者将注意力转移到或者是主动感染免疫，或者疫苗免疫上来，主要以减少损失为主，老年人待在家里。保证医疗系统能够治疗重症感染者；耐心等待专门针对新冠的特效药或者疫苗能够尽快研制出来。或者在自然的群体免疫过程中，越来越多的身体健康的中青年人能够通过感染新冠病毒而产生免疫力，从而建立起一道群体免疫屏障，保护那些最危险的老弱病残。从理论上说，大约 60% 的人口感染新冠病毒以获得"群体免疫力"，这样就能阻止病毒的进一步传播。

英国政府这种自然的"群体免疫"策略从提出开始，就在国内外引发巨大争议，有种观点为政府决定进行辩护，认为英国政府让 60% 民众感染新冠来获得"群体免疫"其实是一种政府管理疫情的宣传策略。因为英国毕竟公共卫生和医疗资源有限，无法收治和集中隔离所有的新型冠状病毒的感染者。于是只能把有限的医疗资源留给重症患者，以尽可能降低病亡率。反对者认为，在现代社会，一个政府是否有义务尽力保障每个人的生存权力，还是让挣扎在疫情旋涡的个体以自身产生免疫的力量来面对疫情的优胜劣汰？政府对此应是积极作为还是消极对待？在科学界对新冠病毒如何作用人体免疫系统了解不足、疫苗尚未研发成功的情况下，政府实行消极的群体免疫措施来"遏制"病毒传播，如果将这种预想变成国家的行动政策，那么所产生的后果将会十分严重，不仅会让已经承受巨大压力的英国国家医疗系统"雪上加霜"，还会不必要地将更多生命置于危险之中。

反对这一观点者还认为，消极的自然群体免疫策略在社会学和伦理学上也是很难实现的，其所带来的对人的健康和生命伤害太大。因为"放任传播导致群体免疫"策略的实质是让每个时间点的感染者数量都维持在当地医疗机构可以处理的相对低水平，从而避免医疗服务能力被短时间大量涌入的患者"击穿"而彻底崩溃的局面。但是自然群体免疫的策略中对衡量传染性的变量为"RO"却认识不足。因为是"RO"决定了群体中需要多少人感染病毒产生免疫力，才能形成群体层面的自然免疫力。例如麻疹病毒的 RO 是 12—18，即一个感染麻疹的人可传染其他 12—18 个人，这就是说要在群体中形成对麻疹的自然免疫力,就得需要人群中 92％ 的人感染病毒并拥有免疫力。意味着需要接近全民接种疫苗才能收到免疫效果。即使是对英国发生的新冠病毒来说,RO 的数值被估算为 3.28。如果"群体免疫"有效,也得需要大约 70％ 的人口,即超过 4700 万人感染这种病毒。依照新冠病毒 2.3％ 的死亡率和 19％ 的重症率来估算,这种策略可能会造成 100 多万人死亡和 800 万重症患者需要抢救的医疗体系压力。所以说期望通过"降低峰值、减缓速度"为医疗体系解压的策略事实上是很难奏效的。何况这种新冠病毒属于易变异的 RNA 病毒,即便这次自然的"群体免疫"成功,病毒变异后仍将面临"免疫失效"的窘境。从社会稳定的角度说,处在网络与自媒体时代,对于疫情的悲观和恐慌可以瞬间蔓延到国家的任何角落,不需要等到有数十万人死亡,只要死亡人数增加到每天上千例,各种悲惨的情景在社交媒体上反复轰炸人们的心理承受底线,就可能导致很多不受控的群体事件,失控的人群将打破所谓"有序感染、避免挤兑"的一厢情愿。最重要的是,在有挽救更多生命的防控措施可以选择的情况下,政府采取不进行干预的"消极防御"策略或者说是"鸵鸟政策",放任疾病传播,同样也会给民众的健康带来长期、难以估量的伤害。

从世界范围的抗疫斗争实践看,实行"群体免疫"是有一定的条件要求的,人类历史上也曾有过利用自然免疫的方式战胜过传染病的事例,但是经验表明,利用被动性的自然免疫策略需要用较长时间的付出生命健康的成本才能赢得胜利。面对汹涌而来的新冠疫情,用自然免疫方式来应对,似乎不是最好的应对策略,难以实现迅速阻断病毒传染途径的目的。基于此,人们也在积极寻找控制疫情的有效策略,通过采取隔离防疫和疫苗防疫的干预手段来阻断病毒的传播,同时对感染者进行积极的救治,尽量减少感染者继续传播病毒的可能性,以使疫情得到有效的控制。英国抗疫实践过程就是这样,最初时采取不控制传染源、不切断传播途径,而让所有易感人群都达到自然免疫的策略曾受到质疑,后来政府通过媒体公开表示"群体免疫"仅仅是一个科学概念,而不是目标或战略,并在实际行动上采取"隔离免疫"结合"疫苗免疫"策略。后来新的传染力强、致死率低的变异毒株"奥密克戎"袭来,他们依然认为,这种变异株传播速度如此之快并导致较轻疾病的事实,可能很快就会让足够多的人以一种危害较小的方式接触到新冠病毒,并最终提供这种"群体免疫"保护。可是到 2022 初,"奥密克戎"迅速扩散,多国疫情加重,英国已确诊超过 1300 万例,保健系统面临更大压力,原先理论上所强调的当 80％ 的人口接种疫苗时就会达到群体免疫的预期结果并没有发生,此时政府又再一次被迫宣布关闭全国的餐厅、酒吧、电影院等公众场合,实行疫情管控措施和进行疫苗接种,同时又尽量采取拖延策略,在政策的不断摇摆变化中寻求最终实现群体免疫的"目标"。

三、疫苗免疫与分配策略

实现群体免疫的另一种方式是大规模人工干预的疫苗接种,即"疫苗免疫"。从理论上说,当某种疫苗接种达到一定的安全比率后,幸存者群体有可能形成群体免疫。

疫苗的人工干预策略一般是指向个体的人体免疫方式,但是所产生的结果却是实现群体免疫。可是值得注意的是,实现疫苗群体免疫需要不可忽略的基本条件:一是必须获得全社会公共卫生基本面的支持,如国家具备强大的科学的医疗体系使之能够承受传染病的高感染率风险;二是感染后康复者能够具有终身或至少非常长的时间的免疫效果;三是疫苗的研发速度超过病毒发生变异的速度,从而保证人群中没有出现反复的大规模疫情。如果只是短期(数个月)内因为机体产生抗体而产生的暂时性免疫,那就不能指望自然传播形成可靠的群体免疫。只有当这些前提条件具备时,那些不能接种或对疫苗反应不够的人群,比如免疫系统低下的群体,才能受益。就此意义上说,人工干预的疫苗免疫不会真的让所有人都对病毒有免疫力,它只是降低了易感人群与病原体接触的风险而已,实质是一种同隔离免疫有着同样性质的"群体保护"措施。

(一) 疫苗研发与试验

1. 疫苗研发

现代医学科学所产生的疫苗,是指一类通过生物学试验手段所实现的主要用于防控传染病而接种的生物制品(自动免疫制剂)。疫苗的生物学机理是通过从病原体及其代谢产物(细菌、病毒等)提取致病微生物后,经过一系列的人工减毒、灭活或利用生物基因工程等方法制造生产出制成品,使其最大限度地保留了病原菌刺激动物体免疫系统的活性,当人体接触到这种不具伤害力的病原体后,免疫系统便会产生一定的保护物质,如免疫激素、活性生理物质、特殊抗体等;当人体再次接触到这种病原菌时,自身免疫系统便会循其原有的记忆,制造更多的保护物质来阻止微生物病原体对人体的伤害。

疫苗创造是人类医学科学最伟大的成就,疫苗接种是公共卫生健康领域应对传染病大流行的投入回报率最高的措施。面对全球范围内各种广泛流行的传染病,特别是面对新出现的传染病,因为疫苗可以起到阻断并灭绝传染病的滋生和传播的作用,所以开发有效的疫苗始终是公共卫生管理最为紧急的优先事项。

疫苗从研发到供应,直至预防接种,是防控传染病、应对突发公共卫生事件所涉及的庞大体系,包括疫情监测预警和疫苗研发、生产、流通、接种、储备、监管等环节,其中既涉及科技问题、政治问题,也与社会问题、伦理问题发生紧密联系。

疫苗研发的重点问题是:

（1）研发速度

传统的疫苗研发时间长,需要经过获得免疫源进行制备、建立动物模型和进行动物试验、人体 1 期至 3 期临床试验、申请审批注册、投入生产各个阶段,才能用于防疫。一款新疫苗的问世与应用,一般需要几年至几十年的时间。以埃博拉病毒疫苗研发为例,从 2014 年西非暴发严重的埃博拉疫情,到两年后疫苗研发成功,直到 2019 年该疫苗才获得欧盟委员会有条件地批准上市,此时距离疫情暴发已经过去五年。疫苗存在的意义在于研发速度必须比病毒变异的速度扩散快,否则就会失去研发价值。

（2）有效性

疫苗的研制目的是预防疫病的蔓延扩散,如果疫苗没有预防传染病的功效,也没有研制意义。疫苗在预防传染病大流行发挥作用的有效性主要是通过它的免疫原性反映出来的,免疫原性就是利用医学工具将保证安全性的疫苗注入人体,之后人体的防御系统将辨识这些病毒为侵入者,并知晓如何抵抗它们,这就需要人体内产生抗体对病毒发挥抵抗作用。如果有些抗体依赖的增强作用不理想,不仅没有用,还会增强病毒的感染力,甚至协助病毒进入原先无法进入的细胞,最终使得感染者病情加重,起到导致组织病理损伤的坏作用。疫苗的有效性还可以通过保护性的评价指标反映出来,疫苗保护性即是指疫苗在免疫后可以保护多少比例的人群在病毒暴露后不被感染。而要对一种疫苗是否有效做出客观性的评价,决定了疫苗研制开发必须经过前期制备、后期试验验证(动物实验和三期临床试验)的必要过程进行筛选与验证。

（3）安全性

疫苗研发无论多么需要赶速度,也都需要考虑安全性因素,疫苗的安全性问题伴随着从疫苗研发到规模化生产,乃至实现群体免疫的全过程。

比如在疫苗研发选择思路上,传统的灭活疫苗是通过将失去活性的病毒注入体内诱发免疫反应,以使接种者获得免疫力,这就要求新研发疫苗在生物特性、致病机理、传播机制、易感人群、长期毒性、长期致癌性等方面尽量保证安全。疫苗的安全性还表现在疫苗作为药品的特殊性上,有害的疫苗会伤害人的生命,有问题的疫苗会使接种者出现不良反应和严重的接种后遗症,无效免疫可能让那些接种了疫苗的人误以为对病毒有了抵抗力而受感染,甚至因此失去性命这些方面决定疫苗安全性的重要。

2. 疫苗临床试验

传统的疫苗开发研制必须经过动物试验阶段以检验有效性和安全性问题。但是,在动物身上进行疫苗试验以代替人体试验,因人与动物的生物学上差异以及可供试验的数量有限,不能提供充分满足的研究数据,需要通过严格科学的人体试验,才能得出对人体有效性与安全性两个指标的充分样本和充裕数据。这就产生疫苗在临床试验中试验者的安全风险问题,而且总得有一部分人需要承担试验风险。

在公共卫生史上,为了应对各种流行性传染病,人们在进行各种斗争方法尝试的同时,也曾对天花、黄热病、疟疾、伤寒、霍乱和流感等进行过人体临床试验研究,因此而开发出来针对疟疾,霍乱和伤寒等特定传染病的疫苗。至于开发疫苗实验过程的安全性,医务工作者通常是针对已经在医学上有有效治疗方法基础上进行人体试验,试验研究人员和医生在试验过程中可以利用抗生素的救治作用来对志愿者进行管理和控制,从而降低了志愿者试验的生命风险。

3. 人体挑战研究

人体挑战研究(Human Challenge Studies)也称受控人体感染研究。这是 2020 年新冠肺炎疫情在全球大流行时,英国的乔希·莫里森提出来的为缩短人体试验时间,采取故意使健康的试验志愿者感染某种能够引起该疾病的毒株,以加速疫苗的筛选与验证的方法。英国政府在一份声明中称这一试验由英国政府疫苗工作组、英国的一些科研机构以及一些疫苗研究公司合作进行。他们使用最初未变异的新冠病毒对健康志愿者进行攻毒试验,研究病毒对人的早期感染机制,包括确定能够引起感染所需的最小病毒剂量和影响病毒传播的因素,分析症状出现之前人体早期的免疫反应,通过实验取得治疗效果的数据,以求人类战胜这一疯狂的传染病。

人体挑战试验是否可行?医学专家和学者对此有不同的意见,持反对人体试验的观点认为人体挑战试验所选择的样本规模较小,因此不能保证研究数据准确性和可靠性,不足以证明疫苗的安全性和有效性,而且这一试验也无法完全模拟自然感染,选择健康志愿者又无法代表更广泛的感染人群,所以这种试验不仅不具有战胜疫病的典型意义,而且还会带来更高的感染传染病风险。何况在人类研发并推广疫苗的过程中,病毒也会在不断地发生变异,它的致命性和传染性在变异的过程中也会发生变化。由此可知新冠病毒并不会像过去存在的"非典"传染病那样忽然会消失,极有可能会长期与人类共存。面对疫病的发展态势,在治疗这种传染病药物还没有开发出来的情况下,尽管研究具有针对性的疫苗可以实现人类相对以最小代价、最安全方式和最有效结果战胜新冠病毒。可是疫苗开发所遇到的难题和所需要的试验时间长,短时间内无法发挥阻击疫情的作用。

对人体挑战研究持宽容和理解的观点认为,自 1796 年英国的爱德华·詹纳对天花进行第一次有记录的人体挑战试验研究时候起,对霍乱、流感、疟疾等疾病方面的实验就从未停止过,而且这些研究对医学进步作出过重要贡献。基于一个道理,人体挑战试验在新冠病毒上展开,特别是在疫情严重的特殊时期,当常规的人体免疫临床试验受到一定条件限制难以持续进行,如没有使被试处于足够接受感染的自然感染源环境进行研究、疫情发展的严重态势又不允许科研人员有足够时间进行满足试验条件的设计与准备时,人类挑战性研究提供的早期数据尽管有一定瑕疵和局限性,这些带有风险性的数据也足以为科研人员提供最基本的判断疫苗是否有效的依据,从而决定疫苗最终可用于疫情实践急需的可能性,而且还能刺激科学工作者加速疫苗研发的热情,从而为迅速增强对疫苗的公共卫生应急供给提供条件。人体挑战试验甚至可以决定哪些试验可以继续进行,哪些经过挑战试验的疫苗可以量产,从而更快地淘汰无效疫苗。而且,人体挑战试验的意义在于,面对新冠肺炎这一严重的威胁人类生命健康的传染病,人类不仅有必要开展进行抗击疫情的医药研究,而且研究和制成医药的速度必须跑赢病毒。事实上,以往医学科学新药特药研发所进行的人体测试通常需要进行三个阶段的临床试验。如果在这一人体挑战试验阶段,志愿者们可以在已知的时间点故意感染病毒,等待检查结果的时间就可以缩短,从而加速疫苗开发速度,就有可能挽救数百万乃至亿万人的生命。由此可以认为,开展人体挑战试验并不意味侵犯受试者个人权益,而是兼顾个人权益和全球公共卫生紧急状况后做出的选择。

人类挑战性研究还可以直接收集其他有价值的研究数据来了解和把握人们如何感染病毒以及如何获得病毒免疫力的原因,有助于公共卫生评估用于高危个体暴露前预防感染、暴露后中止感染或阻止发病等情况的药物,并增进理解从感染发展到疾病全部过程的相关机制。进行人体挑战试验需要志愿者待在医院进行管理,以防止他们将病毒传播给其他人,这样做的结果也能为科学家更密切地观察他们并为定期测试这些药物提供条件。

"人体挑战研究"也存在着伦理风险和伦理冲突。依照生命伦理学所强调的理论,人的生命不应成为疫苗风险的试验品。何况让志愿者接触病毒或给志愿者注射活病毒来进行试验,这必然会对试验者生命产生威胁,故意将试验者置身于一种人类尚未发现有效疗法的疾病中,这样做不符合生命维护的伦理要求。尽管接受试验者属于符合伦理学上的知情同意原则而进行的志愿选择,但是他们无法做到对接受挑战风险认识充分,挑战性试验可能给志愿者带来各种潜在的健康问题甚至是生命风险,即使有适当的保护措施,也会出现志愿者死亡或致残等悲剧性后果,从而使参与者付出高昂的代价。

从公共卫生健康伦理的公益论观念出发,人体挑战试验存在伦理合理性的伦理依据是:新冠肺炎比较特别之处是在研制疫苗之前,传染病医学还没有找到治愈新冠传染病的方法,而且要压缩研究疫苗时间和减少研制试验的程序,这意味着新冠疫苗研究者将不得不用一种无法治愈的病毒去主动感染志愿者,至于试验者在接受疫苗后能否会起到效果,会不会发展成严重疾病甚至造成志愿者的死亡,并没有一个可知的答案,更为令人产生疑惑的是现代医学没有办法保证在试验者身上失败时去挽救试验者的健康或生命,这无疑又进一步增加了挑战试验的风险。然而,如同医生、护士、消防员、警察和军人选择危险的职业一样,面对人体疫苗试验的风险挑战,总得有人承担才行,何况这种需要在医学上进行风险实验的目的是为了挽救更多人的生命,因而这是社会处在特殊时期人们在伦理选择上需要接受的风险。

人体挑战研究在伦理上是较为敏感的话题,考虑到人体挑战试验存在的合理性与风险性以及新冠疫情对全球威胁的性质,在紧急情况下所开展的人体试验研究不能从经济利益的角度而是从伦理的角度加以分析才更具有意义。因此,必须要求研究者进行仔细的设计和制定周密的实验计划,经过伦理委员会的审核同意后才可进行试验,以尽量减少对志愿者产生的伤害,并争取公众对这种具有挑战性的科学研究活动予以信任和支持。基于此,世界卫生组织伦理委员会曾在新冠肺炎疫情时期对疫苗研究发布《新冠病毒人体挑战研究伦理可接受性的关键准则》,提出必须按照"最高的科学和伦理"标准开展新冠疫苗"人体挑战试验",强调至少须遵守8项伦理准则,包括试验要有强有力的科学依据,以公众、相关专家和决策者共同参与协商的方式获得信息,研究者、出资方、决策者和监管机构之间密切协调,确保受试者承担最小化试验风险,试验须经过独立委员会审查以及履行严格的程序等,方可进行必要的人体挑战试验研究。

(二) 疫苗分配冲突

应对疫情最重要的资源是疫苗,由于疫苗研发是一个从无到有,疫苗产能是一个从小到大的过程,决定了疫苗市场必然求大于供。此时应对疫情的疫苗按什么原则进行分配? 谁有权组织、谁优先接种等问题势必成为疫情危机应急的伦理难题。

1. 疫苗属性

疫苗作为一种特殊药品,是人类共享的公共卫生产品,其供给对象应是全世界范围内有疫苗需要的人。这是因为全球化环境下的世界经济体紧密相连,新冠病毒也必然随着人口在跨越国界的流动得以向全球扩散,世界的一部分或少数国家不可能成为避难所,没有哪种人或人群可以天然免除传染病的伤害,也没有哪个国家的人群能够独善其身,实现对病毒的免疫。由此决定了世界各国必须携手合作对付病毒,为减少疫情所带来的灾难与损失,无论是富裕国家还是贫穷国家,都应享有平等获得疫苗的公益性权利。特别需要将疫苗首先发放给那些最需要受保护的人群,包括那些负担不起疫苗费用的人群也能共享疫苗所带来的健康与安全利益。

疫苗是全球公共卫生产品。在 2020 年召开的第 73 届世界卫生大会上,世界卫生组织总干事谭德塞指出:"面对这场已夺去全球 30 多万人生命的大流行,国际社会应就新冠疫苗的全球公共产品属性达成共识,并在疫苗研发、生产和分配过程中努力做到平等、共享与合作。作为一种全球公共产品,新冠疫苗的受益范围应突破国家、地区和世代的界限。"[①]中国也在这次大会上做出庄严承诺:在新冠疫苗研发完成并投入使用后,将作为全球公共产品,为实现疫苗在发展中国家的可及性和可负担性作出中国贡献。大会最后通过决议,为彻底终结这场新冠病毒大流行,新冠疫苗应被列为全球公共卫生产品。而后,国家主席习近平在出席二十国集团领导人第十五次峰会的讲话中明确说:"中国积极支持并参与新冠肺炎疫苗国际合作,已经加入'新冠肺炎疫苗实施计划',愿同各国在开展疫苗研发、生产、分配等各环节加强合作。我们将履行承诺,向其他发展中国家提供帮

---

① 薄雯雯.国际述评:新冠疫苗应成为全球公共卫生产品[A].北青网,http://www.ynet.com/2020-05-22.

助和支持,努力让疫苗成为各国人民用得上、用得起的公共产品。"①

疫苗之所以是全球公共卫生产品,是由疫苗服务于公益的性质决定的。虽然疫苗研发和生产需要国家的投入,而且要花费高昂的成本,但是不能因此改变疫苗的服务于公益的公共产品属性。疫苗的价值也不能以市场竞争的价格机制行事。如果那样,社会可能存在出价最高的人群买得起,而在竞争中处于弱势的群体因买不起疫苗而不能控制传染病,引发传染病持续在人群蔓延与扩散的风险。应当如何平衡二者的矛盾? 最有效的办法是将疫苗的公益性落实到具体的公共卫生政策实践之中。我国政府明确承诺:疫苗产品的公益性目的是保障疫苗供应和可及。因此,政府免费向居民提供免疫规划疫苗,接种单位接种免疫规划疫苗不得收取任何费用。政府以财政采购、为生产企业合理定价来保障疫苗公益性。由于疫苗的高风险产品属性,国家还以实行预防接种异常反应补偿制度来保障疫苗公益性。

2. 疫苗分配

由于新冠大流行趋势仍在上升,全世界都在焦急地等待一种疫苗的出现。因此,当对疫情有针对性的疫苗出现时,必然存在一个不可避免的全球分配问题。从理论上说,应对传染病的疫苗具有公共卫生产品的属性。但是,疫苗不同于一般的公共产品,具有应急需要、供给紧张、研发的产权保护等特殊性。这使得作为阻击传染病应急利器的疫苗研发与分配往往成为疫病大流行期间的矛盾最为集中,风险也最高的地方,导致经受多重冲击和多重博弈。理论上成立的疫苗作为公共产品的共享属性,会因一些国家制定的带有政治倾向性的"疫苗民族主义"或"本国优先"的疫苗分配战略而严重扭曲,造成疫苗分配领域的诸多矛盾和冲突,给世界各国间携手战胜病毒并赢得公共卫生的未来增加了不确定性。

(1) 世卫组织的疫苗分配方案

在新冠肺炎疫苗进行初期研发阶段,为了在全球建立一种加快疫苗和药物研发和保证疫苗在全球公平分配的特别机制,世卫组织率先向世界发出按国家的人口比例分配疫苗的方案。这个方案将"新冠疫苗分配分两个阶段。第一阶段,向'获得抗击新冠肺炎工具加速器'国际合作倡议参与国按比例分配一定剂量的疫苗,以降低总体风险。第二阶段,考虑各国疫情威胁、公共卫生脆弱性的程度等因素,分配新冠疫苗……卫生和社会护理

---

① 习近平.勠力战疫 共创未来——在二十国集团领导人第十五次峰会第一阶段会议上的讲话[R].新华网 http://www.xinhuanet.com/politics/2020-11/21/c_1126770364.htm.

机构一线工作人员是保护生命的中坚力量,面临病毒威胁的风险高。65岁以上老人和患有基础疾病的人感染新冠病毒后病亡率高,疫苗接种应优先考虑以上人群"。①

然而,世卫组织提出的疫苗分配方案受到一些代表国家利益的"疫苗民族主义"者的反对。反对意见认为这一方案"错误地假设,平等需要体现为对不同处境的国家做出等同的对待"。根据人口分配疫苗忽略了世界不同地区感染率不同的情况。这意味着根据国际援助惯例,将物资向严重灾区倾斜明显更为合理,而优先供给医护工作者和老年人疫苗不甚合理,"原因是一方面不同国家医护工作者的危险程度不一样,另一方面发达国家人均配有的医护人员数以及老年人数也更多。他们还认为,对于高收入国家的人群来说,优先给已经拥有个人防护装备和其他先进传染病预防方法的医护人员接种疫苗,可能不会大幅减少疫情的危害。同样,侧重于为人口老龄化严重的国家接种疫苗也不一定会减少病毒的传播或最大幅度降低死亡率"。②

（2）全球疫苗免疫联盟（COVAX）的"新冠肺炎疫苗实施计划"

"新冠肺炎疫苗实施计划"是全球疫苗免疫联盟与世界卫生组织及流行病防范创新联盟联合发起的国际项目,旨在通过向疫苗研发药企购买新冠病毒疫苗的方式,提供穷国和富国在内的世界各地公民共享的疫苗计划。全球各个国家和地区都可以通过谈判加入这一计划,一旦疫苗投产后就成为全球公共卫生产品。根据COVAX的条件,收入水平高的国家要为购买疫苗付费,从而补贴"受资助"那些处于本国不能生产又无力购买疫苗的国家,最终确保每个国家都能公平地获得新冠疫苗。

"新冠肺炎疫苗实施计划"受到包括中国在内的世界上绝大多数国家政府的赞成,一些疫苗制造商也支持疫苗的全球分配并积极参与计划行动。人们将COVAX计划看作是唯一且名副其实的全球解决方案,是人类终结新冠疫情的最大希望。然而,这一计划最大的问题是因为COVAX疫苗分配计划对于各国政府而言并不具有强制性,所以在计划的实际运行中,因为种种原因,许多富国并没有真正地执行疫苗共享计划。以至于疫苗出现后的一年多时间,"有关事实和数据表明,美国一度在国内囤积大量疫苗,其对外提供疫苗的实际行动与其能力之间存在较大差距。欧盟国家的疫苗分配政策以确保欧盟成员国内部接种率为主要目标,对外出口则以

---

①　张朋辉.世卫组织呼吁合理公平分配新冠疫苗[N].人民日报,2020-08-20.

②　高行健.公共卫生专家提出新冠疫苗分配伦理原则[N].科技日报,2020-09-14.

中高收入国家为主。七国集团峰会承诺将在 2022 年年底之前向贫困国家捐赠 10 亿剂新冠疫苗,但这仍与全球疫苗需求相差甚远。国际上现有的国际社会急需建立起公平高效的疫苗国际分配机制,以确保疫苗在全球范围内的普遍供应"。①现实存在的问题是:"在通过新冠肺炎疫苗实施计划(COVAX)获得疫苗的贫困国家中,超过一半国家已经没有足够的供应来继续接种疫苗……造成这种短缺的部分原因是生产延误和印度供应中断。与此同时,作为第三波感染潮的一部分,非洲各地的感染病例和死亡人数正在增加。"②

(3) 一些公共卫生专家提出的"公平优先模式"

随着 COVID-19 大流行的持续存在及全世界都在等待疫苗问世,美国的伊曼纽尔等学者在《科学》杂志上以"全球卫生专家"为名,提出首先应该针对卫生保健工作者和 65 岁以上的高危人群为优先排序的名为"公平优先模式"(Fair Priority Model)的疫苗分配方案,他们认为这是一个缓解一些国家基于"国家利益至上"观念的囤积疫苗行为对全球抗疫所造成的冲击,减少新冠肺炎疫情导致的人的过早死亡和其他不可逆转的健康后果的最优方案,为此呼吁各国将面对全球公共卫生问题的责任置于自身利益之上,基于"公平优先模式"(Fair Priority Model),他们公开表达的意思是"体现道德价值观最好的方式,就是限制损害、惠及弱势群体,并平等地关心所有的人"。③

"公平优先模式"方案内容是将疫苗分配分为三个阶段。第一阶段(疫苗供给有限时期),利用"标准预期寿命损失年"(由疫情导致早逝年龄相比世界平均寿命减少的年数)作为健康评价指标来指导分配。实际表达的意思就是在人群中首先考虑年龄因素,因为年纪越大的人即便因病毒死亡,其"损失岁数"也小得多,所以就没有优先权,不应成为首批接种者。第二阶段(疫苗能够做到大量供给时期),融入其他指标(两个用以衡量整体经济的改善和人们能在多大程度上摆脱贫困的指标)来具体量化疫情给经济、社会带来的后果,并尽可能将其影响最小化(意思是那些能够创造出更多的财富的人群,应成为首先接种者)。第三阶段(疫苗数量足以供给全国人口),在保障世界各国都获得足够疫苗(满足需要的条件是全球 60% 至 70% 的人口具有免疫力)以阻断社区传染的情况下,优先将疫苗提供给病毒感染率高的国家。(暗指像美国这种医疗条件良好的发达国家,感染率

① 孙昌岳.加快建立公平高效疫苗国际分配机制[N].经济日报,2021-07-30.
② 张魏桔.8000 万剂,拜登真的只是说说[N].参考消息,2021-06-23.
③ 高行健.公共卫生专家提出新冠疫苗分配伦理原则[N].科技日报,2020-09-14.

却很难达到群体免疫所需的高感染率,那么就一定需要接种疫苗)

（4）美国针对国内的《疫苗分配计划提供指南》

对于疫苗在国内如何分配问题,美国国家科学院、工程和医学研究院(NASEM)发布的"这份《疫苗分配计划提供指南》所展现的疫苗分发宗旨,与伊曼纽尔牵头组织 19 名国际公共卫生专家提出的《公平优先模式》事实上出现了根本上的、不可调和的矛盾冲突。《疫苗分配计划提供指南》将老人和一线人员等弱势群体,放在了新冠疫苗接种首位;而伊齐基尔·伊曼纽尔牵头发表的论文则将"利益优先"群体,放在了接种首位".[①]以公共卫生之名发表在《科学》杂志上的论文推翻了世卫组织的疫苗分配原则而想另立炉灶,《疫苗分配计划提供指南》则坚决捍卫世卫组织提出的疫苗分配原则。而这两种截然相反的分配思想就在应对公共卫生危机中一片混乱的美国发生并展示在全世界面前。

直至 2021 年底,随着多种新冠疫苗的问世和全球疫苗产能的不断提升,人们原本期待的疫情终结迟迟没有到来。新冠疫情仍处于全球大流行,严重威胁各国人民生命安全和身体健康。人们曾寄予厚望的全球疫苗分配计划因为分配不公而暴露出国际公共卫生治理的短板。原定在 2021年底向全球提供 20 亿剂疫苗,其中 18 亿用于 92 个最贫穷国家,7 亿面向非洲的计划并未完成。到当年 7 月中旬,"实施计划"只向 135 个国家和地区提供了约 1 亿剂疫苗,仅占全球疫苗接种总量的约 3%,非洲国家仅收到6500 万剂。世卫组织总干事谭德塞曾表示:世界正处于灾难性道德失败的边缘,而这一失败的代价将是世界上最贫穷国家民众的生命和生计。新冠疫苗的快速研发是科学的胜利,但是疫苗的不公平分配却是人类的失败……"与此同时,中国在自身接种和外防输入压力巨大的情况下,已向100 多个国家和国际组织提供超 7 亿剂疫苗."[②]事实上,中国正在着力弥补发展中国家防疫短板,为世界人民早日走出疫情阴霾作出中国贡献。

---

①　犀利呱　新冠疫苗问世,谁该首先接种? 严重的伦理和政治冲突正在美国发生[N].G 一点资讯 www.yidianzixun.com/article/0QnomadO? appid.

②　中国疫苗通过"新冠疫苗实施计划"助力全球抗疫[EP/OL].中国新闻网 2021-07-30 http://www.chinanews.com/gn/2021/07-30/9532785.shtml.

第十章　构建人类卫生健康共同体

当今时代,"公共健康不仅是一个国家或一个地区的人口健康,而且包括不同国家和不同地区的人口健康——全球公共健康。全球公共健康关系到整个人类的永续发展"。①特别是全球化与逆全球化、反全球化博弈所带来的公共卫生风险与公共健康安全挑战,加上新冠疫情的全球传播,促成了各国关于公共卫生健康体系的脆弱性和相互依赖的命运共同体意识,产生了集体防御和共担责任,开展共同体行动的人类卫生健康需求。

人类卫生健康共同体是人类命运共同体在全球卫生健康领域的具体实践,是习近平总书记关于人类有效应对突发的重大公共卫生事件的新思路和中国方案,可以在"世界面临百年未有之大变局"的关键时刻成为世界各国政府开展广泛和深入的国际合作,构筑人类战"疫"的卫生健康共同体治理战略和行动指南,为此需要坚持共商共建共享原则,推进全球公共卫生的健康治理。

一、人类卫生健康伦理

(一) 人类卫生健康、全球伦理

1. 人类卫生健康

人类卫生健康可以理解为全球健康,也可理解为全球公共健康、国际健康、世界健康、世界人口健康等,这些词语有着大致相同的内涵。有关资料研究表明,人类卫生健康这一概念最初在 20 世纪 40 年代的一篇研究热带病的文献中第一次出现。②后来人们使用这一概念进行分析研究,或者

---

① 喻文德.公共健康伦理探究[M].长沙:湖南大学出版社,2015:180.

② Thomas Parran. Public Health Implications of Tropical and Imported Diseases: Strategy against the Global Spread of Disease[J]. American Journal of Public Health and the Nations Health, 1944, 34(1):1—6.

认为它是全球健康状态的一种治理观念、一个理想的健康目标,或者是作为学术研究中的认知成果,或者是解决全球公共卫生问题的一种理论方法……总之,对其有过多种解读。

对于人类卫生健康的定义,美国科学院医学协会的理解是一种超越国界限制的解决世界范围内的公共卫生和健康问题时,实现联合行动的最佳办法。在世界卫生组织(WHO)中担任过健康促进部主任一职的凯奇布什(Kickbush)认为人类卫生健康其实是"跨越国界和政府的卫生问题,并针对各种影响健康的因素采取全球性的行动。也代表着一种新环境、新的认知和新国际卫生的战略方法"。[①]她特别指出人类卫生健康其实重点关注的是在三个方面:一是健康和疾病及其决定因素的全球分布;二是全球化浪潮下人口流动对健康的影响;三是分析总结全球健康治理的基本特征,其目标是实现全球健康的公平可及性。

综合上述有关人类卫生健康概念的解释,可以将人类卫生健康概念进一步理解为:在建构人类命运共同体的背景下,以促进全人类健康、保障健康公平为宗旨,关注跨越国界和地域的健康问题,促进健康科学领域内部和外部的多学科合作,将群体预防和个体诊疗有机整合起来,重点侧重于国家与地区之间的合作,通过世界卫生组织和利用公共卫生的原则,以提供、解决人类面临的如流行病和地方病等问题和挑战,使世界人民获得尽可能高水平的健康,实现医疗关怀。人类卫生健康这一概念的基本特征:一是在目标上,主要为国家之间和所有人群寻求可及性,而不仅仅是关注一个特定的国家或地区人群的健康状况及影响健康的因素;二是需要针对全球性健康决定因素采取全球性的共同行动;三是在理论研究与解决全球公共卫生实践问题上需要多学科、跨部门的国际合作;四是全球健康问题的实施方式和工具性支持需要全球健康治理,其关键要素包括全球健康开放度和透明性、国际社会的健康公平与公正、全球公共健康决策的参与,以及防范跨国犯罪等。

2. 全球伦理

全球伦理(global ethics)亦称"普世伦理""普遍伦理"。一般理解为人类各种文化传统中存在的一种从宗教角度得到人们认同的伦理原则和伦理行为规范。率先提出这一概念的是《走向全球伦理宣言》主要起草人、瑞士神学家和伦理学家汉思·昆(Hans Kung)。"全球伦理"(孔汉思在德语

---

① Kickbusch I. Global health:a definition(EB/OL). (2015-01-10). http//www,ilonakick-busch.com/kickbusch-wAssets/docs/global-health,pdf.

中所用的是"Weltethos"一词)的含义是面对世界上民族国家之间的冲突，战争所造成的危机和灾难等各种问题，作为当今世界上有力量的组织和民族国家有责任去寻找并努力达成一些具有约束性的价值观，一些不可取消的标准和人格态度的一种基本共识。按照孔汉思的理解，全球伦理是通过广泛的对话和交流，由宗教所肯定的，得到信徒和非信徒支持的一种最基本限度的共同价值、标准和态度。

汉思·昆提出全球伦理概念并将其引入到《走向全球伦理宣言》之中，认为这是全球伦理的最基本和最起码的道德要求。强调不是期望用这一理论解决所有的全球问题，而只是在这个道德滑坡的世界上，在宗教的差异会被用来为冲突和对抗辩护的情况下，强调基本道德生死攸关的重要性，是"不可或缺的"或"不可取消的"基本伦理，从中展示基本道德在不同宗教中的基础以及各种宗教平等对话、和平共处的可能性。也就是说："我们理解'全球伦理'基本上还是一种'最少主义的伦理'，或者说是一种'底线伦理'。之所以说'基本上'，是因为《宣言》还表述了一些较积极的、具有明显现代意义甚至西方色彩的推论，对这些'推论'的某些具体内容还可质疑，或者说，其中还有些含混之处。"①

自汉思·昆提出全球伦理这一概念起，就存在各种不同观点的争论。一些对全球伦理持怀疑态度的学者认为全球伦理提出的"金律原则"只是一个空想，并不能准确反映人类共同的道德观，也无法在全球形成具有实际存在可能的伦理规范体系，而且没有意识到伦理学在观念层级关系上有一个"伦理原则→伦理规范"的基本区分，将规范误认成了原则，结果使自己的伦理学基本观念陷入混乱。还有一种观点认为，全球伦理的客观条件是人类共同体形态的形成基础，但是，由于世界上存在道德的多样性和政治的多极化困局阻碍了全球伦理的实现，使其成为一个不可能实现的梦想。全球伦理本身就隐含着一种文化霸权的暗示，不能为全球追求自由的人群所接受。

在对全球伦理的质疑声中，也有一种声音是从解决现实问题需要的视角为全球伦理辩护。认为在全球化时代，人类的命运正在以前所未有的方式联系起来，需要共同避免和应对各种来自自然和人类社会自身的灾难和危机。特别是在全球疫情时代，"在全球公共健康受到巨大威胁的时刻，亟须从全球伦理角度进行思考，以便形成全球团结抗疫的伦理共识……辨析、整合和超越已有的争论，以新的概念工具诠释新冠肺炎疫情防控中的

---

① 何怀宏.伦理学是什么？[M].北京:北京大学出版社,2015:243.

全球伦理共识,是摆在世人面前的重要选择"。①也有些研究者倾向于从温和的伦理学角度去解释,认为"全球伦理是一个理论探索领域,探讨的是由于世界人口的全球性相互关联、相互依赖所引发的伦理困惑和难题"。②总而言之,不管围绕这一话题所进行的那些活动和努力的最后结果怎样,也不管是不是还有许多人质疑它的可行性是否具有空想色彩,考虑到人类面对问题存在的严重性,从中产生警觉和形成共识,以求通过共同努力来解决问题。这一问题的提出本身其实就代表着一种良好的愿望和动机,是一个可以提升人们全球化视角的伦理话题。还有一种观点认为要认识全球伦理,就必须把注意力转向重新解释"全球伦理"这一具有责任内涵的概念上。他们认为:"责任伦理是全球伦理的意识基础,它强调所有的全球治理行动者要树立起'人类命运共同体'的全球意识,在追求自身权利实现的过程中,更要承担起对人类和全球社会、对当代共存他者以及对子孙后代的责任。"③

(二) 全球化与全球健康问题

全球的公共卫生健康问题主要因全球化浪潮而引发。全球化是一种人类社会发展过程中,在技术、观念、文化和信息等方面跨越国界的在全球范围流动的现象和过程。是在全球经济贸易往来频繁的条件下所形成的互相依存和一体化的汹涌浪潮,形成了一个你中有我、我中有你的共存共生的整体发展趋势。

全球化浪潮给人类社会带来的影响特别重大和深远。主要是它在推动全世界经济发展与技术进步,产生积极影响的同时,也带来了迫切需要全球共同面对的健康风险环境和环境危机。当今世界,经济的、政治的、文化的等不同表现形式的全球化为改进人类总体福利提供了机遇,特别是自由贸易的全球化拓展了人类攫取资源的能力,促进了世界商品和资本的流动、科技和文明的进步、各国人民的交往,并为世界经济增长提供了强劲动力,在促进人类总体福祉方面有着重要的积极作用,也符合各国寻求发展的共同利益。但受各种因素影响,经济全球化也带来了一些负面效应,比如加剧了全球资源消耗和对全球范围内环境和生态环境污染,促成了跨越国界的公共风险环境和需要全球共同面对的生态环境危机,诸多特别严重

---

①　张肖阳,肖巍."全球公共健康伦理":建构危机时刻的全球伦理共识[J].探索与争鸣,2020(4).

②　哈钦斯金.全球伦理[M].杨彩霞,译.北京:中国青年出版社,2009:10—11.

③　李蕊.全球治理中的全球伦理:何以需要? 何以可能? [J].学习与探索,2017(4).

的事件,如1986年发生的切尔诺贝利核电站泄漏事故,这一事故造成当地在长达几十年的时间里成为人类望而却步的禁区。核反应堆泄漏出大量的锶、铯、钚等放射性物质飘散到乌克兰、俄罗斯、白俄罗斯,最远达到北欧的斯堪的纳维亚半岛和爱尔兰,给这些国家和地区带来了严重的核污染。20世纪初,沿非洲尼罗河相互毗邻而居的处于河道上游的国家为了治理本国河流污染,将大量的污染物质排向河道,结果给下游国家带来了污染。发达的工业国为了处理工业废料,将其倾入公海或者运送到其他发展中国家,造成了海洋污染和对发展中国家的生态环境伤害。经济全球化也会为新发和再发传染病的大流行提供条件,出现某一地域暴发瘟疫所带来的全球范围内人群承担风险的现象。借助于科技进步,伴随着飞机、火车、汽车等运输工具的出现,各种传染病的病原微生物可以轻而易举地在几天之内传播到世界各地,甚至危及全人类的健康。具有代表性的艾滋病是1981年在美国洛杉矶首先发现的一种烈性传染病,不到40年时间,已经在全世界蔓延,全世界200多个国家都有发现艾滋病的病例报告,几千万人死于病毒之手。全球化浪潮也带来世界范围内贫富差距的不断扩大,致使处于贫弱处境的人群健康状况急剧恶化。由于全球经济发展的极不平衡,带来全球范围的贫富差距悬殊,以至于占世界总人口20%的人群拥有全球80%的财富,这一人群可以过着优裕而极尽奢华的生活,也具有条件获取信息和有资源条件逃避灾疫风险,而且因为这一富人群体还拥有全球最先进的医疗技术,享有最为丰富和先进的医疗资源,这就使得富人群体的人均寿命大大延长并享受高质量的生活。然而世界上还有众多的穷人生活在不堪的环境中,例如世界上最穷的国家塞拉利昂的人均GDP是世界上最富国家挪威的1/63,处于与他们同样境地的世界贫困人口还有近10亿,这一贫弱族群的成员每天收入不到1美元,每当面临地震、海啸、空难等天灾人祸,他们因为无力防御而挣扎在死亡线上不能自拔。

(三) 全球健康伦理与实践行动

跨越国界的健康问题的出现使健康的社会决定因素越来越全球化。一些传染性疾病跨越国界在全球范围内迅速蔓延,使一个国家仅仅依靠卫生部门的努力难以有效应对。由此决定了"对于整个人类,整个'地球村'而言,只要灾疫的威胁还在相当的范围内长期存在,无论其现在居于何国、何地域、何时代,都是人类之'祸',且此种祸患隐藏愈久,积蓄爆发的危害就愈大!从人类生存的眼光出发,对灾疫的抗击乃是一种'国际减灾策略'。不仅致力于消灭各个国家内部的灾害,更欲在全球彻底根除灾疫的隐患,为人类的'生命福宁'与'和谐生存'提供可跨越时代的栖居环境"。①

为应对人类共同面对的全球公共卫生健康危机挑战,各国政府迫切需要展开跨国合作,以求生存与发展。最具意义的行动是联合国在20世纪末开展的有140多个国家参与的"国际减灾十年"行动。这一行动形成了一种国际合作、共享集约、全民参与、全流程控制的救灾体系,并且取得了极大的成功。进入21世纪,为了将"国际减灾十年"的开创性工作薪火相传,迎接新的千年,联合国还成立了专门的减灾特别工作组及秘书机构,进一步强化"国际减灾十年"期间成立的各国国内委员会的领导控制力。在"国际减灾十年"精神指引下,国际间的区域合作组织,如亚洲减灾中心(ADPC)、北欧减灾合作组织、中美洲自然灾害预防和反应体系等相继成立。中国参加的区域间国际合作战略有《上海合作组织成员国政府间紧急救灾互助协定》、与东南亚国家联盟关于非传统安全领域的合作,等等。

进入21世纪以来,国际社会的各种健康组织和抵御灾疫风险组织异常活跃,有关公共卫生健康相关议题已超越了传统的公共卫生范畴,被纳入各国政府高层的议事日程,全球健康安全问题已上升为国家"非传统安全威胁"讨论议题,日益成为国家与国家、国家与地区、地区与地区之间的重要联系纽带,为世界各国的健康安全提供了重要的战略性保障。

二、人类卫生健康共同体的存在

(一) 人类共同体、人类卫生健康共同体

1. 人类共同体

人类共同体(human community)或者称作"人群共同体""社区""社群",是指居住在同一地区,或在宗教、种族、职业等方面基于某种共同利益、信仰、态度、价值及情感等方面形成紧密联系的人群组织团体。也指由各个国家组成的团体,如欧洲共同体、西非国家经济共同体等。

人类共同体是一个范围广泛而含义复杂、指向松散且历史悠久的概念。早在西方文明萌芽时期,古希腊语中的"共同体"概念,其最初含义即是"指古希腊城邦设立的市民共同体,通过这种社会建制使人民实现共同的'善'与'利益'"。②生活在那个时代的哲学家亚里士多德曾在他所著的

①　王军.灾疫生命伦理研究[N].北京:人民出版社,2017:247.
②　马俊峰.马克思社会共同体理论研究[M].北京:社会科学出版社,2011:23.

《政治学》中指出:在人类共同生活的共同体(理想社会)里,个体的善不能和共同体的善分离开来,这是因为在共同体对共同善的追求过程中,使每位个体获得了相应的利益或善。且公民联为一体而形成的国家本身就是一个具有道德性的共同体,这便构成了人类社会存在的"必要之善"。分析亚里士多德对共同体概念的认识与使用方法,可以看出共同体是指进行一定社会活动、具有某种互动关系和共同文化维系的人群及其活动。

共同体一词后来成为社会学与政治学的研究范式。法国思想家雅克·卢梭曾从社会契约论角度出发,研究共同体以契约形式存在的意义。他的观点是,"社会共同体本身是人的一种理性的创制,其根本要义就在于每个人将其生命、财产置于社会公约(公意、法律)的监护之下,从而作为公共利益而受到保护"。①马克思也在理论研究中多次使用共同体的概念,如在批判资本主义社会是一个"虚幻共同体"时,预言人类未来社会可能实现"真正的共同体";认为"在真正的共同体的条件下,各个人在自己的联合中并通过这种联合获得自由"。②在《共产党宣言》中,他又提出一种"自由人联合体"观点。在马克思看来,"人是'类存在物',人类起源于'自然形成的共同体',主要表现是家庭共同体。随着资本的积累和分工的发展并到达'劳动者自己创造的虚幻共同体'后便形成了民族和国家,这也是马克思主义共同体思想区别于旧哲学思想的逻辑起点"。③

19世纪,著名的德国社会学家斐迪南·滕尼斯(Ferdinand Tonnies)曾对共同体问题进行过较为系统的理论研究。认为共同体早于社会而产生,是在人类历史发展过程中所形成的由共同生活的某种纽带联结起来的人群集合体,即人群共同体,这种共同体不仅仅是有血缘关系的氏族和部落、婚姻和血缘关系组成的家庭、共同居住地域和历史文化形成的民族等各个部分机械相加的总和,而是有机地浑然生长在一起的在相互理解中形成的整体,是一种利益相关、精神联结的实现团结保证的组织体系。对社会学有过深入研究的齐格蒙特·鲍曼(Zygmunt Bauman)认为人类共同体是社会学中最重要的组合概念,他在总结滕尼斯的观点时,对共同体这一概念的解释是:"是社会中存在的、基于主观上或客观上的共同特征或相似性而组成的各种层次的团体、组织,它是一个温馨而舒适的'家',在这个家中,我们彼此信任、互相依赖。而失去了共同体,就意味着失去了确定性和

---

① 张盾,田冠浩.卢梭与现代共同体[N].中国社会科学报,2012-11-23.

② 马克思,恩格斯.马克思恩格斯文集(第一卷)[M].北京:人民出版社,2009:571.

③ 秦立建,王烨烨,陈波.全球战疫背景下人类卫生健康共同体构建:基于公共经济学视阈[J].社会科学研究,2020(6).

安全感。"①

从人类伦理共同体的角度说,国内研究灾害伦理的学者王军认为:"共同体是这样一种人与人结合的群体,它以共同的目标、共同的精神特质、身份认同和归属感为基本要素,这同时也构成共同体赖以生成和发展的伦理基石。"②还有一种观点认为当今全球生态问题的存在和灾疫的扩散与关联性给各国所带来的前所未有的生存危机和挑战,迫使世界各国需要合作建设共同应对困境和承担风险的命运共同体。就此而言,这个关乎人类命运的"共同体并不是一个严格的社会政治共同体,也不是一个严密的经济共同体(尽管现代世界经济一体化往往给人以错觉),当然更不可能是一个完整的文化共同体,任何时候,'道德异乡人'的文化差异都是深刻和复杂的,但它又的确是一个共同体,一个真实的共同体,一个生存和命运的共同体! 各国、各民族的人们都可在其中寻到共同的目标,求得共同的精神,并在颠沛流离中找到归属感,获得深切渴盼的身份认同"。③

2. 人类命运共同体

人类命运共同体(a Community of Shared Future for Mankind)是旨在追求本国利益时兼顾他国合理关切,在谋求本国发展中促进各国共同发展的全球意识和价值理念。

人类命运共同体最初是由中国政府提出来的一个理念。这一理念的核心内涵是人类只有一个地球,各国共处一个世界。当代世界倡导"人类命运共同体"意识,其中内含着对人类具有相互依存的共同利益观和可持续发展观的深刻理解,是把现实世界与美好未来的辩证统一、地理范围与问题领域的兼容超越、传统领域与全球公域的统筹构建、统一性与多样性世界的包容关怀、自我发展与共同发展的整体推进和融为一体的世界治理的中国方案。

当今人类社会处于政治格局多极化,天灾人祸全球化的历史巨变时期,世界各国都必须应对来自自然界和人类社会的各种不确定性风险和挑战。特别是2020年突发严重的新冠疫情,迫使各国政府根据自己的国情、政治价值观和医疗保健体系的特点,殚精竭虑地思考如何应对新冠肺炎疫情。也正是在同疫情斗争的过程中,人们逐渐意识到,在"你中有我,我中有你"的全球化时代,针对病毒这一全人类需要面对的这个"十分不友好的朋友",任何一个国家都不可能靠单打独斗取胜,只有凝聚全球力量,才能

---

① [美]安德森.想向的共同体[M].吴叡人,译.上海人民出版社,2005:198.
② 王军.灾疫生命伦理研究[M].北京:人民出版社,2017:274.
③ 王军.灾疫生命伦理研究[M].北京:人民出版社,2017:275.

有效遏制疫情,这就需要人类组成命运的共同体,联合应对汹涌而来的疫情浪潮,以实现人类的共同健康和社会可持续性的健康发展。

人类命运共同体是中国政府向国际社会反复强调的新理念。2012 年11 月,时任党的总书记的胡锦涛在中共"十八大"报告中首次提出"要倡导人类命运共同体意识,在追求本国利益时兼顾他国合理关切"。2013 年,习近平担任国家主席后首次出访,在莫斯科国际关系学院发表重要演讲,第一次向世界提出"命运共同体"的理念:"这个世界,各国相互联系、相互依存的程度空前加深,人类生活在同一个地球村里,生活在历史和现实交汇的同一个时空里,越来越成为你中有我、我中有你的命运共同体。面对世界经济的复杂形势和全球性问题,任何国家都不可能独善其身。"①自此以后,习近平在国际社会的不同场合反复提及这一理念。特别是 2015 年,他在第七十届联合国大会一般性辩论时发表了《携手构建合作共赢新伙伴,同心打造人类命运共同体》的讲话,提出:"当今世界,各国相互依存、休戚与共。我们要继承和弘扬联合国宪章的宗旨和原则,构建以合作共赢为核心的新型国际关系,打造人类命运共同体。"②因为对人类命运的关切和构建共同体的呼声,2017 年 2 月,"构建人类命运共同体"的理念被写入联合国决议。当年 12 月,以"构建人类命运共同体、共同建设美好世界:政党的责任"为主题的世界政党大会在中国召开,习近平总书记在主旨讲话中明确了"人类命运共同体"这一概念:"人类命运共同体,顾名思义,就是每个民族、每个国家的前途命运都紧紧联系在一起,应该风雨同舟,荣辱与共,努力把我们生于斯、长于斯的这个星球建成一个和睦的大家庭,把世界各国人民对美好生活的向往变成现实。"③

3. 人类卫生健康共同体

习近平总书记一再倡导建构人类命运共同体,其实还隐含着针对作为社会共同体因素的人类健康安全问题的重点关注。在人类命运共同体理念正式提出 7 年后,面对新冠肺炎疫情在全球蔓延的严峻形势,2020 年 3 月,国家主席习近平在致电法国总统马克龙时,首次提出"打造人类卫生健康共同体"的新理念。④这不仅对于当时坚定全球抗击疫情的信心、携手应

---

① 习近平.习近平谈治国理政(第 2 卷)[M].北京:外文出版社,2017:522.
② 习近平.习近平在联合国成立 70 周年系列峰会上的讲话[M].北京:人民出版社,2015:15.
③ 习近平.把世界各国人民对美好生活的向往变成现实[A].习近平谈治国理政(第 3 卷)[M].北京:外文出版社,2020:433.
④ 习近平.就法国发生新冠肺炎疫情 习近平向法国总统马克龙致慰问电[N].人民日报,2020-03-22.

对全球公共卫生危机起到了引领作用。而且"进一步丰富和完善了人类命运共同体理念的内涵,标志着人类命运共同体理念随着对时代特征和世界大势的精准把握,逐渐走深走实,在新时代背景下有了新的跨越和发展"。①

习近平主席关于"打造人类卫生健康共同体"这一理念所表达的核心内涵,是基于他对当今世界人类卫生健康出现的新问题认识而产生的。现代社会,公共卫生与人类生存的生态环境问题日益严重,迫使人们对于传染病的认知,已不再只是考量具体致病因子对人体所造成的伤害,而是从更为广泛的社会决定因素去考察对人类健康与生存命运产生的影响。现代国际社会处于严重的两极分化所带来的人类不健康与不安全的危险之中,是巨大的贫富差距导致了一系列全球性问题,包括腐败和金融危机以及对人们身心健康的伤害。联合国开发署数据显示:"2018 年世界上的富人的财富每天增加 25 亿美元,而最富有的 26 人所掌握的财富相当于最穷的 38 亿人(相当于全球人口的 50%)的财富总和……撒哈拉以南非洲的贫困发生率高达 40% 以上,该地区极端贫困人口的数量最大,三分之一的国家出现底层 40% 人口收入负增长。贫困人口遭受多方面的剥夺,如消费水平低、缺少教育机会和基本的基础设施服务。"②贫困人口因为营养不良、饮用肮脏的水和处于拥挤肮脏的生活之中,更容易受到传染病的侵袭,从而使不健康的生活状态进一步恶化而无力改善。这种情形意味着纵使一国国民的生活状态有所改善,也不能使共同体实现改善,最终使局部的改善归零。

经济全球化和人口流动全球化时代所出现的环境污染和生态环境的破坏已经表明,由于人们共处于"地球村"这个共同体中,如果出现突发的公共卫生健康事件,就会产生"蝴蝶效应",原来不大的事件可能通过互联网等现代通讯技术迅速传播和扩大,从而造成社会恐慌甚至是更大范围的公共危机和社会动荡。由于环境危机是世界性的,影响人的健康的问题也遍及全球。比如说气候变化不会只影响中国而不影响美国,海洋中北极冰的融化、空气中二氧化碳含量的增加,将使所有国家受到影响而无一能够幸免,这一现实存在的问题决定了生活在地球上的任何成员都增加了健康风险,特别是极其严重的一类流行性传染病对人类的威胁具有世界性,"尽管富人能够有钱看得起最好的医生,但他们却不能杜绝患传染病的穷人传染。面对疾病,所有人都是同样的脆弱,在昨天还是一个遥远地方的病毒

---

① 刘恩东.打造人类卫生健康共同体的时代价值[N].学习时报,2020-03-27.

② 陈银 2019 年全球及中国贫富差距分析报告:贫富差距使国家幸福感下降[EB/OL],华经情报网,2019-12-10. https://m.huaon.com/detail/492164.html.

在今天就可能来到你的身边,而明天就可能会在全球流行"。①意味着靠任何一个国家和社会组织都没有能力解决这些全球性的健康和安全问题。而在一个不平等的国际体系中,发达国家试图不顾发展中国家的健康安全利益,试图用隔离方式来保障自身健康安全体系的价值理念既是对发展中国家的不公平,也是有违全球伦理的健康发展战略。正是从这个意义上说,生活在"地球村"上的任何成员,因为共同的卫生健康利益而不得不面对共同的困境。为解决共同的公共健康问题,需要在世界范围内形成一个关注人类卫生健康的命运共同体。基于这些因素的考虑,习近平在第73届世界卫生大会视频会议开幕式上的致辞中向国际社会倡议:"共同构建人类卫生健康共同体,共同佑护各国人民生命和健康,共同佑护人类共同的地球家园。"并且庄严承诺:"中国将秉持人类命运共同体理念,为全球疫情防控分享经验,提供力所能及的支持,同各国一道促进全球公共卫生事业发展。"②在此基础上提出发挥世卫组织领导作用、加大对非洲国家支持、加强全球公共卫生治理、恢复经济社会发展等六项倡议,还向国际社会作出公开承诺,将中国研发投入使用的新冠疫苗作为全球公共卫生产品,实现发展中国家的疫苗可及性和可担负性,充分表现出打造人类健康生命共同体的大国担当形象。

当今世界存在着大量的全球性的环境危机问题,各国人民只有相互依存、团结起来,共同解决这些全球性问题才是唯一出路。人类卫生健康共同体的理念超越了历史上曾产生过的狭隘的"你输我赢"的"二元对立"与"零和博弈""丛林法则"等思维观念,鲜明体现了世界各国平等相待的包容意识和可持续发展意识,是积极应对世界公共卫生领域出现新冠肺炎疫情、为守护人类生命健康的家园所作出的重大理论创新,更是站在人类社会发展的高度、面向未来提出的重大理论创新成果。

(二) 人类共同体的价值观

人类卫生健康共同体这一概念是人类命运共同体在卫生健康领域中的内容和表现形式,核心内涵是将全人类的卫生健康作为一个有机整体,保障全人类共同的公共卫生健康福祉。其中的"人类"表明了所涵盖的范围是全世界人民普遍受益,"卫生健康"明确的目标是对世界人民生命安全和身体健康的切实关切。"共同体"则强调实现人类健康的路径是全人类

---

① 史军.权利与善:公共健康的伦理研究[M].北京:中国社会科学出版社,2010:13.
② 习近平.团结合作战胜疫情 共同构建人类卫生健康共同体——在第73届世界卫生大会视频会议开幕式上的致辞[N].人民日报,2020-05-19.

共同努力、团结协作的有机整体。从世界人民的根本利益来说，人类卫生健康共同体是对维护人类共同的健康利益的伦理智慧，同时也是人类社会发展共同利益的需要，构建人类卫生健康共同体需要各参与方在相互尊重各参与方健康利益的前提下，寻求可能实现和保证全人类共同利益的价值观共识。而相互依存的共同利益观、可持续发展观和全球治理观，正是构建人类卫生健康命运共同体的伦理基础。

1. 共商共建共享的利益观

人类只有一个地球，各国共处一个世界，人类命运共同体即是人类生命存在于共同的生活环境之中，全球性的高度相互依赖促使人类命运紧密相连，彰显出当今世界的政治、经济、安全、社会、文化、科技等不同议题领域的边界已经远不如之前那样清晰可见，并且出现相互交融性明显增强的特征，从而要求各国必须以一种整体的价值观与方法论来应对与处理"地球村"问题。

当今世界"地球村"上存在的日益严重的气候变暖和环境污染等生态危机问题在提醒现代人类，地球已难以承载人类的过度消费、无度浪费和恣意破坏，生态环境一旦崩溃，世界上的任何国家都不能幸免。随着经济全球化进程的加快和资本、技术、信息、人员等资源的跨国流动，各个国家之间处于一种你中有我、我中有你的相互依存的状态，形成了一条无法隔开的利益纽带，以至于在国家之间的资源占有和分配方式已无法像过去那样通过战争等弱肉强食的极端手段来实现，人类再也承受不起世界大战的伤害。处在同一个世界的各国都不可能独善其身，唯有选择"同舟共济""共克时艰"，才能创造出更多的发展机遇，增进人类共同利益。

2. 可持续的人类发展观

人类社会的形成与发展离不开自然和社会的资源环境条件，自工业革命以来，人类开发和利用自然资源的能力得到了极大提高。全世界人民在生活方式得到改善的同时，也在迅速改变人类生存所不可缺少的环境条件。由于对资源的过度消耗和恣意破坏所造成的资源减少甚至枯竭，环境污染和极端事故（如核泄漏）也给地球的生态环境带来毁灭性的破坏，致使人类社会的发展面临不可持续的发展危机，面对危机处境，人类必须清醒地意识到社会发展可持续性的重要意义，既然对生态环境的破坏各个国家都有责任，那么恢复和改善生态环境以维系人类社会发展的可持续性，每个国家也都存在道德义务，需要通过深化国际合作，促进世界经济可持续、平衡地增长，以解决和促进人类社会的可持续发展问题。

3. "包容发展"的全球治理观

由于历史、政治和经济原因，当今世界范围内存在着越来越严重的发展不平衡问题,逐步陷入治理危机之中。在这种背景下如何实现全球治理? 合理的解决方案是需要世界各国共担责任,尽力使全球治理朝着"包容发展、权责共担"的方向发展。对此,构建人类卫生健康共同体要促进和而不同、兼收并蓄的各国治理文明。包容发展就是要承认世界文化多元性,经济发展模式多样性的现实存在,而不是相互排斥和诋毁。因为当今世界上并不存在效率最优的"包治百病"的国际统一的发展模式,只有最适合本国国情特点的发展模式。构建人类命运和卫生健康共同体应当坚持国家不分大小、强弱、贫富一律平等,尊重各国独立、主权和领土完整,尊重和保障每一个国家的安全,维护国际公平正义,积极推动国际关系的民主化进程,进而实现具有可操作性的全球健康治理。

三、全球健康与共同体伦理

(一) 共同体的伦理共识

在经济全球化背景下,世界各大经济体、各民族国家意识到一损俱损、一荣俱荣的关乎人类卫生健康命运共同体的重要价值。

由对全球健康的诉求而形成的人类卫生健康共同体的伦理共识,主要指人类各种文化传统中存在的关于人类生存与健康问题的伦理原则与行为规范。全球健康问题所以被引入人类卫生健康共同体伦理领域,不仅因为现代社会中存在着各种疾病风险与公共卫生危机,也关系到这一状况的改善。除了通过引入科学技术达成工具性的目的之外,也涉及人类整体性的卫生健康目标实现,从中表达了全球化时代人类在公共卫生健康领域的精诚团结以及应对死亡和疾病问题的承诺。综合全球健康与全球伦理而成的人类卫生健康共同体伦理,即是关于全球范围内的公共卫生健康领域问题的伦理学研究,旨在解决人类卫生健康问题并寻求建构一种世界各国成员都认同并奉行的伦理原则和道德规范。

人类卫生健康共同体伦理作为一种新的伦理价值观是伴随全球化进程而出现公共健康问题,特别是为解决公共卫生危机,促使公共健康国际合作不断开展,推动人们在关于全球生命伦理的讨论中逐渐形成人类卫生健康共同体的伦理共识。

因为面对共同问题,以什么核心观念作为解决处理问题的普遍基础和伦理原则显得十分重要。对此,早在 2005 年,联合国科教文组织大会第33届会议通过的《世界生命伦理与人权宣言》中的一个重要宗旨就是要"提供一个普遍适用的原则和程序框架"来指导各国维护和增进公共健康的实践。可是在具体提出核心伦理原则和程序框架是什么时,依然存在着许多争议,致使共识问题并没有得出令人满意的答案。

(二) 全球健康伦理的冲突

全球健康伦理有无存在的可能? 人类面对健康困境,能否形成适用世界各民族国家的共同伦理共识和方向一致的价值观? 对此问题,历史上就有持久的争论,而且形成完全对立的两大阵营。特别是进入 20 世纪末,伴随着全球化的进程,神学家孔汉斯等学者在国际生命伦理学会议上,从宗教角度提出全球公共健康伦理的建议,又把建构全球健康伦理的可能性问题凸显出来,再度引爆了长期以来存在的伦理之争。

1. 不同利益主体和道德多元论

坚持自由主义观点的思想家们认为全球健康伦理没有存在的可能,理由是社会存在着不同的利益主体和道德多元化的现实,决定了思想一致的伦理规范无法形成。

在人类伦理思想史上,西方伦理文化就常常用道德多元主义的观点来反对道德普适主义的思想,比如英国政治哲学家洛克就认为社会与国家是可区别的,社会先于并独立于国家而存在,国家只是处于社会中的个人为达到某种目的而形成契约的结果。社会是一个自组织的、不受国家干预的独立经济体系,也自然会有独立的道德价值目标追求。因为这一原因,社会不会形成统一意志的道德。功利主义的鼻祖边沁也持这种观点,他认为:"共同体是个虚构体,由那些被认为可以说构成其成员的个人组成……不理解什么是个人利益,谈论共同体的利益就毫无意义。"①19 世纪的哲学家黑格尔在他的《法哲学原理》一书中坚持将国与国之间的关系完全归结为一种相互排斥、相互否定、相互冲突的关系。他在著作中写道:"国家作为一个独立性的实体,它与其他国家发生的关系是一种否定的关系,并且这种否定关系通过各种形式的摩擦而表现出来。"②

美国生态学家加勒特·哈丁(Garretl Hardin)于 20 世纪 60 年代提出全球环境恶化背景下的"救生艇"伦理观③曾在发达国家有代表性的影响。哈丁的"救生艇"伦理观的主要思想是:他把世界上南北国家(穷国和富国)

---

①　[英]边沁.道德与立法原理导论[M].时殷弘,译.北京:商务印书馆,2000:58.
②　[德]黑格尔.法哲学原理[M].杨东柱,等,译.北京:北京出版社,2007:152.
③　G. Hardin, Lifeboat ethics, in Lifeboat ethics: The Moral Dilemmas of World Hunger, od by G. Lucas & T. Ogletree, p.134, NY: Harper and Row, 1976.

隐喻为漂流在大海上的救生艇,占世界国家总数 1/3 的富国处于救生艇上,而且这一救生艇足以容纳得下它的所有成员,2/3 的穷国挤在另一艘就要沉没的救生艇上。这些世界穷国就像跌落水中的需要在短暂时间靠游泳寻求活路的人一样向发达国家的救生艇寻求援助。而发达国家的救生艇承载力有限,会因为救更多的人导致超载而倾覆。在这紧急时刻,发达国家救生艇(富国)上的人应当如何应付这种局面才算符合公平正义的伦理价值选择呢? 哈丁的观点是:由于发达国家救生艇的承载力有限,为了避免生活在救生艇上的人出现灾难,较富裕的国家没有必要以食物、货币和技术方式帮助穷国反饥饿和反贫困,可以拒绝与那些对生活计划不负责任的国家分享各种利益。[①]因为倘若此时救助每个落水的人(穷国),可能产生的结果就是增加救生艇(富国)的负重,也会增加救生艇(富国)的生存资源及各个方面的消耗。意味着救生艇(富国)多一个人就会多占富人救生艇上一块有价值(增加载重风险)的地方。就会使救生艇(富国)的安全系数缩小,因此也就多一分危险,同时也影响(减少)了救生艇(富国)上的人原先可以得到的利益。

哈丁的救生艇理论无疑表明他的理论观点基础是来自自由主义的功利论价值观。在他看来,一个国家的自我救赎以及保护富国的人群虽然看起来对需要救济的穷国是一种不平等,但是处在人类危机沉重的紧急状态下,这种功利选择总比那种因救济穷人而导致"彻底的正义换来了彻底的灾难"结果更加符合道义。在共同体中所体现的公平正义,其实是每个共同体成员都应根据自己的负担所分配到的相应的利益,如果对穷国或弱势群体给予特殊的关注,实际上会将相应的福利(健康负担)转嫁他人(富国或富人群)身上,这对他人(富国或富人群)产生的结果是不公平、不正义的。

哈丁的救生艇伦理观的谬误是十分明显的。首先,救生艇伦理观的共同困境前提因这一隐喻而被无情地否定。他的理论在逻辑上就留下了无法自圆其说的错误预设,因为这一理论否认人类有共同的命运和存在着共同困境的判断,认为现实世界并不存在共同的利益(困境),也就等于说不可能有价值观一致的全球公共健康伦理。其次,所谓承载力概念只是在物理学意义上可以定量,但在自然生态学领域则是一个模糊的概念。实际上,即使哈丁是借喻说明一个国家所占有的资源的有限性,也不能证明人口承载力的有限性。因为对于人口承载力来说,主要取决于它的技术、经

---

① [美]加勒特·哈丁.救生艇上的生活[C].新一代人的宗教,第二版,1997:241.

济、贸易状况，生活质量标准，及人口支持意愿等各种因素的综合，并不是主要取决于自身的环境资源的多寡。最后，哈丁的救生艇理论并不遵从国际社会发展的实际，从因果关系看，原因是富国占用穷国的环境资源，结果使穷国越穷，而不是穷国占用富国的环境资源，结果使自己变穷。世界各国发展的历史表明，富国的人均资源耗用率是穷国的几倍或几十倍，它们才是因资源耗费过度而造成人口承载力危机的罪恶之源。

哈丁的救生艇伦理最缺少的是人类伦理的最基本的公平正义要素，这无疑是将人类伦理降低为生物伦理，或者马尔萨斯提出的"人口论"的价值观之中，"哈丁所提出的救生艇伦理学的正义原则实际上也就是西方国家环境问题上的代内正义立场。或许有人以为这是西方人的新观念，但实际上这不过是西方正义传统的一次简单的包装，实质内涵并没有改变，他所强调的仍然是西方人的利益的神圣不可侵犯"。[①]在公共卫生健康领域，国家利益与全球健康利益的矛盾无处不在，如发展本国经济与公布本国暴发疫情信息之间的矛盾，维护本国主权与开展国际人道主义救助之间的矛盾，特别是在国家利益和全球公共健康之间的矛盾不可协调时，其冲突有多方面的表现，在认识和处理这一冲突的过程中，国家利益至上成为各国普遍奉行的原则。所以当疫情来袭，一些国家主体必然从自己的国家民族利益出发，采取有利于自己健康管理的应对策略。如在 1918 年暴发的西班牙大流感初起阶段，由于当时欧洲大陆正陷在如火如荼的"一战"泥潭中，为了避免因流感而造成国内恐慌，参战的主要国家如德国、奥地利、法国、英国和美国对于当地的疫情，都采取了尽量封锁消息的姿态。再如全球变暖是当今人类最关心的全球性环境问题，为了控制全球变暖给人类社会生活与健康带来的不利影响，以联合国为主导的《联合国气候变化框架公约》（主要为控制各国二氧化碳排放量）签署国商讨对策，并取得了签约《京都议定书》《巴黎气候协定》等成果。然而世界头号强国美国是一个国家利益至上的国家，在签协议的问题上做与不做，就是看对美国是否有利和利益多大。所以美国尽管在《议定书》和《气候协定》上签了字，后来却又选择退出，从而破坏了维护全球共同利益的规约。

显而易见，坚持全球健康伦理不可能的道德多元论认为人类历史上各个国家社会道德的形成、变化和发展总是与特定地域国家或民族的政治、经济、文化密不可分，特定的社会条件和传统会造就不同的甚至是完全迥异的道德境况，从而造成全球范围内健康道德意识事实上的相对性和多元性，意味着

---

① 李培超.伦理拓展主义的颠覆[M].长沙:湖南师范大学出版社,2004:175.

如果在公共卫生实践领域强行推广统一的共同伦理价值观和道德规范不仅是困难的,而且可能因为推进伦理文化的强制霸权而导致公平公正的伦理规范原则的落实失效,最终因无法发挥伦理原则作用而被唾弃。在道德理论者看来,当人们在强调将全球视为一个人类卫生健康命运共同体的时候,面对所遭遇的共同困境,也可能做出符合社群主义的维护共同体的"善"是最高价值的善的判断,从而选择全球公共健康的伦理原则。但这不过是人们道德价值观的一种选项,而且有可能并不是唯一的选项。因此,对全球伦理持怀疑和否定观点的麦金太尔坚持认为:一当世界进入千姿百态的各个特殊文化领域的差异视景,伦理道德就会产生不可避免的"无公度性"和"不相容性"。因此他的结论是自"启蒙运动以来的现代性道德谋划业已失败。"

2. 人类卫生健康伦理可能性

坚持人类卫生健康伦理有存在可能性的观点认为:出于公共卫生与环境危机的特殊性给人类共同体所带来的系统性灾难的考虑,即使在发达国家生活的人们也会意识到经济全球化进程所带来的公共卫生危机的事实。面对这种人类生死与共的健康困境,如果没有健康与环境上的全球性正义,"没有一种超越于民族忠诚的人类一体性的认识,没有一种把地球上的其他人认作自己的邻里乡亲的感情,没有一种把世界看作一个人类大家庭的思想,我们就无法把我们的意志,共同采取行动来拯救我们自己。如果不用生存的道德伦理来指导我们,一旦我们遇到灾难,我们可能往往就会只考虑拯救自己而不拯救他人的命运"。①从这一角度说,解决公共卫生危机的需要决定了人类卫生健康伦理存在的可能性,特别是在全球化背景下,不同国家、地区、民族的共同体已日益成为一个相互影响、相互制约的整体,迫使登上同一"飞船"的不同利益主体认同统一的道德规范,形成人类卫生健康的命运共同体认识。

联系人类卫生健康共同体问题的探讨,可以发现在人类思想史上,对包括健康问题在内的全球伦理思想其实从来就有一些说法。举例来说,著名的德国古典哲学家康德就认为在国家与国家之间发生冲突时,有可能通过缔结杜绝战争的和平条约来实现"永久和平"。②当代美国哲学家罗尔斯在其晚年著作《万民法》中,将他的《正义论》和《政治自由主义》二本著作中提出的社会正义观延伸到国际关系领域,希望借此推动国际社会形成尊重人权、文化差异性以及维护国际和平的国际正义秩序。在他看来,不同民族国家之间应该"有相互援助的条款,以便可以共同应对饥荒和干旱;而且

---

① 〔圭亚那〕施里达斯·拉尔夫.我们的家园:地球〔M〕.夏堃堡,等译.中国环境科学出版社,1993:192.

② 〔德〕康德.永久和平论〔M〕.何兆武,译.上海:上海人民出版社,2005.

如果可行的话,也应该包括一些条款去确保所有已获得合理发展的自由社会里人们的基本需求得到满足"。①

当今时代,扑面而来的全球化浪潮是促成人类卫生健康伦理的社会背景和重要基础力量。全球化,特别是经济全球化是世界经济活动超越国界形成的全球范围的有机经济整体的过程,是商品、技术、信息等生产要素跨国跨地区的流动,客观上使世界各国经济联系加强,相互依存度日益提高的过程。经济全球化的实质不仅仅是经济利益的全球化,也是人类在整体利益上需要共同面对和努力解决健康问题的全球化。不得不承认,当今世界正面临着百年未有之大变局,也面临诸多的机遇和共同挑战,公共卫生健康同样受到全球化的影响,流行性传染病肆虐、非传染性疾病发病率攀升,甚至现代医疗难以对付的超级细菌的可能出现,以及人类活动所造成的全球性公共卫生危机和灾难事件,使得人类整体都面临着严重的公共卫生健康问题的困扰并使全球健康问题越来越复杂化。失去边界的全球化发展模糊了国家与国家之间、卫生与非卫生之间、医学与健康之间的界限,不论人们身处何国、信仰如何、是否愿意,实际上已经处在一个命运共同体中。与此同时,一种以应对人类共同挑战为目的的全球价值观已开始形成并逐步在国际社会层面形成共识。可以说,正是人类跨越国界共同维护和增进公共卫生健康的决心和努力日益加强,才为全球的人类卫生健康伦理催生了必要性,也为它的建立提供了可能性,正如政治哲学家雷克·雅琪(Derek Yach)所指出的:"在一个以公共健康全球化为特征的世界中,在应对与解释下发生的共同问题上,所有的国家和社群应该超越他们狭隘的自我利益。"②那种将国家利益置于全球公共健康利益之上的做法,不仅严重损害全球的公共健康,而且最终会不利于自己国家健康的维护。

在经济全球化的背景下,承载着人类的地球,如果借用哈丁的救生艇伦理观来比喻全球的共生共存人类,莫不如同肯尼斯·鲍尔丁所描述的"像不可逆转地飞向未来的一艘宇宙飞船"的处境。③世界各国和各利益主

---

① [美]罗尔斯.万民法[M].陈肖生,译.长春:吉林出版集团有限责任公司,2013:18.

② Derck Yach. Douglas Bettcher The Globalization of public Health,Ⅱ:The Convergence of Self-Interest and Altrutism. American Journal of public Health. Vol.88,No.5,1908.

③ 肯尼尔·鲍尔丁 Kenneth Boulding《人的智慧与上帝的智慧》,载《人类对宇宙飞船地球的评价》第5—7页。鲍尔丁在说明人类的处境时,提出一种"宇宙飞船"人类生存模式的假设,他认为:"我们必须把地球当作一个小小的、相当拥挤的宇宙飞船,目标不明,人们不得不在不断重复的物质转换循环中寻找某种生活方式的蛛丝马迹。在宇宙飞船内,不可能有任何输入或输出。即使必须有能量输入,水也必须通过肾进行循环,食物、空气都同样如此,……这意味着必须节省一切要经过不可逆转变化的东西。"

体出于生存与发展需要,几乎都不可逃避地挤进一艘冲向宇宙的飞艇。独立存在的利益主体也在被强大的共同体规则所控制甚至被消解,唯有维护共同体的整体利益与长远利益,才是最大的"善"的价值选择。

对于经济全球化所带来的人类卫生健康与命运共同体的道德价值选择,比较鲍尔丁的"宇宙飞船"和哈丁的"救生艇"假设,其区别在于穷国与富国并不在一个救生艇上,因而面对大海,最终的命运会因处于救生艇上的富国的选择而可以不同。然而对于一艘宇宙飞船来说,便是没有任何选择的命运与共,多元的道德价值取向自然被共生共存的共同体命运观所取代。应当说,当今全球化浪潮汹涌的时代,更为相似的情形并不是哈丁的救生艇伦理学,而是鲍尔丁的宇宙飞船价值观。

(三) 形成全球健康伦理的可能性

人类卫生健康伦理在全球确立是可能的,因为它有现实需要、历史依据和道德基础。

1. 应对公共卫生危机的共同需要

当今世界的全球化进程已经将国际社会演变成为一个地球村,跨国公司国际化生产、经济贸易的全球开展、人员自由方便的流动,一切都为流行性传染病的跨国传播和公共卫生危机的全球蔓延提供了人类历史上从未有过的便利,使包括艾滋病、禽流感、甲型 H1N1 流感、麻疹、新冠病毒等在内的各种流行性传染病有向更普遍、更严重方向发展的趋势,直至酿成全球性的一波又一波的公共卫生危机。引发流行性疾病的病毒传播具有广泛性、不分国界和种族的特征,是人类整体需要对付的共同敌人。面对疫情,没有任何一个国家可以独善其身、置身事外。传染病疫情在客观上要求世界各国必须团结起来共同携手应对传染病疫情,是应对全球性公共卫生危机的需要促成了公共卫生健康国际合作机制的形成,进而为人类卫生健康的全球伦理解决和应对共同问题提供了现实基础。

2. 基于人类与传染病斗争的历史反思

人类历史上曾经多次爆发对人类健康威胁严重的传染病,每一次传染病的大流行都会引发公共卫生危机甚至是社会动荡。回顾中世纪以前,人类面对传染病几乎没有招架之策,只能求助于神灵保佑或者听天由命,无奈而被动地接受猖獗的病毒肆意横行。自从进入 14 世纪欧洲发现鼠疫并经历三百余年的大流行,为应对这一给人类以灾难性影响的瘟疫,促成了欧洲最早产生了传染病防治的检疫和隔离制度,以至于又产生了利用疫苗抗疫的公共卫生策略。实行隔离干预和疫苗抗疫战胜疫情策略的选择,既得益于医学科学技术的进步和被迫抵御阻击各种传染病大流行带来的教训和经验的积累,也得益于人类思想史上产生的对公共卫生健康的伦理智慧和反思成果。

进入 21 世纪,随着世界医疗科技迅速发展和医疗技术水平的提高以及新药特药的研究与应用,使得人类健康状况有了很大改善,但是传染病的世界范围流行和新传染病的不断暴发仍在伤害人类。而且公共卫生危机不仅仅是一国问题,而是涉及多国,甚至是全球性的问题。也正是在认识和处理这些问题的过程中,国际社会的有识之士逐渐对其进行深刻的伦理反思,逐步统一思想意识和形成共同理念、原则或普世价值观并建议和指导世界各国应对公共卫生危机。从中可知形成全球公共卫生健康伦理问题是历史发展的必然,昭示了建构人类卫生健康全球伦理的可能性。

3. 人类的道德与伦理文化资源的积累

世界各国面临公共卫生危机和公共卫生健康的利益冲突,也拥有共同的健康利益。从而要求人们对一些能够增进人类健康的基本价值观予以理解和认同并取得道德共识。这些价值观和道德共识逐渐积累和沉淀成人类历史文化资源,其中必然包括许多人们共同认可的有价值的,而且也是愿意接受和分享的伦理观念和原则。比如我国文化历史领域,生活在春秋时期的孔子就提出过"己所不欲,勿施于人""仁者爱人"的思想。西方社会在公元前 5 世纪的《希波克拉底誓词》中就要求医生对病人尽力施治、公正、不伤害的道德要求。西方宗教文化中耶稣就曾教导门徒怎样在信仰当中行事为人的"所以无论何事,你们愿意人怎样待你们,你们也要怎样待人"。德国思想家康德的哲学思想中也提出类似的普遍道德律令,等等。其伦理内涵都具有共通性和一致性。这也就是说,人所具有的共同思想意识决定了人类在社会生活的各个方面都可以而且应该有一些共同的道德和原则,都可以成为人类卫生健康全球伦理所需要的道德资源。

四、人类卫生健康正义与责任

解决公共卫生与全球健康的困境,以及公共健康环境的国际政治矛盾与冲突问题是需要一定的正义伦理作为伦理基础或前提的。人类卫生健康的正义,就是指对人的健康权的尊重和平等地予以满足。人类维护和增进健康的各种努力,离不开伦理价值观的理论支撑,因为这些伦理价值观在内容上存在着具有普适性的道德法则。正是从这个意义上说,人类卫生健康的正义本身不仅是医学问题、科学问题、社会现实问题，还是价值问题、伦理问题、思想意识问题。随着国际社会积累了应对公共卫生危机的丰富经验和注重对人类卫生健康问题的伦理反思，以及关注各国政府公共卫生健康政策的科学理性成分和符合道德要求的价值取向，人类应对各种公共卫生危机的能力必然得以增强。

全球化时代的全球范围内的公共卫生健康资源确实存在着分配的不平衡、不平等问题，同样也是公共卫生健康伦理需要认真反思的内容。面对全球性传染病疫情大流行、生物恐怖安全、抗生素耐药性问题的跨国境扩散等公共卫生健康安全威胁日益严峻的现实。国际社会的有识之士和伦理学界的思想家们愈来愈意识到在责任正义伦理上协调冲突，达成全球范围内的伦理共识，以积极主动地推进人类卫生健康的治理改革，促进建立更加公正合理的国际健康新秩序的重要意义。

（一）国家主义与全球主义

在公共健康领域，全球主义与国家主义在健康利益上的冲突表现在许多方面，如保护药品专利与维护人类卫生健康的冲突，国家维护稳定局面以寻求发展经济与向外公布疫情会造成社会恐慌心理的认识冲突，维护国家主权与国际人道主义援助之间的冲突，应对全球气候变暖的减排废气与维护本国经济利益的冲突，等等。

全球主义的前身是世界主义。世界主义有着古老的渊源，是一种为了追求人类公平正义，主张倡导包容世界各民族国家之间的差异性，并试图建立人类社区（共同体）的观念。如起源于古希腊时期的斯多葛派就主张以世界理性为主宰的世界一体说，认为既然人类是一个整体，就应当只有一个国家，即世界国家。近代德国的伦理学家康德也认为以道德法则为依据的实现世界永久和平的世界主义联盟应当存在且必然会形成。第一次世界大战时期，美国总统威尔逊提出具有理想主义的"十四点原则"应是全球主义的直接思想来源，而冷战结束后的全球治理浪潮更是前所未有，推出了一场世界范围内的全球主义（globalism）冲击波。

全球主义利益观的主要思想是将人类看作是地球上最大的社群或共同体，为此有着共同体特殊的利益关切和价值。特殊的利益关切就是人类的整体利益，特殊的价值就是人类生死与共的命运共同体价值或人类卫生健康的全球价值。作为类主体的人类卫生健康共同体在关切个人的同时，更强调集体主义、普适主义的价值与理念。在全球化背景下，这一包括世界主义在内的全球主义已完全超越了传统的社群、民族和国家的集体主义、社群主义,把"人类命运共同体"的利益看得高于一切,形成了一种以维护人类卫生健康利益为目标追求的整体主义的伦理价值观。这种具有功利论属性的伦理观在处理个别国家利益与全球国家利益的关系上,主要观点是要求世界各国超越狭隘的个别国家利益而服从于全球的人类卫生健康的共同利益的需要和满足。如德雷克·雅琪等一些学者提出的那样:"在一个以公共健康全球化为特征的世界中,在面对与解释正在发生的共同问题上,所有的国家和社群应该超越他们狭隘的自我利益",①以实现利他主义与自我利益的结合。在 1987 年世界环境与发展委员会的报告《我们共同的未来》中,人们已经达成共识:我们生活在地球这个"太空船"上,并且只拥有一个"共同的未来"。在发展全球化的进程中,世界各国人民的健康是一个不容分割的整体,各国政府有责任和义务团结起来,共同应对全球范围内存在的公共健康难题。

全球主义的价值观反映了当今世界存在多元化,或者走向一体化的在矛盾冲突中发展的趋势。然而不得不承认,进入 21 世纪,全球化发展进程中确实出现了越来越大的阻力和严重失衡现象,比如全球贫富分化问题进一步加重、发达国家与发展中国家的差距拉大以及信息鸿沟加深、全球民族冲突、气候变化和生态破坏、大规模传染病肆虐等,都反映出全球化进程中所带来的一些弊端,也扭曲了全球主义的价值内涵,以至于全球主义与反全球主义的国家主义之间对峙,成为当今时代出现的一个新的特征。

在反全球主义阵营中,特别关注从国家主义的角度研究全球健康责任问题的英国伦敦大学哲学教授乔纳森·沃尔夫(Jonathan Wolff)就不认同全球主义的利益观,在他看来,全球主义"是过于理想了,也许就是乌托邦,只有观念性而没有什么现实性。我们生活在一个非世界性的世界里,在这里,国家主义立场的方式是理所当然的。国家主义……立场不大关心遥远的外国人。或者更确切地说,他们没有我们非得为其提供帮助的权利,除非我们签了约要这样做,或以前、目前从事的行为,违犯了他们那不应被干涉的权利"。②美国著名的国际政治学家亨廷顿则认为:出于人类存在文化与文明的隔离地带的冲突,以至于国际间的合作难以实现。他在《文明的冲突》中指出:当今人类世界的文明形态可以分为八种类型的文明,各种文明或者代表该文明的核心国家之间的冲突将构成未来世界的主要冲突,成

---

① Derck Yach. Douglas Bettcher The Globalization of public Health,Ⅱ:The Convergence of Self-Interest and Altrutism. American Journal of public Health. Vol.88, No.5, 1908.

② [英]乔纳森·沃尔夫.全球正义与健康——全球健康责任的基础论[J].易小明,译.吉首大学学报(社会科学版),2016:(6).

为新世纪人类难以跨越的鸿沟。亨廷顿的观点强调了文明冲突对国际间合作的深刻影响,甚至构成了人类国际合作的巨大障碍。

亨廷顿强调文明时代的冲突不可避免的观点对西方社会的政治生态意识产生极大的影响,如影响美国主流的国家意识形态出现"反全球化"和反全球主义的单边国家主义倾向,他们为了各自国家的优先利益而"关门砌墙""各扫门前雪"和"大难临头各自飞"。结果是暴露出资本帝国主义集团的本性与内部矛盾,加剧了西方世界的撕裂。美国原总统特朗普就是强调"美国优先"的反全球主义的典型代表。2018 年,他在第 73 届联大一般性辩论上发言,宣称美国由美国人自己管理,反对全球主义理念。强调说明美国的财富流失和工人失业等问题是不公平贸易导致的贸易逆差引发的,为此需要通过"公平贸易"予以扭转。特别是他的"贸易强国"思想表现出贸易保护主义和反全球主义的特征。

如果用伦理价值观来评价一些关于人类文明冲突不可避免的论断。可以这样认为:其实现代社会各种文化或文明的多元化差异之所以存在,恰恰是"需要以一种普遍性或比较性的文明立场或文化价值判断标准作为认知的前提……没有这种普遍性的前提预制,所谓特殊性既不可能显示,也毫无意义"。①"事实上,'道德异乡人'固然在政治、经济、文化、历史、人种、民族、地缘、信仰和心理结构等方面存在各种不可消弭的差异性,但并不等于他们在这些方面完全无法沟通和分享。恰恰相反,人类不同文明、不同民族文化传统在上述各个方面的交流、分享甚至某种程度的认同都已成为不可否认的事实,而且随着全球一体化进程加快,这种交流、分享愈来愈呈现相互渗透、相互交叠、相互见纳乃至相互融合的趋势。"②

从公共卫生健康发展需求的角度看待全球化与反全球化浪潮中人类卫生健康共同体的存在和发展困局。世界各国之间应当形成人类健康命运的合作共同体,但是需要攻破诸多的障碍,其中也需要合理说明维护国家主义利益观的应当与不应当问题。在国家主义的问题上,一些坚持国家主义观点的伦理根据是在人类各种共同体和各种利益需要中,国家利益需要是对人类影响最大的利益需要。而且国家还是行为能力最强的国际关系行为体,能独立开展各种对外活动。这就合乎逻辑地决定了国家在维护国家主权与争取民族独立中的重要作用和历史地位,以及对全球化背景下凸显的全球主义做出种种强烈反应,以致产生国家主义倾向并使之具有了

---

① 万俊人.寻找普世伦理[M].北京:新华出版社,2009:14—15.
② 王军.灾疫生命伦理研究[M].北京:人民出版社,2017:250.

为之进行伦理辩护的合理性。然而,从人类卫生健康的命运共同体理念存在的前提角度说,国家主义利益观的合理性也面临着全球健康利益优先合理性的挑战。在全球生态文明受到破坏,新冠疫情危机汹涌而来的全球健康大背景下,人类作为一个休戚相关、安危与共,"你中有我,我中有你"的命运共同体存在事实,无可辩驳地确证了国家健康利益与全球健康利益同在共存关系,所以对国家主义所强调的独善其身的维护国家利益的伦理价值观又是可以提出质疑的。

(二) 健康差异与矫正正义

全球主义与国家主义的伦理冲突,其实是国家与民族之间贫富差异促成的道德多元倾向的反映。引起这些冲突的原因,一是全球贫富差距的严重程度和由此造成的社会不公平程度日趋严重;二是维系人类生存资源的加速消耗,使得人类群体分享资源的状况也越来越显示出影响人类卫生健康的环境不正义。在一个公平失衡的世界里,许多发展中国家不仅没有从经济全球化中获得好处,反而进一步遭受贫困、社会动荡和经济金融危机等带来的伤害。发展中国家同发达国家之间的差距不断扩大,使得各种冲突不但难以平息,而且容易向更加激烈的方向发展。

是谁造成了发达国家的富有和发展中国家贫困的公平失衡局面? 产生的原因是多方面的,其中不可缺少的一个重要原因,就是发达国家(富国)对贫弱国家(穷国)不正义的资源掠夺,甚至不惜动用武力,靠发动侵略战争去劫掠侵占国资源。举例来说,第一次世界大战就是由资本主义国家发动的为重新瓜分世界和争夺全球霸权的一场世界级帝国主义战争,这一战争造成了严重的经济损失并给人类带来了深重灾难,而美国在战争结束后成了最大的赢家和"暴发户"。再以"二战"为例,这是人类历史上规模最大的世界战争。据不完全统计,战争中军民共伤亡 9000 余万人,5 万多亿美元的财富因此付诸东流。"二战"的发生,极大地改变了世界范围的力量对比,出现了美苏两极格局的时代,大批国家被迫处于不平等的依附地位。"二战"后,许多处于贫弱状态的发展中国家在健康问题上继续受到发达国家不公正的对待,发达国家拥有高科技,于是以其具有高附加值的高科技工业与欠发达国家进行不平等的贸易,从而加速了贫困者的贫困。总体上说,目前国际社会的国家间军事冲突或侵略与反侵略战争的背后,起作用的主要还是资源和经济利益的冲突,如果发动不正义的侵略战争,因为"失道寡助"而受到全世界大多数国家的反对和抵制,那么发达国家多会选择经济"侵略"来实现国家利益,这同样是一种不正义。"目前的游戏规则,通过允许富裕国家继续用配额、关税、反倾销责任、出口信誉和补助国内厂家等方式(这些方式是贫困国家不被允许具有或无法具有的)来保护他们的市场,因而有利于富裕国家……这种不对称的规则提高了流向富人的全球经济增长的份额,降低了流向穷人的全球经济增长的份额。"①

国际社会在资源领域存在着的贫富之间差异的背后,其实是人类社会不正义的体现。在公共卫生健康伦理学领域,人类卫生健康正义是社会正义的一个重要方面,即正义的价值理念在公共卫生健康领域的现实关照。它以健康问题的正义追问和价值反思为主题,是对人类卫生健康实现方式正义与否的现实追问,也包含对人类卫生健康问题的正义价值的终极追求。我们还可以在人类卫生健康伦理领域这样理解健康正义:现实生活中人们占有的各种财富,包括物质财富和精神财富、有形财富和无形财富,或者是从分配而来,或者是从交换而来。在符合分配正义和交换正义的前提下获得的财富自然是合乎健康正义的价值判断,个人有正当的权利拥有这些健康财富。如果有人违反了分配的健康正义和交换的健康正义,不正当地获取了本来不应该获取的健康财富,就会造成对人类卫生健康正义伦理的侵害。如果对人类卫生健康正义存在的问题进行反思并意识到健康的不正义,那么就需要选择一定的手段来予以矫正。并且保证这种矫正本身也必须符合健康正义要求。于是,这些符合健康正义要求的矫正规则和原则,又构成了对健康不正义事后追加的具有补偿性质的正义。

将矫正正义用于人类卫生健康伦理领域,意味着全世界健康正义的实现。这其中也离不开发达国家对履行健康矫正正义伦理原则的承诺。健康正义的相关语是健康均衡,而健康的逆位代表着彼此在健康关系上所处的不正义地位。既然世界贫富国之间的差异和不公平是由发达的富国的不正义占有或交易所造成的,那么已经处于发达富裕地位的国家就应当为过去自己的所作所为买单,即使这种结果与矫正补偿并不是发达国家想要的,但是也应接受全球正义道德律令的要求。"如果我们的行为侵犯了他们的权利,或是以其他方式伤害了他们,那么我们也许就欠下了需要矫正的责任。时常出现这样的观点,那就是发达国家对其以前的殖民地有赔偿的义务。这观点虽然有些问题,但也有一定道理。……可以作为道德讨论和责任承担的赔偿义务。"②

---

① [美]涛幕思·博格.康德、罗尔斯与全球正义[M].刘莘,徐向东,译.上海:上海译文出版社,2010:151.

② [英]乔纳森·沃尔夫.全球正义与健康——全球健康责任的基础论[J].易小明,译.吉首大学学报(社会科学版),2016(6).

（三）打造人类卫生健康共同体

1. 人类卫生健康共同体的时代呼唤

（1）人类卫生健康共同体为全球抗疫合作提供中国方案

关于人类命运共同体这一提法，早在 2012 年中国共产党召开十八大时，习近平作为中国共产党的总书记，在其所做的报告中就明确指出："人类生活在同一个地球村里，生活在历史和现实交汇的同一个时空里，越来越成为你中有我、我中有你的命运共同体。"自此以后，他在一些认为合适的会议场合分别提出了不同类型的共同体，如中非命运共同体、海洋命运共同体、网络空间命运共同体等一些"共同体"理念。新冠肺炎疫情在全世界大流行，习近平又适时提出了一个重要的"人类卫生健康共同体"的概念，从中明确表达中国推进疫情防控行动的国际合作主张，从而也为推动国际社会实现联合利用疫苗与病毒作斗争的战略提供中国方案。

（2）人类卫生健康共同体反映了人类共同的价值追求

如何理解人类卫生健康共同体与人类命运共同体之间的关系？应当说，人类卫生健康共同体是从人类命运共同体中延伸出来的一个新的理念。它们二者之间的价值内核其实体现的是一脉相承、部分与总体的关系。人类卫生健康共同体理念蕴涵着人类存在的共同价值，其中不乏对人类生命健康问题的重点关切，寄托着人类对于未来美好生活的共同向往，从中也彰显出中国政府的"以人民健康为中心"健康治理的目标追求。意识到公共卫生健康危机风险的现实存在，共同努力构建人类卫生健康共同体的设想就有了提出的现实基础，这也正是中国政府为国际社会提供的团结合作抗击疫情的价值理念。

2. 提升人类卫生健康共同体意识

（1）人类命运共同体的伦理意识

新冠肺炎疫情在全世界大流行，是人类历史上从未有过的大灾难，其所产生的对全球经济衰退和社会生活动荡的影响深重，引发了国际社会对人类健康安全和可持续发展命运的担心。然而，瘟疫大流行的现实，又是使片面强调国家主义观念唯一正确的狭隘论者得以清醒的一剂苦药。地球上所有国家的政府和民众都不得不面对这个共同敌人的威胁和挑战，这就迫使人们认识到：因为病毒，全人类共同健康利益与各个国家的健康利益已经不可分割地联系在一起，此时对全人类共同健康利益的关注和维护，同时也就是对每个国家健康利益的保护。这正如联合国教科文组织曾在一份声明中特别指出的那样："病毒的快速传播导致国家、社区和个人之间设立了障碍,但这些极端的措施不应该损害应对大流行的国际合作,也不应该煽动或延续仇外和歧视情绪。出于道德的责任,我们应该构建团结与合作,而不是在孤立与排他中寻求庇护。眼下,虽然大多数社会是在鼓励竞争的经济模式管理下,但我们应该记住,人类是在合作中得以生存和发展的。应对大流行病,政府、公共与私营部门、公民社会以及国际和区域组织之间的全方位合作是至关重要的。"①联合国科教文组织的这种全球伦理态度,其实正是对人类命运共同体的关于世界各国团结一心共同协作的伦理价值的自觉表达。

(2) 协调不同主体间的伦理关系

全球性公共卫生危机风险的凸显,特别是新冠肺炎疫情的疯狂扫荡全球,使得国际社会如何协调不同国家制度体系、不同社会主体之间的健康利益关系和凝聚人类卫生健康共同体的价值共识问题变得迫切起来。然而,因为各国的国情不同,受疫情影响的严重程度和抗疫能力和实力也存在差异,决定了各国政府在制定具体的抗疫政策时,不可能不从优先考虑本国利益的国家主义立场出发,有所保留地去开展与其他国家的防疫合作,以寻求最小利益损害和最大利益收获的合作预期。那么如何解决利益问题才能实现人类卫生健康共同体的共同健康的价值目标追求呢? 全球健康伦理的观点是:面对在全球肆虐的疫情,有关人类健康的国际组织、世界各国政府及其公共卫生组织,需要在承认各国有各国利益追求的国家主义合理性的同时,尊重世界卫生组织在全球公共卫生领域领导抗疫的地位,维护和督促世界卫生组织与各国政府及公共卫生组织积极努力,通力合作,协调各国不同主体间的伦理关系,使人类卫生健康共同体的作用落实到实处。联合国教科文组织"IBC"和"COMEST"在联合声明中指出:"大流行病显然暴露了各国医疗体系的优缺点,以及获取医疗服务的障碍和不平等问题。国际生物伦理委员会和世界科技伦理委员会强调,卫生资源的分配方式和无法充分获取医疗保健是许多问题的核心。政府需要把资源分配和建立强有力的公共卫生系统放在议事日程最重要的位置。然而,这可能需要国际协调。宏观层面的政治决策对微观层面的资源分配有着不可避免的影响(如病人分流)。在大流行病的背景下,由于对获取治疗的需求呈指数级快速增长,决策变得更加困难和具有挑战性。只有基于公正、有益和公平的原则的医疗资源的宏观和微观分配才

① 孙庆玲.联合国教科文组织:"群体免疫"需要非常谨慎的伦理审查[N].中国青年报,2020-04-27.

是合乎伦理的。"①

3. 人类卫生健康共同体的实现

面对不分国界与民族的病毒疫情存在，意识到构建人类卫生健康共同体的重要意义并为积极开展国际合作，符合世界各国人民共同存在的健康利益诉求的认识逻辑，是构建人类命运共同体的伦理价值观基础。从全球健康伦理维度来说，追求人的健康平等是人类卫生健康共同体构建的内在本质要求。新冠肺炎疫情肆虐全球，不仅对全球公共卫生安全带来极大挑战，更让世人以前所未有的直观方式感受到构建人类卫生健康共同体的重要意义。灾难当头、关键时刻的国际合作与相互支持无疑是重要的，在此基础上选择适应时代需要的人类卫生健康共同体的伦理观，也就有了惠及全人类健康与幸福的普世价值。

（1）寻求基本共识而不是建构规范体系

关于人类卫生健康共同体的全球伦理思想其实是一种形成共识的价值取向选择，而非要求建构一个全球不同国家共同遵守的系统的道德规范体系。建构全球的人类卫生健康共同体伦理其实也是在承认和尊重国家、地区和民族差异性和多样性的意识形态基础上，寻求人们思想观念上的基本道德共识。"全球伦理，并不是指一种全球的意识形态，也不是指超越一切宗教的一种单一的统一的宗教，更不是指用一种宗教来支配所有别的宗教。我们所说的全球伦理，指的是对一些有约束性的价值观、一些不可取消的标准和人格态度的一种基本共识。"②如果将全球伦理用于人类卫生健康伦理建设上，可以认为维护人类卫生健康关系到所有的国家和民族的共生共存，客观的现实要求全球范围内的各国达成应对公共卫生危机风险的道德共识。这即是说"必须首先承认我们所在的世界是一个由不同种族、肤色、语言、文化和信仰体系的人组成的生活世界，故在多种文明或文化、多种价值观念林立的背景下，寻求道德合作的唯一可行的探究之路，只能在多样性中寻求认同，在多重道德文化的相互对话中追求理解和文化共享，在理性多元论的前提下寻求'和而不同'的公共理性"。③显然，面对全球公共卫生健康领域事实存在的伦理冲突，需要不同的国家、不同的地区和不同的民族在交往活动中进行沟通、理解，形成全球伦理共识。

---

① 孙庆玲.联合国教科文组织："群体免疫"需要非常谨慎的伦理审查[N].中国青年报，2020-04-27.

② ［德］孔汉思·舍库尔.全球伦理——世界宗教议会宣言[M].何光沪，译.成都：四川人民出版社.1997:177.

③ 王军.灾疫生命伦理研究[M].北京：人民出版社，2017:252.

（2）坚持平等对话和商谈而不是对抗

构建人类卫生健康共同体应当以全球健康伦理的公共理性为基础,国际社会的不同主体、包括世界各个国家在内的各种主体之间有必要在解决全球公共卫生健康危机的问题上进行沟通,展开符合全球伦理价值观要求的对话和交流,从中寻求全球共同的健康利益。正如强调对话协商的哈贝马斯所认为的那样:全球伦理的建立需要以人类公共理性为基础,而这种公共理性只能通过理想语言和语境基础上的道德对话或道德商谈而形成,而且对话必须是平等的,讨论必须是公平的。"不同的文化类型应当超越各自的传统和生活形式的基本价值的局限,作为平等的对话伙伴相互尊重……以便共同探讨对于人类和世界的未来有关的重大问题,寻找解决问题的途径。这应当作为国际交往的伦理原则得到普遍遵守。"①

（3）提出建设性意见而不是强制推行

加强国际合作,共同促进人类卫生健康共同体的构建是符合全人类健康利益的正确选择。为实现人类卫生健康共同体的伦理价值观,必须倡导共生、共在、共建、共享的人类命运共同体的生态伦理思维。团结合作才是全球抗疫最有力的武器,也是构建人类卫生健康共同体的重要举措。人类卫生健康共同体的伦理立足于人类生存的长远利益和人类社会的可持续发展需要,提倡在"世界公民"的意义上建立一种保健、救生和济世的共同体伦理精神,以此引导人们共同去遵循一种于危难时同舟共济、共生共存的"太空船道德",摒弃那种遇难时顾己不顾人甚至是害人保己的"救生艇道德",在道德差异性和文化多样性中互相尊重、沟通、商谈和理解,面对人类命运共同体所遭遇的人类卫生健康的共同困境与生态危机而加强合作和互济共生。最终使人类共同体形成一种和平合作、共建共享的人类卫生健康的命运共同体。

---

① ［德］哈贝马斯,米夏埃尔·哈勒.作为未来的过去[M].章国锋,译.杭州:浙江人民出版社,2001:67.

参考文献

著作(译著)类

[1] 习近平.决胜全面建成小康社会 夺取新时代中国特色社会主义伟大胜利——在中国共产党第十九次全国代表大会上的报告[M].北京:人民出版社,2017.

[2] 习近平.习近平谈治国理政[M].北京:外文出版社,2014.

[3] 习近平.习近平在联合国成立 70 周年系列峰会上的讲话[M].北京:人民出版社,2015.

[4] 国家卫生计生委宣传司.健康中国 2030 热点专家谈[M].北京:中国人口出版社,2016.

[5] "健康中国 2020"战略研究报告编委会."健康中国 2020"战略研究报告[M].北京:人民卫生出版社,2011.

[6] 国务院新闻办公室.中国健康事业的发展与人权的进步[M].北京:人民出版社,2017.

[7] 何传启.中国现代化报告:健康现代化研究[M].北京:北京大学出版社,2017.

[8] 田艳芳.健康对中国经济不平等的影响[M].北京:中央编译出版社,2015.

[9] 梁君林.人口健康与中国健康保障制度研究[M].北京:群言出版社,2006.

[10] 高燕.健康浙江:社会健康治理方法与实践[M].杭州:浙江工商大学出版社,2018.

[11] 马祖琦.健康城市与城市健康:国际视野下的公共政策研究[M].南京:东南大学出版社,2015.

[12] 马俊峰.马克思社会共同体理论研究[M].北京:社会科学出版社,2011.

［13］翟晓梅，邱仁宗.公共卫生伦理学［M］.北京：中国社会科学出版社，2016.

［14］邱仁宗.生命伦理学［M］.上海：上海人民出版社，1987.

［15］曾光.中国公共卫生与健康新思维［M］.北京：人民出版社，2006.

［16］史军.权利与善：公共健康的伦理研究［M］.北京：中国社会科学出版社，2010.

［17］喻文德.公共健康伦理研究［M］.长沙：湖南大学出版社，2015.

［18］白丽萍.卫生政策伦理研究［M］.北京：中国广播电视出版社，2009.

［19］张鹭鹭.卫生资源配置论：基于二类卫生资源配置的实证研究［M］.北京：科学出版社，2014.

［20］李斌."健康中国 2030"规划纲要（辅导读本）［M］.北京：人民卫生出版社，2017.

［21］黄开斌.健康中国：大医改　新思路［M］.北京：红旗出版社，2017.

［22］王宇，杨功焕.中国公共卫生：理论卷［M］.北京：中国协和医科大学出版社，2013.

［23］韩德强.论人的尊严——法学视角下人的尊严理论的诠释［M］.北京：法律出版社，2009.

［24］王海明.新伦理学［M］.北京：商务印书馆，2008.

［25］孙慕义.后现代卫生经济伦理学［M］.北京：人民出版社，1999.

［26］王军.灾疫生命伦理研究［M］.北京：人民出版社，2017.

［27］余涌.道德权利研究［M］.北京：中央编译出版社，2001.

［28］李培超.伦理拓展主义的颠覆［M］.长沙：湖南师范大学出版社，2004.

［29］万俊人.寻求普世伦理［M］.北京：新华出版社，2009.

［30］万俊人.现代性的伦理话语［M］.哈尔滨：黑龙江人民出版社，2002.

［31］卢风.应用伦理学：现代生活方式的哲学反思［M］.北京：中央编译出版社，2004.

［32］张康之.寻找公共行政的伦理视角［M］.北京：中国人民大学出版社，2002.

［33］林志强.健康权研究［M］.北京：中国法制出版社，2010.

［34］张亮，张研，唐文熙.健康整合：引领卫生系统变革［M］.北京：科学出版社，2014.

［35］樊浩.伦理精神的价值生态［M］.北京：中国社会科学出版社，2001.

［36］刘海年.《经济、社会和文化权利国际公约》研究［M］.北京：法律

出版社,2010.

[37] 甘绍平.应用伦理学前沿问题研究[M].南昌:江西人民出版社,2002.

[38] 钱国玲.艾滋病人群的健康权保护研究[M].杭州:浙江大学出版社,2016.

[39] 俞可平.社群主义[M].北京:中国社会科学出版社,1998.

[40] 刘远立,李蔚东.构建全民健康社会[M].北京:中国协和医科大学出版社,2008.

[41] 王亚峰.医学人文学导论[M].郑州:郑州大学出版社,2008.

[42] 王文科.公共行政的伦理精神[M].哈尔滨:黑龙江人民出版社,2005.

[43] 马骁.健康教育学[M].北京:人民卫生出版社,2012.

[44] 赵淑英.社区健康教育与健康促进学[M].北京:北京大学医学出版社,2011.

[45] 那力,何志鹏,王彦志.WTO 与公共健康[M].北京:清华大学出版社,2005.

[46] 北京大学法学院人权研究中心.国际人权文化选编[C].北京:北京大学出版社,2002.

[47] 鲍宗豪.2015 健康中国研究报告[M].北京:中国社会科学出版社,2016.

[48] 郭玉宇.道德异乡人的最小伦理学:恩格尔哈特的俗世生命伦理思想研究[M].北京:科学出版社,2014.

[49] [美]詹姆斯·郝圣格.当代美国公共卫生:原理、实践与政策[M].赵莉,石超明,译.北京:社会科学文献出版社,2015.

[50] [美]斯帝文·S.库格林.公共健康伦理学案例研究[M].肖巍,译.北京:人民出版社,2008.

[51] 世界银行.2006 年世界发展报告——公平与发展[M].北京:清华大学出版社,2006.

[52] [美]菲利普·希尔茨.保护公众健康[M].北京:中国水利水电出版社,2006.

[53] [美]雷蒙德·埃居,约翰·兰德尔·格罗夫斯.卫生保健伦理学:临床实践指南[M].应向华,译.北京:北京大学医学出版社,2005.

[54] 余谋昌.生态伦理学:从理论走向实践[M].北京:首都师范大学出版社,1999.

[55] 何怀宏.伦理学是什么？[M].北京：北京大学出版社,2015.

[56] OECD教育研究与创新中心.教育：促进健康,凝聚社会[M].范国睿,译.上海：华东师范大学出版社,2016.

[57] [美]P.普拉利.商业伦理[M].洪成文,译.北京：中信出版社,1999.

[58] [美]保罗·萨缪尔森.经济学[M].萧琛,等,译.北京：华夏出版社,2000.

[59] [美]英吉·考尔,全球化之道：全球公共产品的提供与管理[M].北京：人民出版社,2006.

[60] [美]阿克顿.自由与权力[M].侯健,范亚峰,译.南京：南京译林出版社,2014.

[61] [美]玛莎·C.纳斯鲍姆.寻求有尊严的生活：正义的能力理论[M].田雷,译.北京：中国人民大学出版社,2016.

[62] [古希腊]亚里士多德.尼各马可伦理学[M].廖申白,译.北京：商务印书馆,2003.

[63] [英]亚当·斯密.国民财富的性质和原因的研究,上卷[M].郭大力,王亚南,译.北京：商务印书馆,2009.

[64] [英]亚当·斯密.道德情操论[M].蒋自强,钦北愚,朱钟棣,译.北京：商务印书馆,1972.

[65] [英]边沁.道德与立法原理导论[M].时殷弘,译.北京：商务印书馆,2000.

[66] [德]康德.道德形而上学原理[M].苗力田,译,上海：上海人民出版社,2005.

[67] [美]弗兰克.善的求索[M].沈阳：辽宁出版社,1987.

[68] [德]康德.实践理性批判[M].邓晓芒,译.北京：人民出版社,2003.

[69] [德]约纳斯.责任原理——技术文明时代的伦理学探索[M].方秋明,译.香港：世纪出版有限公司,2016.

[70] [美]特里·L.库珀.行政伦理学：实现行政责任的途径[M].张秀琴,译.北京：中国人民大学出版社,2001.

[71] [德]康德.永久和平论[M].何兆武,译.上海：上海人民出版社,2005.

[72] [美]约翰·罗尔斯.正义论(修订版)[M].何怀宏,等,译.北京：中国社会科学出版社,2009.

[73] [美]约翰·罗尔斯.万民法：公共理性观念新论[M].张晓辉,译.长春：吉林人民出版社,2001.

［74］［法］莱昂,狄骥.公法的变迁:法律与国家［M］.郑戈,冷静,译.沈阳:辽海出版社,春风文艺出版社,1999.

［75］［美］鲍曼.共同体［M］.欧阳景根,译.南京:江苏人民出版社,2005.

［76］［美］鲍桑葵.关于国家的哲学理论［M］.汪淑钧,译.北京:商务印书馆,1995.

［77］［美］贝尔.社群主义及其批评者［M］.李琨,译.北京:生活·读书·新知三联书店,2002.

［78］［美］彼彻姆.哲学的伦理学［M］.雷克勒,译.北京:中国社会科学出版社,1990.

［79］［印］阿玛蒂亚·森,［英］伯纳德·威廉姆斯.超越功利主义［M］.文梁捷.译,上海:复旦大学出版社,2011.

［80］［德］黑格尔.法哲学原理［M］.杨东柱,等,译.北京:北京出版社,2007.

［81］马克斯·韦伯.新教伦理与资本主义精神［M］.康乐,简惠美,译.南宁:广西师范大学出版社.

［82］［美］马克斯·韦伯.韦伯作品集:中国宗教·宗教与世界:第 5 卷［M］.康乐,简惠美,译.桂林:广西师范大学出版社,2004.

［83］［圭亚那］施里达斯·拉尔夫.我们的家园:地球［M］.夏堃堡,译.北京:中国环境科学出版社,1993.

［84］［美］亨廷顿.文明的传统与世界秩序的重建［M］.周琪,译.北京:新华出版社,1998.

［85］［美］慈比格涅夫·布热津斯基.大失控与大混乱［M］.潘嘉玢,刘瑞,译.北京:中国社会科学出版社,1995.

［86］［德］哈贝马斯.公共领域的结构转型［M］.曹卫东,译.北京:学林出版社,1999.

［87］［德］哈贝马斯.交往行为理论:第 1 卷［M］.曹卫东,译.上海:上海人民出版社,2004.

［88］［德］哈贝马斯、米夏埃尔·哈勒.作为未来的过去［M］.章国锋,译.杭州:浙江人民出版社,2001.

［89］［德］孔汉思·舍库尔.全球伦理——世界宗教议会宣言［M］.何光沪,译.成都:四川人民出版社,1997.

［90］［英］赛亚·伯林.自由论［M］.胡传胜,译.南京:译林出版社,2003.

［91］［英］波普尔.开放社会及其敌人［M］.陆衡,郑一明,译.北京:中国社会科学出版社,1999.

［92］［美］马斯洛.人的动机理论［M］.陈炳权,高文浩,译.北京:华夏出版社,1987.

［93］［美］罗伯特·诺齐克.无政府、国家与乌托邦［M］.王建凯,译.北京:中国社会科学出版社,1991.

［94］［美］弗朗西斯·福山.信任:社会美德与创造经济繁荣［M］.彭志华,译.海口:海南出版社,2001.

［95］［美］卡尔·米切姆.技术哲学概论［M］.殷登祥,曹南燕,译.天津:天津科学技术出版社,1990.

［96］［美］埃·弗罗姆.自为的人:伦理学的心理研究［M］.万俊人,译.北京:国际文化出版公司,1988.

［97］［美］埃·弗罗姆.爱的艺术［M］.李建鸣,译.北京:商务印书馆,1987.

［98］［美］恩格尔哈特.生命伦理学基础［M］.范瑞平,译.北京:北京大学出版社,2006.

［99］［美］德沃金.认真对待权利［M］.信春鹰,吴玉章,译.北京:中国大百科全书出版社,1998.

［100］［美］德沃金.至上的美德:平等的理论与实践［M］.冯克利,译.南京:江苏人民出版社,2003.

［101］［德］斐迪南·滕尼斯.共同体与社会［M］.林荣远,译.北京:商务印书馆,1999.

［102］［美］迈克尔·J.桑德尔.自由主义与正义的局限［M］.万俊人,译.南京:译林出版社,2001.

［103］［美］慈比格涅夫·布热津斯基.大失控与大混乱［M］.潘嘉玢,刘瑞,译.北京:中国社会科学出版社,1995.

［104］［英］弗里德利希·冯·哈耶克.自由秩序原理［M］.邓正来,译.北京:三联书店,1997.

［105］［英］卡尔·波普尔.客观知识［M］.舒伟光,卓如飞,周柏乔,译.上海:上海译文出版社,1987.

［106］［美］西季威克.伦理学方法［M］.廖申白,译.北京:中国社会科学出版社,1993.

［107］［英］布莱恩·巴利.社会正义论［M］.曹海军,译.南京:江苏人民出版社,2008.

［108］［美］沃林斯基.健康社会学［M］.孙牧虹,周敏珠,译.北京:社会科学文献出版社,1999.

论文类

［1］李斌.全面实施健康中国战略［J］.求是杂志,2018(6).

［2］华颖.健康中国建设:战略意义,当前形势与推进关键［J］.国家行政学院学报,2017(6).

［3］戴秀英.以五大发展理念指引健康中国建设:学习中共十八届五中全会精神体会［J］.前进论坛,2016(3).

［4］肖巍.论公共健康的伦理本质［J］.中国人民大学学报,2004(3).

［5］肖巍.公共健康伦理:概念、使命与目标［J］.湘潭大学学报,2006(3).

［6］肖巍.关于公共健康伦理的思考［J］.清华大学学报,2004(5).

［7］肖巍.从非典看公共健康的意义——访丹尼尔·维克勒教授［J］.哲学动态,2003(7).

［8］肖巍.烟草危害与公共健康的伦理研究［J］.中国医学伦理学,2005(2).

［9］刘继同,郭岩.从公共卫生到大众健康:中国公共卫生政策的范式转变与政策挑战［J］.湖南社会科学,2007(7).

［10］王利明.隐私权概念的再界定［J］.法学家,2012(1).

［11］唐钧.大健康与大健康产业的概念、现状和前瞻——基于健康社会学的理论分析［J］.山东社会科学,2020(9).

［12］张毓辉,王秀峰,万泉,等.中国健康产业分类与核算体系研究［J］.中国卫生经济,2017(4).

［13］金碚.关于大健康产业的若干经济学理论问题［J］.北京工业大学学报,2019(1).

［14］李岳峰,吴明.对我国卫生资源配置的再认识［J］.生产力研究,2009(10).

［15］李迪豪.道义论与效益论视域下公共卫生政策伦理评估体系建构［J］.求索,2012(4):126.

［16］杨磊.中国医改进程中健康不平等的演变趋势与反思［J］.学习与探索,2020,(9).

［17］陈第华.公共卫生资源的分配正义:以共享发展为中心的考察［J］.探索,2016(3).

［18］张勋.公共利益视角下欧洲公共健康制度研究［J］.东岳论丛,2018(7).

［19］田海平.生命医学伦理学如何应对大数据健康革命［J］.河北学刊,2018(4).

［20］韩跃红.健康伦理视域中的人性弱点与人性尊严［M］.伦理学研究,2012(6).

［21］朱海林.公共健康伦理:关于公共健康问题的伦理解读［J］.河南师范大学学报,2012(1).

［22］俞可平.政府:不应当做什么,应当做什么——自由主义与社群主义的最新争论［J］.政治学研究,1998.

［23］韩立新.环境伦理学是应用伦理学吗［J］.河北学刊,2005(1).

［24］彭定光.论责任、道德责任与政府道德责任［J］.湖南师范大学社会科学学报,2016,45(6).

［25］杜治政.有关责任伦理几个问题的认识［J］.医学与哲学,2020(6).

［26］喻文德,李伦.论公共健康伦理的理论实质［J］.社会科学辑刊,2008(6).

［27］张海洪.伦理治理:医疗卫生机构的角色和责任［J］.医学与哲学,2020(7).

［28］李滔,王秀峰.健康中国的内涵与实现路径［J］.卫生经济研究,2016(1).

［29］史军.公共健康实践的伦理原则探析［J］.科学技术与辩证法,2007(2).

［30］张福如.关于建立公共健康伦理的思考［J］.江西社会科学,2004(12).

［31］史军.以个人权利看公共健康［J］.四川大学学报,2008(3).

［32］史军.生命伦理与公共健康伦理的冲突［J］.湖北大学学报,2007(7).

［33］史军,肖巍.权利优先还是公共善优先［J］.中州学刊,2006(2).

［34］喻文德,李伦.国外的公共健康伦理研究［J］.河北学刊,2010(1).

［35］邱仁宗.21 世纪生命伦理学展望［J］.哲学研究,2000(1).

［36］高湘泽.责任伦理:现代社会伦理精神的必然诉求［J］.长沙理工大学学报,2007(1).

［37］陈元伦.从健康道德到健康工程与健康伦理学［J］.中国社会医学,1990(2).

［38］方鹏骞,闵锐.新常态下的健康中国建设［J］.中国卫生,2016(3).

［39］薛健."健康中国"引领经济发展新浪潮［J］.中国战略新兴产业,2015(24).

［40］黄开斌.健康产业及健康服务的发展未来［J］.前进论坛,2013(11).

［41］韩启德.医学史对我们的拷问［N］.健康报,2009-07-31(3).

［42］徐蔚冰.重塑健康观念　建设健康中国——北京百川健康科学研

究院院长黄开斌访谈录[N].中国经济时报,2015-12-09.

[43] 陈元伦.一个亟待确立的新概念——健康道德[J].中国社会医学,1987(5).

[44] 王东营,高万祥.建立以健康道德为核心的健康伦理学刍议[J].中国医学伦理学,1990(4).

[45] 仲凤行.健康中国规划健康幸福[J].中国卫生,2016(3).

[46] 李滔,王秀峰.健康中国的内涵与实现路径[J].卫生经济研究,2016(1).

[47] 韩启德.健康中国2020——基于中国国情的卫生经济学战略思考[J].卫生经济研究,2009(9).

[48] 王文娟,付敏."健康中国"战略下医疗服务供给方式研究[J].中国行政管理,2016(6).

[49] 田娜,付朝伟,徐望红,姜庆五.芬兰慢性病防控成功案例分析及启示[J].中国初级卫生保健,2013(2).

[50] 任苒.全球健康的内涵与特征[J].医学与哲学,2015,36(8A).

[51] 刘丽杭.国际社会健康治理的理念与实践[J].中国卫生政策研究,2015(8).

[52] 田海平.环境伦理与21世纪人类文明[J].东南大学学报,2004(6).

[53] 田海平."环境进入伦理"的两种道德哲学方案——人类中心论与非人类中心论之争的实践哲学解读[J].学习与探索,2008(6).

[54] 余涌.道德权利和道德义务的相关性问题[J].哲学研究,2000(10).

[55] 曹永福.公立医院回归公益性的体制难题及政策建议[J].山东大学学报(哲学社会科学版),2011(1).

[56] 曹永福.深化医改政策中有关"政府主导"几个需要澄清的误区[J].山东大学学报,2013(1).

[57] 曹永福."健康中国"国家战略的伦理意蕴——生命伦理学的视角[J].中国医学伦理学,2017(2).

[58] 王珏,王硕.公共健康的伦理博弈与道德边界——基于新冠肺炎疫情的实证研究[J].探索与争鸣,2020(4).

[59] 吴伟斌.突发公共卫生危机应急防控体系的研究之一:应急响应系统[J].中华医院管理杂志,2005(12).

[60] 曹永福.医药卫生体制改革中的伦理难题[J].山东社会科学,2010(7).

[61] 甘绍平.信息自决权的两个维度[J].哲学研究,2019(3).

［62］肖月,赵琨,薛明."健康中国 2030"综合目标及指标体系研究［J］.卫生经济研究,2017(4).

［63］向玉乔.国家治理的伦理意蕴［J］.中国社会科学,2016(5).

［64］张肖阳,肖巍,"全球公共健康伦理":建构危机时刻的全球伦理共识［J］.探索与争鸣,2020(4).

［65］龚群.公共健康领域里的几个相关伦理问题［J］.伦理学研究,2008(2).

［66］杨磊,中国医改进程中健康不平等的演变趋势与反思［J］.学习与探索,2020(9).

［67］刘继同.从公共卫生到大众健康:中国公共卫生政策的范式转变与政策挑战［J］.湖南社会科学,2007(2).

［68］刘继同.个人疾病痛苦与公共政策议题:重塑公共卫生政策角色［J］.卫生经济研究,2005(10).

［69］王玉明.论政府的责任伦理［J］.岭南学刊,2005(3).

［70］孙慕义.论医学宽容:兼全球生命伦理是否可能［J］.医学与哲学,2002(6).

［71］陈婷,方鹏骞.健康中国建设需要评价指标［J］.中国卫生,2016(8).

［72］陈俊.论公共医疗资源的分配正义［J］.自然辩证法研究,2013.

［73］饶克勤.健康中国的美丽愿景［J］.中国卫生,2016(9).

［74］刘远立.健康中国深入人心［J］.中国卫生,2016(2).

［75］王文科.公共卫生资源配置与政府决策公平［J］.中国医学伦理学,2007(7).

［76］王文科.公共健康问题与政府的治理责任［J］.医学与哲学,2006(9).

［77］王文科.公共卫生政策与健康利益选择［J］.理论探讨,2005(2).

［78］贺来.马克思哲学"类概念"与"人类命运共同体"［J］.哲学研究,2016(8).

［79］秦立建,王烨烨,陈波.全球战疫背景下人类卫生健康共同体构建:基于公共经济学视阈［J］.社会科学研究,2020(6).

［80］翟绍果,王昭茜.公共健康治理的历史逻辑、机制框架与实现策略［J］.山东社会科学,2018(7).

［81］袁雁飞,王林,夏宏伟,郭浩岩.将健康融入所有政策理论与国际经验［J］.中国健康教育,2015(1).

［82］曹琦,崔兆涵.我国卫生政策范式演变和新趋势:基于政策文本的分析［J］.中国行政管理,2018(9).

［83］联合国开发计划署.2003 人类发展报告——千年发展目标：消除人类贫困的全球公约［R］.北京：中国财政经济出版社，2003.

［84］联合国开发计划署.2002 年人类发展报告——在破裂的世界中深化民主［R］.北京：中国财政经济出版社，2003.

［85］［英］乔纳森·沃尔夫.全球正义与健康——全球健康责任的基础论［J］.易小明，译.吉首大学学报（社会科学版），2016(6).

［86］［日］岛内宪夫.世界卫生组织关于"健康促进"的渥太华宪章［J］.公众卫生情报，1989(1)张麓曾，译.中国健康教育，1990(6).

［87］刘俊香.探寻公共卫生伦理学的发展路径［J］.中国医学伦理学，2017，30(5).

图书在版编目(CIP)数据

公共卫生健康的伦理研究/王文科著.—上海：
上海三联书店,2023.7
ISBN 978-7-5426-8154-6

Ⅰ.①公… Ⅱ.①王… Ⅲ.①公共卫生-伦理学-研
究 Ⅳ.①R1-05

中国国家版本馆 CIP 数据核字(2023)第 123551 号

公共卫生健康的伦理研究

著　者／王文科

责任编辑／殷亚平
装帧设计／徐　徐
监　制／姚　军
责任校对／王凌霄

出版发行／上海三联书店
　　　　　(200030)中国上海市漕溪北路 331 号 A 座 6 楼
邮　箱／sdxsanlian@sina.com
邮购电话／021-22895540
印　刷／上海惠敦印务科技有限公司

版　次／2023 年 7 月第 1 版
印　次／2023 年 7 月第 1 次印刷
开　本／710 mm×1000 mm　1/16
字　数／350 千字
印　张／20.75
书　号／ISBN 978-7-5426-8154-6/R·135
定　价／88.00 元

敬启读者,如发现本书有印装质量问题,请与印刷厂联系 021-63779028